SpringerWienNewYork

Christian Fazekas

Psychosomatische Intelligenz

Spüren und Denken – ein Doppelleben

SpringerWienNewYork

Dr. Christian Fazekas
Universitätsklinik für Medizinische Psychologie und Psychotherapie
Medizinische Universität Graz, Österreich

Gedruckt mit Unterstützung des
Amtes der Steiermärkischen Landesregierung

Das Land Steiermark
➔ Wissenschaft

SpringerWienNewYork ist ein Unternehmen
von Springer Science + Business Media
springer.at

Satz: Composition & Design Services, Minsk, Weißrussland
Druck und Bindung: Strauss GmbH, 69509 Mörlenbach, Germany

Gedruckt auf säurefreiem, chlorfrei gebleichtem Papier – TCF
SPIN: 10882218

Mit 14 Abbildungen

Bibliographische Information Der Deutschen Bibliothek
Die Deutsche Bibliothek verzeichnet diese Publikation in der Deutschen Nationalbibliografie; detaillierte bibliografische Daten sind im Internet über <http://dnb.ddb.de> abrufbar.

ISBN-10 3-211-21107-1 SpringerWienNewYork
ISBN-13 978-3-211-21107-6 SpringerWienNewYork

Für Celine und Amelie
und für meine Eltern!

Ihnen und mir wünsche ich,
dass Sie auf den kommenden Seiten
die eine oder andere Anregung finden mögen ...

Vorwort

Bauchgefühl und Verstand gehören zusammen! Nicht zufällig sind wir mit beiden Fähigkeiten, mit *Spüren und Denken*, ausgestattet. Wie gut diese Fähigkeiten allerdings gemeinsam genützt werden können, ist eine Frage *Psychosomatischer Intelligenz* und Thema dieses Buches.

In meiner ärztlichen und psychotherapeutischen Tätigkeit betreue ich seit vielen Jahren Menschen, die einen für sich passenden Umgang mit ihren psychischen und körperlichen Problemen suchen. Manche können dabei ihre körperlichen Empfindungen, ihr Spüren, hervorragend mit ihren geistigen Fähigkeiten verbinden. Bei anderen scheint es manchmal gerade so, als würden sie mit ihren geistigen Fähigkeiten nichts anzufangen wissen, wenn es um ihren Körper und ihr Körperempfinden geht.

Der Wunsch, diese individuellen Unterschiede im Umgang mit sich selbst besser zu verstehen, führte mich zur Frage, wie sich unsere geistigen Fähigkeiten auf den eigenen Körper auswirken können. Unbestritten ist, dass sich menschliche Intelligenz *auf Umwegen* für den Einzelnen positiv bemerkbar macht. Vieles spricht allerdings dafür, dass auch ein *unmittelbarer positiver Einfluss* besteht.

Ein Arbeits- und Forschungsschwerpunkt der Universitätsklinik für Medizinische Psychologie und Psychotherapie in Graz, an der ich seit zehn Jahren tätig bin, ist der Bereich Psychosomatik. Der Begriff *Psychosomatik* bezieht sich auf ein ganzheitliches Verständnis des Menschen und seiner Umwelt. Diese Sichtweise bedeutet, dass psychische, körperliche und soziale Vorgänge weit mehr miteinander zu tun haben, als dies üblicherweise angenommen wird. Innerhalb der Medizin wird eine solche ganzheitliche Sichtweise als *biopsychosoziales*

Paradigma bezeichnet. Wie wichtig diese Betrachtung des Menschen als Ganzes ist, wird heute zunehmend wieder entdeckt. Ein körperlich kranker Mensch leidet auch psychisch und ist sozial beeinträchtigt. Eine Person, die sich ständig überfordert fühlt, läuft auch Gefahr, körperlich zu erkranken.

Vor dem Hintergrund dieses Verständnisses von Psychosomatik lag für mich die Annahme nahe, *dass* auch menschliche Intelligenz *in einer direkten Form von ganzheitlicher Bedeutung* sein muss. Wie aber kann menschliche Intelligenz direkt auf Informationen aus dem eigenen Erleben des Körpers zugreifen und auf diesen einwirken? Verschiedene Forschungsgebiete, wie die Entwicklungspsychologie und die Neurobiologie, bereiten seit einiger Zeit die Grundlagen für mögliche Antworten darauf vor. Aktuelle Forschungsergebnisse aus diesen Bereichen haben mich darin bestärkt, das Konzept von Psychosomatischer Intelligenz zu entwickeln. Diesem Konzept zufolge können Menschen ihr Spüren und Denken individuell unterschiedlich dazu nützen, sich selbst differenziert und achtsam wahrzunehmen. Es ist auch Ausdruck Psychosomatischer Intelligenz, mit diesen Informationen in einer persönlich passenden Weise umzugehen.

Natürlich kann dies nicht immer gelingen. Wenn aber etwas *bewusst* als nicht passend erlebt wird, ist dieser Informationsgehalt ebenso wichtig. Erst dadurch erhalten wir die Chance, entweder nach passenderen Lösungen zu suchen oder Belastungen und Ungereimtheiten bewusst und gezielt in Kauf zu nehmen. Psychosomatische Intelligenz steht für dieses spezielle geistige Potenzial.

Schon lange, bevor ich mit dem Schreiben dieses Buches begann, erlebte ich in meinem Beruf tagtäglich, wie manche Menschen in einer Art Spaltung von Körper und Geist verharrten, ihr körperliches Sein weitgehend ignorierten, während sie ganz von ihrer Gedankenwelt eingenommen waren. Andere verschrieben sich fast ideologisch ihren Gefühlen, so als wäre ihnen ihr eigenes Denken von vornherein suspekt. Und es gab Personen, denen es offenbar relativ leicht fiel, ihr Spüren und Denken miteinander in Einklang zu bringen und so einen erstaunlich positiven Umgang selbst mit schweren körperlichen Problemen zu erzielen. Waren dies vielleicht die psychosomatisch Intelligenteren? Für mich war eine Idee geboren!

In der Folge erörterte ich meine Überlegungen mit geduldigen und kenntnisreichen Freunden und Kollegen, wie dem Psychosomatiker und Psychotherapeuten Walter Pieringer, dem Intelligenz- und Persönlichkeitsforscher Aljoscha Neubauer, der Neurologin Siegrid Strasser-Fuchs und dem Arbeits- und Sozialmediziner Kurt Leodolter, deren Wissen und klinische Erfahrung eine wichtige Inspirationsquelle waren. Ich vertiefte mich weiter in die Intelligenz-, Emotions- und Hirnforschung, aber auch die Entwicklungspsychologie und die mir vertraute Psychosomatik, um das Konzept Psychosomatischer Intelligenz weiterzuentwickeln. Dies bestärkte mich in der Überzeugung, dass ich den Begriff *Psychosomatische Intelligenz* aufgrund der Wichtigkeit des Themas von Anfang an nicht nur dem Fachpublikum, sondern auch einer interessierten Öffentlichkeit vorstellen sollte.

Ich habe mich daher bemüht, ein leicht zu lesendes und allgemein verständliches Buch zu schreiben, das auch fachlich fundiert ist. Es wendet sich an alle, die Interesse an *Psychosomatik und Intelligenz* haben.

Mit diesem Buch wird erstmals *Psychosomatische Intelligenz* thematisiert. Hintergründe, inhaltliches Konzept, Überlegungen zur Messbarkeit und mögliche Anwendungsbereiche Psychosomatischer Intelligenz im täglichen Leben werden beschrieben.

Dabei stehen die *Kapitel 1 und 2* ganz im Zeichen der Psychosomatik. Der körperliche Alltag bildet dafür eine hervorragende Ausgangsbasis. Danach versuche ich an Hand verschiedener Beispiele, wie der Entwicklung des Säuglings, der Auswirkungen von Stress, aber auch einiger Erkenntnisse der Neurobiologie, auf die Einheit des Menschen aus Körper und Geist einzugehen. Im *Kapitel 3* werden wichtige Ergebnisse der Intelligenzforschung beleuchtet.

Im *Kapitel 4* wird Psychosomatische Intelligenz inhaltlich näher beschrieben. Auch das Thema von psychosomatischer Hochbegabung wird behandelt. Im *Kapitel 5* wird die potenzielle Bedeutung Psychosomatischer Intelligenz für die Gesundheit anhand häufiger Krankheitsbilder, wie Rückenschmerzen, Hochdruck oder Burn-out, geschildert. Die Beachtung von Individualität und Persönlichkeit, bei sich und anderen, kommt als Anwendungsbereich Psychosomatischer Intelligenz im *Kapitel 6* zur Sprache.

Zur Veranschaulichung einzelner Themen berichte ich auch von Begegnungen mit Patientinnen und Patienten. Alle Daten zur Person meiner Gesprächspartnerinnen und -partner habe ich umfassend geändert. Ihnen gebührt mein besonderer Dank!

Im Sinn einer leichteren Lesbarkeit und dennoch einer gewissen Ausgewogenheit verwende ich *im ersten Teil* des Buches *meist* nur *die weibliche Form* und *im zweiten Teil meist* nur *die männliche Form*. Falls nicht anders angeführt, sind in beiden Teilen des Buches natürlich beide Geschlechter gemeint!

Die Zusammenarbeit mit Renate Eichhorn von SpringerWienNewYork erwies sich durchwegs als erfreulich und konstruktiv. Wertvolle Unterstützung bei der abschließenden Manuskriptgestaltung erhielt ich durch die Psychologin Franziska Matzer. Doch auch bei all jenen bisher nicht genannten Personen, die ebenfalls wesentlich zur Entstehung dieses Buches, direkt oder indirekt, persönlich und fachkundig, beigetragen haben, möchte ich mich an dieser Stelle sehr herzlich bedanken!

Würden Sie mich fragen, welches Anliegen ich mit diesem Buch vorrangig verbinde, würde ich antworten: Jede und jeder verfügt über eine Reihe von Fähigkeiten, die wir für eine aktive und persönliche Lebensgestaltung gut nützen können. Diese möchte ich gerne in das Licht der Aufmerksamkeit rücken, ganz im Sinn des Ausspruchs von Wilhelm von Humboldt:

„Wie wenig ist am Ende der Lebensbahn daran gelegen, was wir erlebten, und wie unendlich viel, was wir daraus machten."

Christian Fazekas
Oktober 2005

Inhaltsverzeichnis

Zweiter Teil

Erster Teil

Kapitel 1
Psychosomatik: Körperlicher Alltag

Signale des Körpers

Carla nahm das Buch in die Hand. Ihr Blick streifte über das Cover. Es gefiel ihr. Sie drehte das Buch um, spürte sein Gewicht und die Glattheit der Flächen, ohne dies alles weiter zu beachten. Ihre Aufmerksamkeit galt der Zusammenfassung auf der Rückseite, obwohl sie diese schon einmal überflogen hatte. Dann drehten ihre Hände das Buch wieder nach vorne. Sie schlug die ersten Seiten auf, eine nach der anderen, las die Überschriften und merkte, wie sie sich zu entspannen begann. Sie machte es sich auf ihrem Sofa bequem. Noch spürte sie keinen Impuls, mit dem Lesen zu beginnen.

Stattdessen wanderte ihr Blick in Richtung Küche. Sie dachte daran, wie ihr während des Abendessens immer wieder Szenen aus ihrem heutigen Arbeitstag durch den Kopf gegangen waren. Es war für sie heute purer Stress gewesen. Erst vor drei Wochen hatte sie zu diesem neuen Arbeitsplatz gewechselt. Sie hatte eine neue Tätigkeit gesucht und gefunden und war der Überzeugung, dass damit viel für sie auf dem Spiel stand. Schließlich war sie schon 23. Bisher hatte sie „nur" im Büro ihres Vaters mitgearbeitet. Das war – aus jetziger Sicht – vergleichsweise unproblematisch gewesen. Nun würde sie sich allein behaupten müssen. Und nicht nur das. Das reichte ihr nicht. Sie wollte unbedingt Karriere machen, je schneller, desto besser. Ihr Handicap, wie sie es nannte, sollte ihr dabei ja nicht in die Quere kommen. Wenn sie bloß daran dachte, kam jedes Mal von neuem eine Anspannung auf, die sie zur Genüge kannte. Dann stellte sich manchmal auch ein unbestimmbares, unangenehmes Druckgefühl im Bauchbereich ein, von dem sie leider nie wusste, wie sie es wieder loswerden könnte. Zum Glück verging dieses Druckgefühl im Bauch nach einiger Zeit jedes Mal wieder von selbst.

Der plötzlich auftauchende Gedanke, dass sie heute Abend gar nicht in Ruhe gegessen hatte, stimmte sie momentan ärgerlich und unzufrieden. Dabei hatte es ihr gut geschmeckt, und kurz spürte sie diesem guten Geschmack nach, der auch jetzt noch ein wenig in ihrem Mund war.

Sie würde heute Abend allein zu Hause bleiben. Und sie fand, das war okay so, sie konnte ein bisschen Entspannung gut gebrauchen. Nun tauchte sie wieder in eine etwas versöhnlichere Stimmung ein. Sie gab sich einen Ruck, suchte sich eine neue Position am Sofa und begann mit dem Lesen.

Als Carla im Rahmen einer psychologischen Untersuchung das erste Mal zu mir in die Ambulanz der Universitätsklinik für Medizinische Psychologie und Psychotherapie kam, war noch unklar, ob ihr kribbeliges Gefühl in den Fingern der rechten Hand, das sie bereits seit drei Wochen spürte, etwas Ernsthaftes zu bedeuten hätte. Sie selbst dachte eigentlich nicht daran, kannte sie so ähnliche Empfindungen doch schon als eine vorübergehende Erscheinung. Diesmal war außerdem eine Verkühlung dieser irritierenden Empfindung vorangegangen, so dass sie dieses seltsame Kribbeln vorerst eigentlich als eine Folge der Verkühlung interpretiert hatte. Erst einige Wochen später fand sie diese Erklärung selbst nicht mehr plausibel, doch es war eben die Erste gewesen, die ihr in den Sinn gekommen war. Im Zuge der medizinischen Abklärung des Kribbelns in den Fingern zeigte sich, dass dieses Kribbeln vermutlich erste Symptome beginnender Veränderungen im Gehirn waren.

Carla wurde in der Folge mitgeteilt, dass davon auszugehen sei, dass sie an Multipler Sklerose leide, einer chronischen Erkrankung des Gehirns, die im Lauf der Jahre zu einer Vielzahl von Symptomen führen könne, aber nicht unbedingt müsse. Sie wurde außerdem ausführlich darüber informiert, dass verschiedene Behandlungsmöglichkeiten zur Verfügung stünden, die dazu beitragen könnten, dass die Symptome wieder verschwinden, der chronische Verlauf der Erkrankung dadurch aber wahrscheinlich nicht aufzuhalten sei. Sie erfuhr, dass die Ursache dieser Erkrankung auch heute noch nicht definitiv feststünde. Sowohl genetische Faktoren als auch Umwelteinflüsse würden dafür verantwortlich gemacht werden, wenn die in Kurzform als MS bezeichnete und oft in Schüben verlaufende Erkrankung zum Ausbruch kommt. Derzeit, so hörte sie, könne davon ausgegangen werden, dass dieses Kribbeln wieder ganz verschwinden würde. Möglicherweise würde es auch zu keinem weiteren Krankheitsschub kommen. Es könnte allerdings auch sein, dass später einmal erneut Krankheitssymptome auftreten. Ihr wurde daher empfohlen, vorerst in Kontakt mit der MS-Ambulanz zu bleiben, und zwar in halbjährlicher Kontrolle.

Carla war nach dieser Nachricht schockiert. Sie konnte anfangs nicht fassen, dass all diese Informationen wirklich etwas mit ihr zu tun haben sollten. Sie spekulierte lange Zeit damit, dass sich das alles noch als Irrtum oder Fehldiagnose herausstellen würde.

Und daran hält sie zeitweise auch heute noch, drei Jahre später, fest. In der Zwischenzeit waren nur einmal, und auch das wieder vorübergehend, ähnliche Symptome aufgetreten, und zwar in Form von Taubheitsgefühlen, diesmal in der linken Hand. Dennoch hat sich seit der Diagnosemitteilung für Carla einiges verändert. In manchen Phasen möchte sie die Erkrankung einfach vergessen, und häufig gelingt ihr das auch. In anderen Phasen ist sie sehr darum bemüht, anders mit sich umzugehen als früher. Sie hat zwar erfahren, dass es bis heute wissenschaftlich keineswegs sicher ist, dass Stress einen Einfluss auf den Verlauf der Erkrankung nehmen kann oder gar ursächlich bei der Entstehung der Erkrankung eine Rolle spielt. Unabhängig davon möchte Carla in Zukunft nicht mehr so unter Stress stehen. Stress würde sie sehr belasten. Deswegen suchte sie schließlich auch professionelle Hilfe und kam erneut für mehrere Einzelgespräche zu mir in die Ambulanz der Universitätsklinik für Medizinische Psychologie und Psychotherapie.

„Möglicherweise habe ich deswegen mehr Stress als andere, weil ich ihn anders empfinde", erklärte sie mir und setzte fort: „Stress macht mich total fertig. Und jetzt mit der MS, das macht mich noch mehr fertig. Ich habe Angst, dass die MS alle meine Pläne durchkreuzt. Wenn ich irgendetwas spüre, überlege ich gleich, ob das wieder die MS sein könnte, und dann geht es mir schon wieder schlecht."

Carlas Wahrnehmung von Körpersignalen positiver wie negativer Art und ihr Umgang mit ihnen ist nach der Diagnosemitteilung verständlicherweise nicht mehr gleich wie zuvor. Vieles erlebt sie bewusster und intensiver als früher. Vieles ist für sie aber auch belastender als vor der Erkrankung und ängstigt sie. Ihre ursprünglichen Pläne, eine steile berufliche Karriere zu schaffen, will sie unter allen Umständen beibehalten: „Um dieses Ziel zu erreichen, möchte ich gut mit mir umgehen lernen. Meine größte Sorge ist, dass mir mein Körper durch einen schweren Schub oder mehrere Schübe dazwischen pfuscht."

Dieser kurze Einblick in Carlas Geschichte will Folgendes vor Augen führen:

Erstens ist der menschliche Alltag von einer unerschöpflich großen Zahl an Körpersignalen begleitet. Diese sind uns mehr oder weniger bewusst. Sie stehen in enger Verbindung mit der Dynamik unserer Gefühle, Stimmungen und Gedanken. Sie liefern uns reichhaltige Informationen, uns selbst und unsere Umwelt betreffend.

Zweitens gibt es für unseren Umgang mit Körpersignalen beziehungsweise mit der Körperwahrnehmung eine Palette an Reaktionsmöglichkeiten. Das Kribbeln, das Carla anfangs gar nicht weiter beachtet hat, wurde nach erfolgter medizinischer Abklärung und vor dem Hintergrund der Diagnose MS schließlich zu einer ihrer größten Sorgen. Obwohl dieses Kribbeln in den folgenden Wochen längst wieder verschwunden war, war es nun für sie *das Symbol* ihrer Erkrankung. In der Folge wollte Carla aber auch ihr Ausmaß an subjektiver Belastung mit Hilfe der Beachtung von Körpersignalen, wie Anspannung und Unruhe, aufmerksamer verfolgen und lesen lernen. Sie entschloss sich dazu, diese Signale zukünftig verstärkt zu nützen, um einen anderen Umgang mit *ihrem Stress* und damit auch *ihrem Körper* zu entwickeln.

Und dies nicht zu Unrecht. Wenn auch Carlas Erkrankung, nämlich die Multiple Sklerose, aus heutiger Sicht nicht durch Stress ausgelöst worden sein dürfte, so ist doch ein Einfluss der psychischen Verfassung auf das Immunsystem hinlänglich bekannt. Bei einer Reihe von Erkrankungen kann das subjektive Erleben von Stressbelastung für deren Entstehung oder die Aufrechterhaltung und Intensität der Symptome erwiesenermaßen eine wichtige Rolle spielen. Hierzu zählen, etwa im Bereich der Herz-/Kreislauf-Erkrankungen, der *hohe Blutdruck* ebenso wie *Herzrhythmusstörungen* oder der *Herzinfarkt*. Ein anderes häufiges Beispiel für diesen Zusammenhang zwischen subjektiver Belastung und körperlichen Beschwerden sind *chronische Kreuzschmerzen*. Doch dazu später[1].

[1] Siehe im Kapitel 5 die Abschnitte: *Macht Kränkung krank? Flexible Herzen.*

Im Getriebe des Alltags

„Ich bin oft in Gedanken, um nicht da sein zu müssen, wo ich bin."

Paula Köhlmeier

Die Signale des Körpers besser beachten zu lernen, liegt interessanterweise sehr im Trend der Zeit. Doch warum? Und warum gerade jetzt? Die allgemeine Beschleunigung gesellschaftlicher Entwicklungen bringt für die Einzelne verschiedenste Belastungen mit sich und stößt dabei offensichtlich auf eine individuell unterschiedliche Toleranzbreite. Diese Situation mag in den westlichen Kulturen neben anderen Faktoren zum derzeit hohen Interesse an Möglichkeiten zur persönlichen Gegenregulation beigetragen haben. Vor diesem Hintergrund ist wohl auch der Boom an Ausgleichssportarten, wie Jogging, Walken oder diversen Angeboten aus dem Wellness-Sektor, verständlich. Im Rahmen dieses Trends wird dem eigenen Körper zumindest kurzzeitig Beachtung zuteil. Das übrige Leben nimmt hingegen meist seinen gewohnten Lauf. Dabei scheinen die Körperwahrnehmung und die eigenen höheren geistigen Fähigkeiten für getrennte Welten zu stehen, die miteinander kaum zusammenhängen.

Denn was könnte die Beachtung von Körpersignalen oder ein bewusster Umgang mit dem eigenen Körper schon mit Intelligenz zu tun haben? Wäre da überhaupt eine Verbindung denkbar? Und wenn ja, welcher Art könnte sie sein? Oder ist es nicht vielmehr so, dass es keinen größeren Gegensatz als die beiden Pole Körper und Geist beziehungsweise Körper und Intelligenz geben kann? Und lässt sich menschliche Intelligenz nicht ohnedies bereits im Rahmen von *artificial intelligence,* der *Künstlichen Intelligenz* also (Schank und Towle, 2004), – als Intelligenz ohne jeden Körperbezug – abbilden? Ist demnach der Körper eigentlich als ein Relikt anzusehen, mit dem unsere Art, *Homo sapiens* – um es pointiert zu formulieren –, vorläufig noch belastet bleibt? Und deuten sich mit Cyberspace und Transplantationsmedizin nicht ohnedies bereits Möglichkeiten einer realen Überwindung unerfreulicher körperlichen Grenzen an?

Ist daher der eigene Körper primär der Träger des Gehirns und damit des Geistes und der Intelligenz, dem eben vorläufig noch die Rolle zukommt, möglichst den aktuellen Schönheitsidealen zu entsprechen und ansonsten seine funktionelle Schuldigkeit zu erfüllen?

Doch vielleicht laufen wir im Zuge einer solchen Entwicklung Gefahr, einem Intelligenzbegriff zu huldigen, der tatsächlich mehr mit *künstlicher Intelligenz* als mit dem *realen Leben* zu tun hat. Mit der Huldigung eines reduzierten Intelligenzbegriffs könnte es Homo sapiens schließlich gelingen, sich zunehmend auf ein – noch dazu falsch verstandenes – Eigenschaftswort, nämlich *sapiens*, zu reduzieren und das davor stehende Hauptwort zu verleugnen. Das lateinische *sapiens* heißt allerdings weise. Wäre es da nicht schon eher weise, unsere intelligenten Fähigkeiten umfassend auszuloten, zu nützen, zu kultivieren und zu trainieren, um mit den durchaus auch heiklen emotionalen Mechanismen aus der Urgeschichte des Menschen im heutigen Leben gut klar zu kommen?

Ebenso wie unser Verständnis von menschlicher Intelligenz eine Reihe von brisanten Fragen aufwirft, gilt Ähnliches auch für unser Gefühlsleben. Im Getriebe des Alltags sind sich die meisten Menschen oft gar nicht bewusst, welche Fülle an Empfindungen ihnen eigentlich in jedem Augenblick ihres Lebens zur Verfügung steht. Selten wird im Alltag auch nur ein kleiner Teil dieses inneren Erfahrungsschatzes gehoben. Die Achtsamkeit nach innen bleibt weitgehend aus. Besonders alles Körperliche, insbesondere alle subjektiven körperlichen Wahrnehmungen, sofern sie nicht zugleich klare Handlungsanweisungen mit sich bringen, wie Hunger oder Durstgefühl, Müdigkeit und Schlafbedürfnis, bleiben meist ein kaum gespürtes Hintergrundrauschen oder sind schlicht ausgeblendet.

Viele von uns, und auch ich kann mich dabei leider nicht ganz ausnehmen, neigen dazu, auf diese Weise ihren tagtäglichen

Gewohnheiten nachzugehen, ohne ihr körperliches Spüren weiter zu beachten. Dagegen ist an und für sich nicht unbedingt etwas einzuwenden.

Doch genügt es wirklich, bei dieser Feststellung stehen zu bleiben und dieses Thema damit abzuhaken? Oder könnte es sein, dass wir auf diese Weise tatsächlich Gefahr laufen, einen wesentlichen Teil unseres Lebens zu ignorieren? Kann man bei einem solchen Verhalten sogar riskieren, die eigene Mitte zu verlieren oder den Boden unter den Füßen? Kann ein solches Verhalten auch auf Kosten von so etwas wie innerer Leichtigkeit und Zufriedenheit gehen und damit auch auf Kosten eines Teiles der Lebensfreude?

Anders herum formuliert und damit vielleicht noch drastischer gefragt: Wie lange kann man es eigentlich halbwegs gut aushalten, sich kaum zu spüren?

Zugegeben, es können tausend Dinge sein, die einem als wichtiger erscheinen als etwa bei der Arbeit, vielleicht bei sitzender Tätigkeit, auch noch den Spannungszustand im Rücken oder um die Kniegelenke herum wahr zu nehmen und auf diese vielleicht unangenehmen Empfindungen dann auch noch zu reagieren. Sich beispielsweise auf ein berufliches Arbeitsfeld zu konzentrieren, bedeutet allerdings nicht unbedingt, andere Lebensfunktionen des eigenen Organismus völlig ausblenden zu müssen, frei nach dem Motto, mein Körper und ich – zwei flüchtige Bekannte. Und wird dies dennoch so praktiziert, ist dieses Verhalten jedenfalls von fragwürdigem Wert. Denn es ist ja ebenfalls denkbar, dass sich die eigene Effizienz, zumindest längerfristig gesehen, sogar steigern ließe, würden die Signale des Körpers ausreichend Beantwortung finden. Geschieht dies nämlich nicht, kann etwa im Zuge einer überzogenen Arbeitshaltung der Organismus beginnen, die Grenzen aufzuzeigen. Der Weg in ein *Burn-out-Syndrom*[2] ist dann möglicherweise nicht mehr weit.

---

[2] Das *Burn-out-Syndrom* wird näher beschrieben im Kapitel 2, Abschnitt: *Im Dauerstress*, und im Kapitel 5, Abschnitt: *Abkühlen oder ausbrennen.*

Es sind durchaus nicht wenige Menschen, die wegen eines Burn-out-Syndroms in die Ambulanz der Universitätsklinik für Medizinische Psychologie und Psychotherapie in Graz kommen. Mit geringen individuellen Abwandlungen schildern sie meist Folgendes: „Seit längerer Zeit habe ich schon bemerkt, dass ich auf einen Erschöpfungszustand hinsteuere. Ich fing an, mich davor zu fürchten, dass mein Körper da nicht mehr lange mitmachen wird. Ich bemerkte, wie meine Leistungsfähigkeit abzunehmen begann. Ich musste nun alles mit noch mehr Einsatz als bisher tun. Meine Überstunden nahmen zu, damit ich das Arbeitspensum doch noch schaffe. Auf meinen Körper konnte ich gar nicht mehr achten. Ich habe einfach versucht durchzuhalten. Bis es schließlich überhaupt nicht mehr ging."

Das Burn-out-Syndrom ist ein gutes Beispiel dafür, wie die Einzelne die Wahrnehmung von Körpersignalen selbst dann noch unbeantwortet lassen kann, wenn sich ein nahender, körperlicher wie seelischer Zusammenbruch schon eindrucksvoll ankündigt.

Doch auch die umgekehrte, besonders aufmerksame Haltung körperlichen Phänomenen gegenüber, wird sie überzogen gehandhabt, kann zu gravierenden persönlichen und sozialen Problemen führen. Statt einer angemessenen Wahrnehmung und Beachtung der Signale des Organismus erhält dann vielleicht ein gewisser Spannungszustand im Rücken oder um die Kniegelenke eine derart hohe Aufmerksamkeit, dass diese Phänomene der Körperwahrnehmung langsam, aber sicher beginnen, alles andere bis hin zum gesamten übrigen Leben und Erleben in den Schatten zu stellen. Dies wiederum begünstigt es, dass die ursprünglich nur mäßig unangenehmen Körperwahrnehmungen als zunehmend belastend erlebt und schließlich fälschlicherweise als Zeichen einer Krankheit interpretiert werden können. Die medizinische Abklärung hilft in dieser Situation manchmal weiter, aber durchaus nicht immer. Oft sind den betroffenen Personen ihrer eigenen Einschätzung nach psychische Probleme weitgehend unbekannt: „Abgesehen von diesen Beschwerden ist bei mir sonst alles in Ordnung. Psychische Probleme habe ich sicher keine. Bei uns zu Hause ist auch alles in Ordnung. Ich hoffe, Sie finden endlich die Ursache, Herr Doktor. Bisher hat mir nämlich noch keiner helfen können."

Auch auf die soeben beschriebene Konstellation wird später noch näher Bezug genommen[3]. Der eigene Körper wird nämlich gar nicht so selten als Ort beeinträchtigender Erfahrungen erlebt, obwohl deren Wurzeln nicht vorrangig im körperlichen Bereich liegen. In diesem Zusammenhang sei bereits jetzt der Hinweis gestattet, dass viele Menschen mit der Erkenntnis leben müssen, dass sie ganz real an Krankheitssymptomen leiden, ohne dass sich als Ursache eine größere organische Störung finden lässt. Durchschnittlich *zwei bis drei von zehn Personen*, die zu ihrem Hausarzt gehen, sind in diesem Sinn *krank ohne Befund* (Langewitz, 2003).

[3] Siehe dazu Kapitel 2, *Zur Psychosomatik der Gegenwart*, und Kapitel 5 *Macht Kränkung krank?*

Bodenkontakt

„Wär´ nicht das Auge sonnenhaft,
die Sonne könnt´ es nie erblicken."

Johann Wolfgang von Goethe

Wie erleben Menschen ihren Körper eigentlich, wie empfinden sie ihn? Was gibt es da zu spüren? Erleben Frauen ihre Körperlichkeit, ihre Leiblichkeit deutlich anders, als dies Männer tun? Fundierte Antworten auf diese Fragen sind gar nicht so einfach zu geben. Dies liegt schon allein daran, dass jede und jeder eigentlich nur das eigene Körpererleben kennen kann, nur dazu einen direkten und zugleich exklusiven Zugang hat und darüber hinaus bestenfalls indirekte Kenntnisse vom Körpererleben anderer Menschen erlangt.

Ganz prinzipiell kann man zwischen dem *Körper*, den man *hat*, und der *Leiblichkeit*, die man *ist*, unterscheiden (Buytendijk 1991; weiterführend Merleau-Ponty 1966; Schmitz 1965). Der subjektiv erfahrbare Körper, der *Leib*, ist ein direkt erfahrbares Ganzes. Er ist auf diese Weise auch ein Symbol für den Kosmos (Pieringer et al. 2002).

In den wenigen Büchern[4], die sich mit subjektiver Körperwahrnehmung, dem Körpererleben und den damit in Zusammenhang stehenden Begriffen der Leiblichkeit und des Leibes beschäftigen, ist über das Potenzial konkreter Körpererfahrungen erstaunlich wenig zu lesen. Es sind zumeist philosophische oder geschichtliche Zugänge, jedenfalls eher theoretische Überlegungen, welche die Seiten der Bücher füllen. Daher möchte ich als Ausgangspunkt für die Beantwortung der Frage, was es eigentlich zu spüren gibt, einige wenige konkrete Beispiele für subjektive Körperwahrnehmung anführen oder – bildlich ge-

[4] Siehe etwa Milz und Varga v. Kibed 1998; Schenda 1998; Schipperges 2001.

sprochen – aus dem Ozean körperlicher Empfindungsfähigkeit beispielhaft *ein paar kleine Fische an Land ziehen*.

Lassen Sie mich mit meinen Füßen beginnen! Es liegt schon viele Jahre zurück, als ich mich während der Zeit meines Medizinstudiums wieder einmal besonders für die Verbindung zwischen Körper und Geist zu interessieren begann, die mich schon seit langem fasziniert hatte. Ich war schon damals und bin auch heute noch von der Frage bewegt, wie diese Bereiche, Körper und Geist, die so offenkundig unterschiedlich sind, wirklich miteinander zusammenhängen.

Es war für mich daher damals nur folgerichtig, dass mein Interesse im Rahmen des Medizinstudiums mehr den kranken Menschen als den objektivierbaren Krankheiten galt. Über die Krankheiten lernten wir in den Büchern, doch es war uns, einem engen Freundeskreis von Medizinstudentinnen und -studenten mit ähnlichen Interessen, immer klar, dass sich die Praxis der Medizin nicht auf die Behandlung von Krankheiten reduzieren lässt. Doch bezüglich dieser ebenfalls wesentlichen Bereiche, wie nämlich Menschen ihre Erkrankungen erleben und welche Strategien sie mit welchem Erfolg einsetzen, um mit ihrer jeweiligen Erkrankung zurechtzukommen, erfuhren wir innerhalb des Medizinstudiums wenig. Ich wusste jedoch, dass solche Themen im Rahmen psychotherapeutischer Begegnungen zur Sprache kommen.

Ohne damals wirklich eine genaue Kenntnis über Psychotherapie zu besitzen, galt mein Interesse daher auch diesem Bereich und hier besonders jenen psychotherapeutischen Richtungen, die Körper und Geist in ihre Arbeit einbeziehen. In der Folge beteiligte ich mich an einer Jahresgruppe einer solchen Therapierichtung, der so genannten *bioenergetischen Analyse*.

Ich möchte eine kleine Anekdote aus dieser Zeit erzählen.

Es handelt sich zwar um eine alles andere als spektakuläre Körpererfahrung, für mich blieb sie dennoch über die Jahre nachhaltig wirksam. Und vielleicht ist sie auch ein kleines Beispiel dafür, wie unentdeckt der eigene Körper oft für uns ist.

Es waren vielleicht insgesamt fünfzehn Gruppentreffen im Lauf eines Jahres, an denen ich damals teilnahm. Eine Körperübung, die wir zu Beginn dieser Doppelstunden regelmäßig durchführten, war das sogenannte *bioenergetische Laufen*. Wir waren ungefähr zehn Personen, der Raum hatte vielleicht dreißig Quadratmeter, die Schuhe hatten wir ausgezogen, und wir wurden nun von Armin, unserem Körperpsychotherapeuten, folgendermaßen instruiert: „Diese Übung ist ganz einfach. Versuche, das blödeste Gesicht aufzusetzen, das du zustande bringst. Am besten, du lässt dabei deinen Mund halb offen, so dass das Unterkiefer locker herunterhängen kann. Dann lässt du auch deinen Kopf locker hängen, dann auch die Schultern."

Und nachdem wir uns auf diese Vorgaben halbwegs eingelassen hatten, fügte er hinzu: „Und nun, du stehst jetzt bereits ein wenig vorne übergebeugt da und lässt alles hängen, nun komme langsam in Bewegung und beginne ganz langsam, einen Schritt vor den anderen zu setzen. Und dann komme in ein ganz, ganz langsames Laufen. Das darf ruhig komisch und tollpatschig aussehen."

Anfangs ein wenig peinlich berührt, hatten wir alle begonnen, leicht vorne übergebeugt im langsamsten Laufschritt vor uns hin zu torkeln.

„Nun", meinte Armin, „achtet jetzt bitte auf euren Atem. Blockiert euren Atem nicht! Lasst einfach den Atem kommen und gehen. Einfach den Atem kommen und gehen lassen. Und wer will, kann beim Ausatmen einen Ton dazu geben."

Ich war überrascht, dass sich der Speichelfluss in meinem Mund vermehrte, ein sicheres Zeichen, dass ich in eine Entspannungsreaktion hineingekommen war.

„Und jetzt", setzte Armin fort, „achtet auf eure Füße. Spüre genau, mit welchem Teil deines Fußes du mit dem Boden in Kontakt kommst. Spüre den Boden und spüre deine Fußsohle. Und lass dir Zeit dafür."

Nach einigen Runden dieses bioenergetischen Laufens forderte uns Armin noch auf, die Kontaktfläche mit dem Boden zu variieren. So liefen wir einmal mehr auf der Innenkante des

Fußes oder mehr auf der Außenkante oder mehr fersen- oder mehr fußballenbetont. Schließlich wechselten wir auch in der Heftigkeit des Bodenkontaktes, von einem sachte auftretenden Laufen bis hin zu einem wilden Stampfen und wieder zurück.

Das alles dauerte nicht länger als zehn bis fünfzehn Minuten. Anfangs hatten mich Armins Vorgaben und unser Bemühen, diese umzusetzen, eher an ein Kindergartenspiel als an sonst etwas erinnert. Irgendwie war die Szenerie durchaus auch lächerlich. Zehn Erwachsene torkelten mit einem ausgesprochen einfältigen Gesichtsausdruck unbeholfen vor sich hin und gaben dabei die eigenartigsten Laute von sich. Dennoch wollte ich mich dieser Übung nicht verschließen und ließ mich – insgeheim ziemlich neugierig – darauf ein. Doch eigentlich war gar nichts passiert. Auch die anderen, als wir uns danach über unsere Erfahrungen während des Laufens unterhielten, wussten lediglich zu berichten, dass sie in dieses bioenergetische Laufen zu Beginn doch nur mit einiger Überwindung hineingefunden hatten, weil sie sicher damit keinen Anblick von sich abgaben, den sie gerne vor den anderen herzeigten. Einige aus dieser Gruppe, darunter auch ich, erzählten noch, wie lustvoll sie schließlich das Stampfen erlebt hatten. Doch das war es auch schon.

Es dauerte mehrere Monate, wir trafen uns regelmäßig in zweiwöchigen Abständen, bis sich zu meiner Überraschung beim bioenergetischen Laufen, das mir inzwischen sehr vertraut geworden war, mit einem Mal eine Veränderung einzustellen begann. Ich freute mich schon im Vorhinein, ohne genau zu wissen warum, gerade auf diesen Teil des Gruppentreffens immer ganz besonders. Während dieser Übung bemerkte ich zunehmend, wie sich meine Sensibilität im Bereich der Fußsohlen zu verfeinern begann. Ich konnte meine Wahrnehmung nun auch deutlicher auf den Kontakt zum Boden hin konzentrieren, und es fühlte sich an der Ferse, am Fußballen, am inneren und am äußeren Fußrand bis hin zu den Zehen jeweils ein wenig anders an, vor allem, wenn ich das Körpergewicht eine Spur da- oder dorthin verlagerte. Insgesamt schien mir meine Kontaktfläche zum Boden größer geworden zu sein, auf alle Fälle wurde sie mir bewusster. Und es fühlte sich erstaunlich gut an, nicht nur den Boden unter den Füßen zu spüren, sondern diesen Umstand auf Abruf auch bewusst genießen zu können. Durch die Stärke des Auftretens konnte ich nicht nur die Stärke dieser Empfindungen, sondern auch deren Qualitäten erkunden. Insgesamt lernte ich in dieser Zeit, im wahrsten Sinn des Wortes bewusster aufzutreten.

Diese Erfahrung, obwohl ich die Übung später nur mehr selten durchführte, hatte dennoch verschiedene nachhaltige Wirkungen: Im darauffolgenden Winter zum Beispiel spürte ich, dass ich durch mehr Gefühl in den Füßen auch beim Schifahren an Sicherheit gewonnen hatte. Selbst heute noch, wenn ich darüber schreibe, geschieht es fast automatisch, dass ich aus meinen Schuhen schlüpfe und den Bodenkontakt suche und zu genießen beginne.

Dass sich durch die bloße gedankliche Vorstellung einer Handlung, etwa die des bioenergetischen Laufens, auch die damit verbundenen Bewegungs- und Wahrnehmungsmuster im Gehirn im Sinn eines *Körpergedächtnisses* aktivieren lassen, bestätigt die neurobiologische Forschung. Die damit verbundenen Gefühls- und Erlebnisqualitäten werden erstaunlicherweise ebenfalls – bereits bei der bloßen gedanklichen Vorstellung – reaktiviert (Damasio 2001).

Dieses Beispiel eines übenden Umgangs mit Körperwahrnehmung und einer dadurch veränderten Selbstwahrnehmung ließe sich hundertfach variieren. Diese kleine Anekdote und das, was dadurch angedeutet wird, mag für den einen oder anderen sehr banal klingen. Und in gewisser Weise ist es das auch. Schließlich ging es bei diesem Beispiel nur darum, ob ich ein wenig bewusster meine *Boden-Ständigkeit* spüren kann, mein Auftreten, meinen Gang, meine Haltung und meinen Platz in der Welt. Schließlich ging es nur darum, das eigene *In-der-Welt-Sein* mit ein wenig mehr an persönlichen Umgangsmöglichkeiten zu erleben beziehungsweise ein wenig mehr an Freiheitsgraden und damit auch *Spiel-Raum* zur Verfügung zu haben. Und vielleicht erinnert diese Anekdote auch daran, welch unerschöpflicher Reichtum an positivem Körpererleben in uns steckt.

Ein wohl den meisten Menschen vertrautes Beispiel dafür, wie eng *Körper-Sein* beziehungsweise Leiblichkeit, Gefühlswelt, Denken und Handeln ineinander greifen, lässt sich für jeden selbst sehr einfach und zu so gut wie jedem Zeitpunkt erproben. Es genügt dafür schon, die eigene Körperhaltung beim Gehen nur ein wenig zu ändern, und viele andere Veränderungen auf den genannten Ebenen wie Leiblichkeit, Gefühlswelt und Denken stellen sich ergänzend ein. Dies kann beispielsweise schon durch ein minimales Heben oder Senken des Kopfes bewirkt werden, ein Lockerlassen im Schultergürtel, ein bewusstes Aufrichten der Wirbelsäule, ein stärkeres oder schwächeres Mitbewegen der Arme oder auch ein bewusstes Aufrichten des Beckens. So lässt sich gut beobachten, zu welcher Körperhaltung man automatisch neigt, und experimentell erkunden, ob sich eine andere Haltung eine Spur oder auch deutlich besser oder schlechter anfühlt.

Auch die Auswirkungen ausgiebiger fordernder sportlicher Aktivität auf das Körpergefühl sind wohl den meisten vertraut: Nach einem gemütlichen, etwa einstündigen Dauerlauf ist das Körpergefühl, wenn es Beachtung findet, ein wesentlich anderes. Der Körper ist aktiviert, gut durchblutet, die Haut ist dementsprechend warm, und die Muskulatur steuert in der Regel auf einen angenehmen Entspannungszustand hin.

Ein vorletztes und letztes Beispiel: Es gibt Menschen in unserer Umgebung, im Freundes- oder Bekanntenkreis, die in unserem Leben nicht einmal unbedingt in der ersten Reihe stehen müssen und bei denen wir uns, sobald es zu einer erneuten Begegnung kommt, einfach wohl fühlen. Diese Begegnungen führen deswegen noch nicht zu großen und leidenschaftlichen Gefühlen. Vielmehr gehen sie wahrscheinlich mit nuancierten Veränderungen in der eigenen Stimmungslage und des eigenen Spannungszustandes einher, die gut tun, Einfluss auf das Denken und das Verhalten haben und es wohl auch wert sind, bemerkt zu werden. Natürlich gibt es auch weitaus intensivere und aufwühlende Körperempfindungen, denken Sie nur an jene berühmten *Schmetterlinge im Bauch* ... .

Spüren

„Wir wissen zu viel und fühlen zu wenig.
Zumindest fühlen wir zu wenig
von jenen kreativen Gefühlen,
aus denen ein gutes Leben entspringt."

Bertrand Russel

Zur differenzierenden Beschreibung der menschlichen Gefühlswelt sind einige allgemeine Begriffe gebräuchlich, die jedoch häufig nicht nur umgangssprachlich, sondern auch im wissenschaftlichen Kontext unterschiedlich Verwendung finden. Die Wichtigsten dieser Ausdrücke sind Gefühl, Empfindung, Affekt, Vitalitätsaffekt, Stimmung, Emotion und der Begriff des Spürens. Zumeist werden diese Begriffe so unterschieden, dass neben inhaltlichen Aspekten auch die Intensität und die Dauer des Gefühlszustandes berücksichtigt wird. Im Einzelnen lassen sich diese Ausdrücke folgendermaßen auseinanderhalten (Rost 2001; Carlson und Hatfield 1991):

Gefühl und Empfindung

Die Bezeichnungen *Gefühl* und *Empfindung* sind meist als *Überbegriffe*, manchmal jedoch auch als Restkategorie in Verwendung. So hat der Philosoph Karl Jaspers (1973) Gefühle einfach als das bezeichnet, wofür es sonst keinen spezielleren Namen gibt.

Affekt

Der Terminus *Affekt* bezeichnet einerseits *ein sehr intensives Gefühl*, wie im Fall der *Handlung im Affekt,* andererseits ist dieses Wort auch für *Momentaufnahmen* des Gefühlslebens gebräuchlich. An diese zweite Bedeutung, nämlich Affekt als Momentaufnahme, knüpft auch der folgende Begriff an.

Vitalitätsaffekt

Von Moment zu Moment sich ändernde Körperempfindungen werden als sogenannte *Vitalitätsaffekte* (Stern 1992) bezeichnet, ohne dass sie deswegen besonders intensiv zu sein brauchen. Wenn im Folgenden der kaum bekannte Begriff der Vitalitätsaffekte ausführlicher beschrieben wird, so deswegen, weil Vitalitätsaffekte für das Thema dieses Buches von großer Bedeutung sind. Die Verbindung der Bezeichnungen *Vitalität* und *Affekt* bringt gut zum Ausdruck, worum es hierbei geht. In jedem Augenblick unseres bewussten Lebens signalisieren Vitalitätsaffekte Lebendigkeit. Zum Beispiel spüren wir, auf einem Sessel sitzend, mittels sogenannter *Druck- und Berührungsrezeptoren* der Haut jene Bereiche der Körperoberfläche, die mit dem Sessel gerade in Berührung sind. Beim Sitzen spüren wir außerdem den Grad der Abwinkelung in den Knien und eine gewisse Anspannung da und dort in der Muskulatur. Auch die Atembewegungen erzeugen in individuell unterschiedlichem Ausmaß prinzipiell ähnliche Vitalitätsaffekte, etwa im Bereich des Brustkorbs, des Rückens, des Bauchraums und vielleicht sogar des Beckens und des Schultergürtels. Als Vitalitätsaffekt würde aber auch ein kurzes Zwicken oder kurzfristiges Ziehen im Bauchraum bezeichnet werden und vieles andere mehr.

Menschliches Leben kann sich, wie wir alle wissen, in vielfältigster Qualität spüren lassen[5]. Während in der Psychologie

[5] Wahrnehmungen aus der Außen- und Innenwelt werden über die *Sinne* vermittelt. Neben den *speziellen Sinnen*, wie Sehen, Hören, Riechen, Schmecken und dem Gleichgewichtssinn, deren Sinnesorgane sich im Gesichtsbereich und Kopf befinden, werden weitere *allgemeine Körpersinne* (Crossman und Neary 2000) unterschieden, die etwa das Spüren von Berührung, Druck, Schmerz und Temperatur ermöglichen. Diese Informationen kommen von der ***Körperoberfläche*** (Abb. 1) und aus dem ***Körperinneren: Tiefensensibilität*** (Abb. 2) und ***Sensibilität der inneren Organe***. Aus den

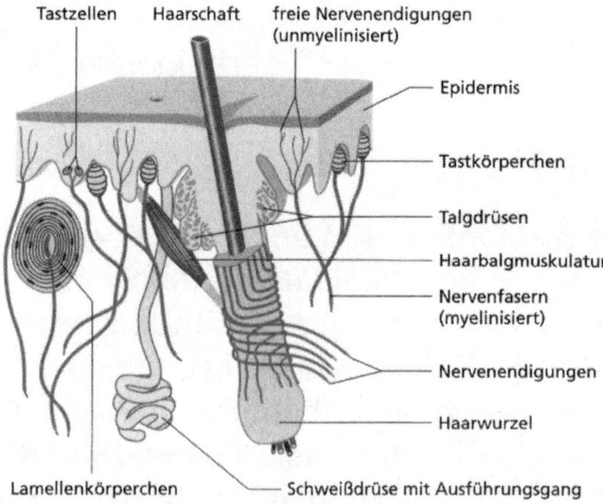

Abb. 1. Oberflächensensibilität – Sinneszellen der Haut (nach Schmidt und Unsicker 2003). Tastzellen und Tastkörperchen vermitteln Druck und Berührung; Lamellenkörperchen ermöglichen Vibrationsempfinden; freie Nervenendigungen vermitteln zusätzlich Schmerz und Temperaturempfinden

bezüglich der Körperwahrnehmung von Vitalitätsaffekten die Rede ist, spricht man in der Medizin in diesem Zusammenhang von der Eigenwahrnehmung des Körpers, der sogenannten *Proprio-Rezeption* oder kurz *Propriozeption*. Sie informiert uns über den Zustand beziehungsweise Zustandsänderungen der Muskulatur und der Körperlage. Vermittelt wird die Propriozeption über *Propriozeptoren*, sensible, spezialisierte Nervenendigungen, zu denen auch die oben genannten Druckrezeptoren gehören. Diese Propriozeptoren befinden sich in den Gelenken und Muskeln. Sie ermöglichen es, dass wir auch bei geschlossenen Augen einen sehr guten Eindruck von unserer Körperposition im Raum und der Position unserer Arme und Hände haben. Auch zum Einnehmen einer stabilen Körperhaltung ist

Hohlorganen des Brust- und Bauchraums, wie Speiseröhre, Magen, Darm, Harnblase, können wir verschiedene Qualitäten von Dehnung und Schmerz aber auch organspezifische Empfindungen, wie Hunger und Völlegefühl, bewusst wahrnehmen (Benninghoff und Drenckhahn 2004). Die Aktivitäten der allein 80 bis 100 Millionen Nervenzellen des Bauchraums (Kandel et al. 2000) laufen ansonsten unbewusst ab.

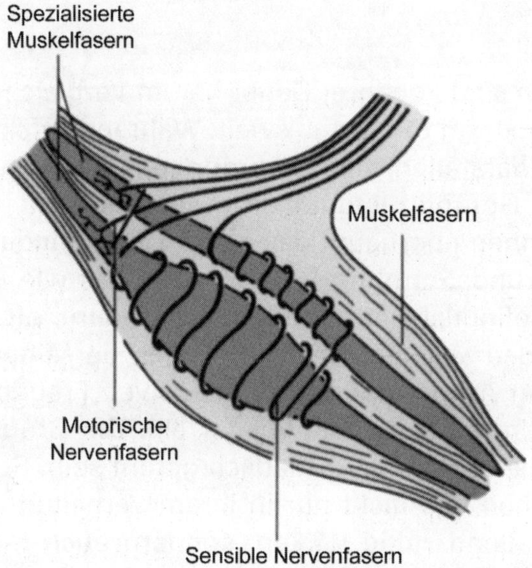

Abb. 2. Tiefensensibilität – Propriozeption (nach Crossman und Neary 2000). Mittels spezialisierter Muskelfasern und spiralförmig sie umgebenden sensiblen Nervenfasern werden der spürbare Spannungszustand der Muskeln, aber auch die bewusste Wahrnehmung der Stellung und Bewegung der Gelenke vermittelt (Benninghoff und Drenckhahn 2004)

das Zusammenspiel zwischen der Muskulatur und dem eigenen Körpergefühl entscheidend. Muskelkraft allein ohne eine solche *Tiefensensibilität* würde für das Einnehmen und Erhalten bestimmter Körperpositionen nicht genügen.

Die Eigenempfindung des Körpers spielt bereits in der frühesten Kindheit eine ganz entscheidende Rolle, wie ich noch ausführlich erläutern werde. Die verschiedenen und zugleich ständig wiederkehrenden Muster der Körperwahrnehmung prägen nämlich die Lebenserfahrungen des Säuglings und damit auch seine Entwicklung – so viel sei jetzt schon verraten. Doch vorerst wenden wir uns noch weiteren Kategorien von Empfindungen zu.

Stimmung

Stimmungen sind von ihrer Dauer her im Vergleich zu Affekten das andere Extrem der Gefühlswelt. Während Affekte Momentaufnahmen darstellen, sind Stimmungen üblicherweise länger anhaltende Gefühlszustände. Die sogenannten *Grundstimmungen* können überhaupt das ganze Leben hindurch präsent sein. Die Grundstimmung ist also so etwas wie ein Heimathafen der Befindlichkeit, von dem aus andere, oft intensivere Gefühle in See stechen. Nach Abklingen derselben, vielleicht eines starken Ärgers oder einer intensiven Freude, stellt sich die Grundstimmung alsbald wieder ein. Die Grundstimmung kann offenbar recht unterschiedlich getönt sein. So gibt es ruhige Menschen, die nicht nur in ihrem Verhalten nach außen bereits auffallend ruhig wirken, sondern auch innerlich von einer entsprechenden, vielleicht gelassenen Grundstimmung oder Befindlichkeit geprägt sind. Andere sind von Natur aus eher ständig in innerer Bewegung und bereit, sehr schnell und sehr heftig zu reagieren. Ebenso gibt es eher heitere Naturen oder eben das Gegenteil, Menschen, die in ihrer Grundstimmung einem melancholischen Temperament entsprechen. Tatsächlich ist die auf Hippokrates und Galen zurückgehende Lehre von den vier Temperamenten, dem phlegmatischen, cholerischen, sanguinischen und melancholischen Temperament, seit der Antike nie ganz aus der Mode geraten (Kagan 1994). Die Bedeutung dieser Grundstimmungen für die Gestaltung des eigenen Lebens und das Erleben des sozialen Umfeldes ist schwer abzuschätzen. Es ist jedoch gut vorstellbar, dass Menschen mit konträren Grundstimmungen es nicht unbedingt ganz leicht miteinander haben – etwa wenn eine Person zu Leichtigkeit und inneren Luftsprüngen neigt und die andere mit einem tiefgründigen und eher schwermütigen Stimmungsbarometer durch das Leben geht. Es ist gut vorstellbar, dass diese beiden Menschen, ohne sich dessen bewusst zu sein, schon aufgrund der prinzipiell unterschiedlichen Befindlichkeiten des Öfteren aneinander vorbei fühlen und im Gefolge dieser Situation auch aneinander vorbei denken und aneinander vorbei handeln. Denn was für die eine gleich ein Problem sein mag, nimmt die andere auf die leichte Schulter. Während es die eine gedanklich in die Vergangenheit zieht, beschäftigt die andere längst schon die Zukunft. Ob im Berufsleben, im Freundeskreis oder in Partnerschaft und Familie, wir sollten gegebenenfalls an die Möglichkeit denken, dass unser Gegenüber vielleicht auch aus einer anderen Grundstimmung heraus lebt. Haben wir gelernt, dies zu berücksichtigen? Auch effiziente partnerschaftliche Kommunikation erfordert die Fähigkeit, nonverbale Signale, wie die Körpersprache und Grundstimmungen des Gegenübers, bewusst wahr zu nehmen. Ist vielleicht ein differenziertes Lesen der Körpersprache auch eine intelligente Leistung?

Emotion

Nun aber zu einer anderen Hauptkategorie unter den Gefühlen: den *Emotionen*. Im Unterschied zu den Vitalitätsaffekten und Stimmungen gelten sie als die großen und starken Gefühle. In Shakespeares Komödien und Tragödien finden sie als Leidenschaften ebenso ihre Bühne wie im großen Gefühlskino der Neuzeit.

Inhaltlich sind die einzelnen Emotionen voneinander klar abzugrenzen und werden daher auch als kategoriale Affekte (Matthews et al. 2004) bezeichnet. Jede dieser Emotionen, wie etwa Stolz oder Ärger, wird von physiologischer Erregung, typischen Gedankengängen und entsprechenden Handlungsimpulsen begleitet. Dieses komplexe Muster unterscheidet sie von anderen Gefühlszuständen, die auch ohne spezifische gedankliche Begleiter auskommen.

Wie viele und welche Emotionen es letztendlich sind, die unser Leben erfüllen, darüber besteht erstaunlich wenig Klarheit. Die Meinungen der Fachleute gehen diesbezüglich erheblich auseinander. Paul Ekman zum Beispiel, ein renommierter Emotionsforscher, vermutet, dass die Menschen zu den folgenden fünfzehn grundlegenden Emotionen befähigt sind: *Glück, Wut, Verachtung,*

Zufriedenheit, Ekel, Verlegenheit, Aufgeregtheit, Furcht, Schuldgefühl, Stolz, Erleichterung, Traurigkeit, Befriedigung, Sinneslust und Scham (Ekman 1999). Ekman nimmt an, dass alle genannten Emotionen kulturübergreifend mit einer spezifischen Mimik einhergehen, wie er dies für einen Teil der genannten Emotionen auch nachweisen konnte (Ekman und Friesen 1986).

Andere Emotionsforscherinnen haben deutlich abweichende Listen an menschlichen Emotionen vorgestellt und andere Argumente für die Richtigkeit ihrer Auswahl gefunden (Oatley und Johnson-Laird 1996; Plutchik 1980). Die Essenz aus dieser Betrachtung ist, dass die Emotionsforschung auf eher unsicherem Grund steht. Obwohl die einzelnen Emotionen innerhalb des menschlichen Gefühlslebens noch am ehesten ein deutliches, sie definierendes inhaltliches Profil aufweisen – und Emotionen deswegen ja auch als kategoriale Affekte bezeichnet werden – ist bezüglich ihrer Erforschung Eindeutigkeit und Klarheit Mangelware. Dies erschwert auch die Erforschung von Emotionaler Intelligenz entscheidend (Matthews et al. 2004). Das Konzept der Psychosomatischen Intelligenz ist diesbezüglich im Vorteil. Doch dazu kommen wir im dritten und vierten Kapitel dieses Buches ausführlicher.

Was für Gefühle aller Art ganz generell stimmt, dass sie nämlich für den Menschen potenziell Signalcharakter nach innen und nach außen haben, gilt jedoch, darüber sind sich alle Fachleute einig, für Emotionen im Besonderen. Aus der Evolutionsgeschichte lässt sich vermuten, dass die Hauptfunktion der Emotionen darin besteht, uns rasch zu einem emotionsspezifischen Verhalten in wichtigen, zwischenmenschlichen Begegnungen zu veranlassen. Diese Verhaltensmuster haben sich für bestimmte auslösende Situationen offensichtlich bewährt und die entsprechenden Emotionen konnten sich daher im Zuge der Evolution etablieren.

Emotionen sind demnach hoch komplexe *Wahrnehmungs-, Gefühls-, Denk-, Motivations- und Verhaltensmuster*, die von spezifischen physiologischen Veränderungen, wie etwa einer Erhöhung der Herzfrequenz, begleitet sind und gezielte Anpassungsreaktionen an *Herausforderungen aus der Umwelt* nach sich ziehen (LeDoux 2001).

Nehmen wir zum Beispiel die Angst. Angst auslösend sind solche Situationen, die primär als bedrohlich wahrgenommen werden, mit Gedanken an Gefahr einhergehen und dazu veranlassen, der Gefahr zu entkommen. Für die erforderliche Fluchtreaktion wird der Organismus in kürzester Zeit auch auf körperlicher Ebene in einen Alarmzustand versetzt, der es ihm ermöglicht, blitzartig Energiereserven bereitzustellen und letztlich der Gefahr zu entkommen. Die Emotion Angst birgt also den Vorteil in sich, es dem einzelnen Individuum zu ermöglichen, sich bei Gefahr rasch und wirkungsvoll in Sicherheit zu bringen.

Analoge Zusammenhänge für qualitativ andere auslösende Situationen lassen sich auch für die meisten übrigen Emotionen beschreiben. Aufgrund dieser Überlegungen ziehen die meisten Emotionspsychologinnen den Schluss, dass die Einschätzung von brisanten, zwischenmenschlichen Situationen auch noch im Leben des modernen Menschen von seinem archaischen emotionalen Erbe, das zumindest auf eine Zeit vor zwei- oder dreihunderttausend Jahren zurückgeht, entscheidend beeinflusst ist. Denn die ursprüngliche Entwicklung der mit Emotionalität befassten Gehirnareale reicht weit in die evolutionäre Vergangenheit des Homo sapiens zurück. Sie bezog sich auf eine Umwelt, die zumindest dem äußeren Anschein nach unserem jetzigen Lebensraum im 21. Jahrhundert wohl nur sehr begrenzt ähnlich war.

So ist es nicht weiter verwunderlich, wenn der amerikanische Psychologe John Carlson Folgendes berichtet. Jedes Jahr lässt er die Studienanfängerinnen in Psychologie an der University of Hawaii befragen, warum sie ausgerechnet Psychologie studieren möchten. Er erhält dabei von zirka einem Drittel der Befragten mit großer Regelmäßigkeit folgende Antwort: „Ich habe sehr wenig Kontrolle über meine Gefühle. Ich möchte mit meinen Gefühlen besser umgehen können" (Carlson und Hatfield 1991, S. 9).

Ohne Zweifel stehen wir im 21. Jahrhundert vor zumindest einigen grundlegend anderen Herausforderungen als in der menschlichen Frühgeschichte. Dies betrifft die Einzelne ebenso wie die Gesellschaft. Es ist ein leicht beunruhigender Gedanke, dass bei geeigneten Auslösern, etwa aus dem zwischenmenschlichen Bereich, in uns jene emotionalen Muster aktiv werden, die sich zwar für unsere Vorfahren bewährt haben – dies allerdings bezogen auf einen Lebensraum, wie er vor mehreren hunderttausend Jahren existierte.

Was bedeutet dies für das Leben heute? Welcher Umgang und wie viel Kontrolle mit unseren Emotionen sind aus heutiger Sicht erforderlich und empfehlenswert?

Obwohl Emotion und Verstand oft als Gegensatzpaar hingestellt werden, verstehen die Forscher Lefrancois (1994) und Piaget (1971) sie als arbeitsteilig tätig, eine Ansicht, die ich bis zu einem gewissen Grad teile. Emotion und Verstand können einander durchaus auch ergänzen: „Es ist tatsächlich manchmal sehr vernünftig, emotional zu reagieren, und sehr unvernünftig, es nicht zu tun" (Rost 2001, S. 19).

Als intelligente Wesen sind wir in der Lage, gleichzeitig zu denken und unsere Emotionen wahrzunehmen. Durch die *Wahrnehmung* der Emotionen wiederum ist es möglich, unseren Umgang mit ihnen zu kultivieren. Doch die Wahrnehmung von Emotionen allein erklärt noch nicht, wie die Arbeitsteiligkeit zwischen Emotion und Verstand funktioniert.

Vielleicht greift diese Überlegung aber ohnedies zu kurz. Vielleicht geht es gar nicht nur um das Gegensatzpaar Emotion und Verstand. Denn, wie bereits gezeigt wurde, umfasst das menschliche Gefühlsleben ja weit mehr als bloß Emotionen. Dies führt zu folgender Frage: Wie können sich das Gefühlsleben und das Denken ergänzen? Und eine weiterführende Frage wäre: Wie können sich Gefühlsleben und Denken im Interesse des Gesamtorganismus und seiner Umwelt sinnvoll ergänzen? Dies ist meiner Ansicht nach die eigentliche Problemstellung, die es zu klären gilt.

Von dieser Überlegung ausgehend erscheint ein weiterer Begriff aus der Welt der Gefühle und Empfindungen von besonderer Bedeutung, nämlich der Begriff des *Spürens*.

Spüren

Dieses Wort bezieht sich wie kein Zweites auf das *Erleben des eigenen Körpers* und damit die eigene *Körperwahrnehmung* beziehungsweise die Summe der *Vitalitätsaffekte.* Somit steht Spüren für leibliches Erleben und bezieht sich potenziell auf den gesamten Organismus. Spüren vermittelt uns all jene *Informationen* über die Verfassung des eigenen Organismus, zu denen nur wir selbst Zugang haben.

Psychosomatische Intelligenz, wie ich sie in diesem Buch vorstelle, befähigt uns, diese leibliche Informationsebene zu berücksichtigen und sie als Teilbereich komplexer Informationsbearbeitung, etwa im Alltag, mehr oder weniger intelligent zu integrieren.

Bleibt die eigene Körperwahrnehmung hingegen ausgeblendet, erscheint es nur eingeschränkt möglich zu sein, Emotionen und Verstand intelligent aufeinander abzustimmen. Können sich also Gefühlsleben und Denken erst dann wirklich im Interesse des Gesamtorganismus entfalten, wenn die Einzelne auch spüren und erkennen kann, wie sich etwa ihr Verhalten auf sie und ihre Umwelt auswirkt? Lassen sich leibliche Auswirkungen im Fall bevorstehender Entscheidungen auch antizipieren? Gibt es diesbezüglich Menschen, welche die Ebene der Körperwahrnehmung gezielter nützen können als andere?

Das Konzept der Psychosomatische Intelligenz des Menschen bezieht sich, wie später gezeigt wird, auf solche und ähnliche Überlegungen.

Das Zeitwort *spüren* ist übrigens aus dem Mittelhochdeutschen *die Spur verfolgen* oder *nachspüren* abgeleitet. Von einigen Autorinnen wird dieses Wort mit einer ganz besonderen Bedeutung belegt: *Spüren* würde sich auf jene Zeit des ersten Lebensjahres beziehen, in der Fühlen und Denken im subjektiven Erleben noch gar nicht getrennt sind, also noch ganzheitliche Zugänge zur Wirklichkeit darstellen (Stern 1992). Auch wenn uns Spüren in diesem frühkindlichen Sinn im späteren Leben verloren gehen mag, so erschließt uns trotzdem das Spüren wohl noch am ehesten so etwas wie eine ganzheitliche, leibliche Perspektive. Diese Annahme erfährt durch einen Blick auf die frühkindliche Entwicklung eine solide Untermauerung.

Die psychosomatische Kompetenz des Säuglings

„Der Weg zum Tun ist zu sein."

Lao-tse

Neben der Emotionsforschung liefert auch die moderne Säuglingsforschung wichtige Grundlagen für das Konzept einer *Psychosomatischen Intelligenz*. Die moderne Säuglingsforschung zeigt auf, wie untrennbar die geistige Entwicklung und die Entwicklung der körperlichen Fähigkeiten von Geburt an Hand in Hand gehen (Stern 1992; Dornes 1993). Warum sollten diese Zusammenhänge im späteren Leben eigentlich nicht mehr bestehen oder irrelevant geworden sein? Auch wenn im Zusammenhang mit der frühen Kindheit natürlich noch nicht von jenen geistigen Fähigkeiten gesprochen werden kann, die im Leben des Erwachsenen unter dem Begriff Intelligenz zusammengefasst werden, so sind die frühen Kompetenzen des Säuglings doch auch die Grundlage für spätere geistige Potenziale. Zugleich vermitteln die hier beschriebenen frühen psychosomatischen Kompetenzen des Säuglings vielleicht eine erste, etwas konkretere Idee, worum es im Bereich Psychosomatik und worum es beim Begriff Psychosomatische Intelligenz gehen könnte.

Viele Erkenntnisse der Säuglingsforschung sind aber schon für sich genommen erstaunlich, ja verblüffend. In den letzten Jahrzehnten des 20. Jahrhunderts hat dieser Forschungsbereich aufgrund seiner empirischen Ergebnisse unsere Vorstellung von den ersten beiden Lebensjahren des Menschen entscheidend verändert. Damit hat die moderne Säuglingsforschung auch für die Bereiche Psychosomatik und Intelligenz zum Teil substanziell neue und meines Erachtens unverzichtbare Einsichten eingebracht.

Als Erwachsene haben wir leider keinen echten Zugang zu unseren eigenen Lebenserfahrungen aus den ersten zwei, drei

Lebensjahren. Trotzdem wissen wir heute sehr viel darüber, wie und was in dieser Zeit geschieht. Das Kleinkind lebt noch nicht in Vergangenheit, Gegenwart und Zukunft, sondern im Hier und Jetzt. Obwohl die faktischen Erlebnisse aufgrund des Entwicklungsstandes von Gehirn und Gedächtnis in diesem Alter rasch dem Vergessen anheim fallen, prägt uns diese Zeit offenbar besonders. Die moderne Säuglingsforschung ist daher bemüht, fundierte Einsichten in diesen wichtigen Lebensabschnitt zu erhalten. Sie bedient sich dabei neben der Beobachtung von Säuglingen beziehungsweise Kleinkindern und ihren Bezugspersonen in deren natürlicher Umgebung in aller Regel auch experimenteller Methoden. Diese erlauben es, bereits dem Säugling solche *Fragen zu stellen*, die er beantworten kann. Der Säugling tut dies zwar nicht verbal, jedoch kann er uns dennoch erstaunlich vielfältige Hinweise auf sein Innenleben geben; er oder sie tun dies etwa durch Unterschiede in der Heftigkeit des Saugens an einem Schnuller, durch Veränderungen des Gesichtsausdrucks, durch Änderung der Blickrichtung oder durch sonstige Körperbewegungen. Bereits Neugeborene können uns auf diese Weise Auskunft darüber geben, was ihr Interesse weckt und was sie positiv oder negativ erleben. Es ist besonders das Verdienst des Entwicklungspsychologen und Psychoanalytikers Daniel Stern, aus einer Vielzahl von solchen Beobachtungsdaten weitreichende Rückschlüsse auf das subjektive Erleben des Säuglings gezogen zu haben (Stern 1992).

Die dabei gewonnenen Einsichten führen die enge, ja unauflösbare Verschränkung zwischen Körper-Sein und frühen geistigen Fähigkeiten und Leistungen beispielhaft vor Augen. Sie zeigen, wie nachhaltig sich die geistige und soziale Entwicklung im ersten Lebensjahr auf der Basis des Spürens und Wahrnehmens, aber auch der aktiven Interaktion des Kindes mit seiner Umwelt ereignet.

Andererseits liefert die Entwicklungspsychologie, wie zum Schluss dieses Kapitels gezeigt wird, auch eine plausible Erklärung dafür, wieso es in der Welt des Erwachsenen zumindest manchmal ungleich schwieriger sein dürfte, Spüren und Denken als einander begleitend und ergänzend zu erleben.

Die Lebenserfahrung des Säuglings, Daniel Sterns bahnbrechendes Buch über das subjektive Erleben von Säuglingen, wird von den folgenden Gedanken eingeleitet (Stern 1992, S. 15): „Wenn man beginnt, über die menschliche Natur nachzudenken, wird die Neugierde sich unweigerlich auch dem subjektiven Erleben der Säuglinge zuwenden. Wie erlebt der Säugling sich selbst und andere Menschen? Gibt es ein Selbst überhaupt von Anfang an, gibt es einen *Anderen* oder ein Amalgam aus dem Selbst und dem Anderen? Wie setzt der Säugling aus einzelnen Geräuschen, Bewegungen, Berührungen, Tast- und Gesichtseindrücken einen *ganzen* Menschen zusammen? Oder wird diese Ganzheit unmittelbar erlebt? Wie erlebt der Säugling das Zusammensein mit einem anderen Menschen?" Daniel Stern schränkt sogleich ein, dass diese Fragen in etwa so klingen, als wolle man wissen, wie das Universum in den ersten Stunden nach dem Urknall ausgesehen habe. Und, weil man in das Innenleben des Säuglings nun einmal nicht hineinkriechen könne, sei es auch nur möglich, Annahmen darüber zu bilden, wie ein Säugling sich in seiner Welt erlebt.

Aufgrund vieler detaillierter Forschungsergebnisse zieht Stern schließlich die Schlussfolgerung, dass die zentrale Lebenserfahrung des Säuglings aus einer Abfolge von verschiedenen Selbstempfindungen besteht. Diese werden im Zuge der Entwicklung zunehmend komplexer. Auf Basis dieser Selbstempfindungen kann sich der Säugling schließlich zu einem kompetenten Kleinkind entwickeln.

Was versteht Stern unter Selbstempfindung und Selbstempfinden? Er verweist diesbezüglich vorerst einmal auf die Gedanken- und Erfahrungswelt der Erwachsenen: „Das Selbst und seine Grenzen stehen im Brennpunkt philosophischer Spekulationen über das Wesen des Menschen. Das Selbstempfinden, sowie sein Pendant, das Empfinden des anderen, sind universelle Phänomene, die unser gesamtes soziales Erleben tief beeinflussen. Auch wenn niemand recht weiß, was das Selbst eigentlich ist, haben wir doch als Erwachsene ein sehr reales Selbstempfinden, das unser tägliches soziales Erleben durchdringt. Es tritt in mancherlei Art und Weise zutage. Wir empfinden ein Selbst als einzelnen, abgegrenzten, integrierten Körper; wir empfinden ein Selbst als Handlungsinstanz, ein Selbst, das unsere Gefühle empfindet, unsere Absichten fasst, unsere Pläne schmiedet, unsere Erfahrungen in Sprache umsetzt und unser persönliches Wissen mitteilt. Meistens bleiben diese Selbstempfindungen, wie das Atmen, außerhalb des Bewusstseins, aber sie können (wie das Atmen) ins Bewusstsein gebracht werden.

Instinktiv verarbeiten wir unsere Erfahrungen so, dass sie zu einer Art einzigartiger, subjektiver Organisation zu gehören scheinen, die wir für gewöhnlich als Selbstempfinden bezeichnen. Obwohl die Beschaffenheit des Selbst sich den Verhaltenswissenschaften wohl immer entziehen wird, bleibt doch das Selbstempfinden eine wichtige subjektive Realität, ein verlässliches, augenfälliges Phänomen, das die Wissenschaften nicht ignorieren können. Die Art und Weise, wie wir uns selbst in Beziehung zu anderen erleben, wird grundlegend für die Perspektive, unter der wir alle zwischenmenschlichen Vorgänge organisieren" (Stern 1992, S. 18).

Die Nähe von Daniel Sterns Verständnis von Selbstempfindung zu den weiter oben ausgeführten Beschreibungen des Spürens und der Vitalitätsaffekte ist offenkundig. Diese einzelnen Phänomene des Spürens gehen offenbar alle in das Selbstempfinden ein und führen schließlich dazu, dass wir so etwas wie ein Selbst erleben. Stern spricht in diesem Zusammenhang vom Selbstempfinden als einer wichtigen subjektiven Realität. Folgt man seinen Ausführungen, so bedeutet dies auch für die Welt der Erwachsenen, dass die Art und Weise, wie wir uns und unsere Umwelt empfinden, einen wesentlichen Einfluss darauf hat, wie wir unser Leben gestalten.

Welche Rolle kommt dann aber den intelligenten Fähigkeiten zu? Sie stellen doch auch ein geistiges Potenzial dar, das wir für unsere Lebensgestaltung nützen. Ist es tatsächlich vorstellbar, dass sich im Zuge der Evolution Selbstempfinden und kognitive

Fähigkeiten ohne Bezug aufeinander entwickeln konnten und auch in ihrer Funktion für den Organismus ohne Bezug zueinander sind? Von einer solchen Annahme scheint die moderne Intelligenzforschung großteils auszugehen. Bislang schenkt sie der Gefühlswelt der Einzelnen kaum Beachtung. Auch der aktuelle Begriff *Emotionale Intelligenz* bleibt im Wesentlichen auf die Verbindung zwischen Emotionen und Intelligenz beschränkt und klammert alle anderen Gefühle, insbesondere das Spüren und Selbstempfinden, weitestgehend aus: Dies sollte sich meiner Ansicht nach zukünftig ändern.

Doch wenden wir uns vorerst den faszinierenden Erkenntnissen der Säuglingsforschung zu. Insgesamt belegt die moderne Säuglingsforschung eindrucksvoll, dass Säuglinge von Geburt an wesentlich kompetenter und interaktiver sind, als dies bis vor kurzem noch vermutet wurde. Als Kurzcharakterisierung dieser neuen Sichtweise hat sich die Bezeichnung *kompetenter Säugling* etabliert (Stone et al. 1973; Dornes 1993). Der Säugling wird nunmehr als ein Wesen mit Fähigkeiten und Gefühlen verstanden, die von früh an differenzierte Wahrnehmungen und Bindung ermöglichen.

Vor nicht allzu langer Zeit hatte man noch geglaubt, dass Kinder in den ersten Lebenstagen taub seien. Erst in den achtziger Jahren des vorigen Jahrhunderts hat sich diese Einschätzung als grundlegend falsch erwiesen. Neuere Untersuchungen haben sogar ergeben, dass Kinder schon zwei Monate vor ihrer Geburt beeindruckend gut hören können (Oerter und Montada 2002). So lassen sich mittels einer Ultraschalluntersuchung bereits ab der 28. Schwangerschaftswoche Lidschlagreaktionen des ungeborenen Kindes bei der Darbietung akustischer Reize zeigen. Ebenfalls bereits vor der Geburt scheinen Babys *mithörend* ihre akustische soziale Umwelt so weit beachten zu können, dass sie beispielsweise als Neugeborene ihre Muttersprache anderen Sprachen vorziehen (Bertoncini 1998).

Ebenfalls noch intrauterin macht der Fötus wahrscheinlich bereits Berührungserfahrungen (Oerter und Montada 2002).

Dies wird unter anderem daraus geschlossen, dass auch Frühgeborene an der Wand des Brutkastens *Halt* zu suchen scheinen. Diese oft weit vor dem eigentlichen Geburtstermin zur Welt gekommenen Frühgeborenen gedeihen tatsächlich besser, wenn sie in einem „Nestchen" liegen, das ihnen Begrenzung bietet. Sie suchen dort mit den Füßen Halt. Ebenso führen sie ihre Hände zusammen oder zum Mund, offenbar ebenfalls, um über Berührung Beruhigung zu finden. Es ist daher keineswegs ein Wunder, dass diese frühgeborenen Kinder auch darauf positiv reagieren, wenn sie gestreichelt werden. Sie reagieren selbstverständlich auch auf Schmerzreize, eine Fähigkeit, die man – man höre und staune – den Frühgeborenen bis hinein in die siebziger Jahre des vorigen Jahrhunderts überhaupt abgesprochen hat!

Auch hinsichtlich ihres Geruchssinns sind Neugeborene kompetent. Sie können zwischen guten und schlechten Gerüchen unterscheiden. Vanilleduft kann sie erfreuen, während sie der Geruch von älterem Fisch dazu veranlasst, ihr Gesicht zu verziehen. Auch die Stilleinlagen ihrer sie stillenden Mutter können sie bereits wenige Tage nach der Geburt von Stilleinlagen einer anderen Mutter allein aufgrund des unterschiedlichen Geruchs auseinander halten (Schenk-Danzinger und Rieder 2004).

Ähnliches gilt für den Geschmackssinn. Schon wenige Stunden nach der Geburt findet man bei Babys jeweils unterschiedliche Gesichtsausdrücke beim Schmecken süßer, salziger, saurer und bitterer Flüssigkeiten. Babys variieren auch schon als Neugeborene die Intensität und Geschwindigkeit des Saugens, je nachdem, wie es ihnen schmeckt (Keller und Meyer 1982).

Einzig das Sehvermögen ist beim Neugeborenen nicht so fein ausgebildet. Die Sehleistung ist auf einen engen Radius begrenzt, und auch die Sehschärfe stellt sich erst im Zuge der nächsten drei, vier Monate ein. Dennoch: Babys interessieren sich schon sehr früh für Gesichter oder auch nur Schemata von Gesichtern. Immerhin können Neugeborene so bereits mit vier Tagen das Gesicht ihrer Mutter von der einer Fremden unterscheiden, sofern die beiden Frauen keine Kopftücher tragen und somit auch das Kopfhaar die Silhouette prägt (Bartrip et al. 2001). Bereits Neugeborene sind also auf soziale Interaktionen, in erster Linie, wie diese Beispiele zeigen, auf die Mutter-Kind-Interaktion, erstaunlich umfassend orientiert.

Dabei sollte nicht vergessen werden, dass sich die menschliche Gehirnentwicklung zu diesem Zeitpunkt noch in einer Frühphase befindet. Die Gehirnentwicklung beim Menschen zeichnet sich im Evolutionsvergleich bekanntermaßen dadurch aus, dass das menschliche Gehirn schon vor der Geburt viel mehr Platz benötigt als bei unseren am nächsten verwandten Primaten. Dies führt zur zeitlichen Vorverlegung der Geburt um zirka zwei Monate. Zum Zeitpunkt der Geburt sind beim Menschen allerdings erst 23% des Erwachsenenvolumens des Gehirns erreicht, während dieses Volumen bei Schimpansen und Gorillas zur Geburt immerhin 40% beträgt (Oerter und Montada 2002). Trotz dieser Situation, dass das menschliche Neugeborene erst ein gutes Fünftel seines späteren Gehirns entwickelt hat, hat es offenbar bereits seine fünf Sinne beisammen – und sogar wesentlich mehr als das, wie gleich ersichtlich werden wird.

Wie kann man sich nun das subjektive Erleben und Empfinden des Säuglings in dieser Zeit nach der Geburt, die wir ausnahmslos alle durchlebt haben, vorstellen? Daniel Stern geht davon aus, dass sich das subjektive Erleben innerhalb der ersten fünfzehn Lebensmonate qualitativ mehrfach entscheidend verändert. In einer bestimmten zeitlichen Abfolge *dreht* sich das subjektive Erleben jeweils um etwas anderes. Um diesbezüglich einen ersten Überblick zu bieten, lässt sich diese Entwicklung folgendermaßen zusammenfassen: *Anfangs* gibt es für den Säugling *noch keine*, die eigene Wahrnehmung *organisierende Perspektive*. Doch bald schon ist die Lebenserfahrung des Säuglings auf seine *körperliche Ganzheit* bezogen, danach auf sein *psychisches Erleben* und schließlich auf die *Welt der Sprache*. Der Säugling ist also in verschiedenen Entwicklungsschritten mit inhaltlich unterschiedlichen Herausforderungen beschäftigt, in deren Zusammenhang seine geistige

Entwicklung voranschreitet. Der Inhalt der Empfindung des Selbst wandelt sich dementsprechend.

Wie in Abb. 3 veranschaulicht, heißt dies konkret und ein wenig ausführlicher beschrieben Folgendes: In den ersten beiden Monaten nach der Geburt ist der Säugling noch zu keinem durchgehenden Selbstempfinden fähig, ein Zustand, den Daniel Stern als die *Empfindung eines auftauchenden Selbst* beschreibt. In den darauf folgenden fünf Monaten bezieht sich die Lebenserfahrung des Säuglings bereits auf das Erleben eines konstanten leiblichen Selbst, das als die *Empfindung eines Kern-Selbst* bezeichnet wird. Danach, ab dem siebenten Lebensmonat, rücken psychische und soziale Inhalte in den Mittelpunkt des Erlebens des Säuglings: Die *Empfindung eines subjektiven Selbst* bildet sich. Wenn die psychischen Inhalte im Alter von etwas mehr als einem Jahr schließlich auch noch verbalisierbar werden, eröffnet sich für den Säugling eine neue gemeinsame Wirklichkeit mit seiner sozialen Umgebung: *Das Empfinden eines verbalen Selbst* beginnt sich zu formen.

Diese uns – und damit auch unsere geistige Entwicklung – schon so früh und entscheidend prägenden Empfindungen des

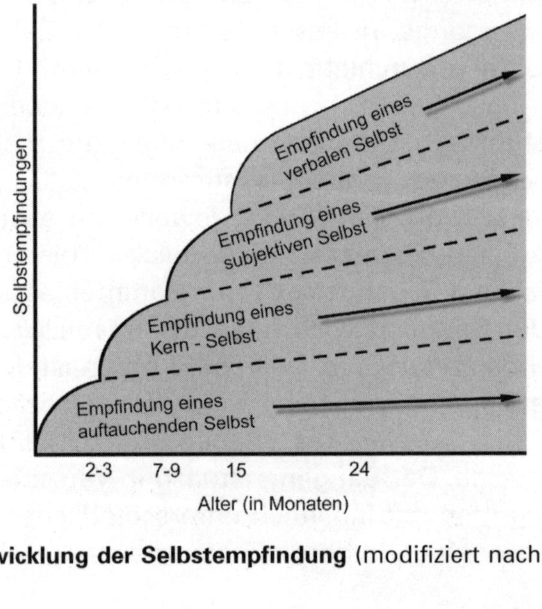

Abb. 3. Entwicklung der Selbstempfindung (modifiziert nach Stern 1992)

Selbst bleiben prinzipiell während des ganzen Lebens bestehen, wie Daniel Stern betont.

Dennoch nimmt, wie schon erwähnt, das allgemeine und das wissenschaftliche Verständnis von Intelligenz auf diese Erkenntnisse aus der Entwicklungspsychologie bisher kaum Bezug. Hier setzt auch ein Hauptpunkt meiner Kritik am klassischen Intelligenzbegriff an: In meinem Verständnis von menschlicher Intelligenz befähigt uns diese nämlich prinzipiell auch dazu, die verschiedenen Ebenen der Selbstempfindung im Interesse des Organismus nicht nur bewusst wahrzunehmen, sondern deren jeweilige Bedeutung für den Organismus auch zu erfassen und gezielt berücksichtigen zu können. Dieses menschliche Potenzial liegt bislang leider bei vielen Menschen weitgehend brach. Darauf, was dies im Einzelfall bedeuten kann, wird im zweiten Teil des Buches ausführlich Bezug genommen.

Anhand von einigen Beispielen sollen die erstaunlichen Fähigkeiten, die sich hinter den Erlebnisperspektiven des Säuglings verbergen, nun noch ein wenig genauer, vor allem aber besser nachvollziehbar, unter die Lupe genommen werden. Die vier Begriffe *das auftauchende Selbst, das Kern-Selbst, das subjektive Selbst und das verbale Selbst* bilden dafür den jeweiligen Rahmen (Stern 1992).

Zum Begriff des *auftauchenden Selbst*: Bis vor drei, vier Jahrzehnten bestand allgemein die Ansicht, dass sich die Verhaltenszustände des Neugeborenen im Wesentlichen auf das Schlafen beschränken würden und ansonsten nur noch auf Hunger und Nahrungsaufnahme, Unruhe und Schreien und kurze Phasen lebhafter Aktivität. Doch dem ist nicht so. Von Geburt an befindet sich der Säugling häufig und regelmäßig in einem Zustand der sogenannten *wachen Inaktivität*. Er ist wach, körperlich ruhig und mag von da her teilnahmslos wirken. Doch ganz im Gegenteil! Säuglinge wollen Sinneseindrücke aus ihrer Umgebung aufnehmen und sind bemüht, diese für sich zu ordnen. Aufgrund dieses inneren Bestrebens, das sich fortwährend realisiert, entdecken sie rasch Wahrnehmungs- und Empfindungsmuster, die sich immer wiederholen.

So lernen sie auch, diese wiederkehrenden Muster von neuen, davon abweichenden Erfahrungen zu unterscheiden. Auch die Säuglingsforschung nützt übrigens für ihre experimentellen Untersuchungen gerade diese Phasen der wachen Inaktivität zur Beantwortung bestimmter Forschungsfragen. So kann ein mit einem Schnuller ausgestatteter Säugling, wie schon erwähnt, durch Erhöhung der Saugaktivität der Forscherin signalisieren, dass er sich gerade mit einem neuen, interessanten Umweltreiz befasst, ohne dass dies sonst ersichtlich sein würde.

Wie gesagt verfügt der Säugling *in den ersten zwei Lebensmonaten* noch nicht über eine durchgehende subjektive Perspektive. Er empfindet allerdings ein *auftauchendes Selbst.* Diese Empfindung ist von so etwas wie *Auftauch-Erlebnissen* bestimmt, wie Daniel Stern dies bezeichnet. Was ist damit gemeint?

Ein Blick auf das Resultat dieser ersten Phase im Leben des Neugeborenen kann hier weiter helfen: Im Säugling kann ein durchgehendes Selbstempfinden überhaupt erst entstehen, wenn bereits irgendeine ordnende Organisation seines Erlebens, die als Bezugspunkt ständig empfunden wird, vorhanden ist. Die erste Organisation dieser Art wird nach den ersten beiden Lebensmonaten den eigenen Körper betreffen; das Erleben seiner Einheit, seiner Handlungen und seiner Gefühlszustände. Auf eine solche Organisation des Erlebens ist das *Empfinden eines Kern-Selbst* konzentriert. Unmittelbar zuvor jedoch ist die Bezugsorganisation für ein Selbstempfinden noch im Entstehen begriffen. Eine die Wahrnehmung organisierende Perspektive muss erst auftauchen. Das Empfinden eines solchen *auftauchenden Selbst* betrifft also nicht das Resultat, sondern den Prozess einer sich entwickelnden Organisation. Dieses Empfinden eines auftauchenden Selbst umfasst also das Kennenlernen der Beziehungen zwischen den einzelnen körperlich-sinnlich vermittelten Erlebnissen des Säuglings (Stern 1992). Doch wie organisiert sich dieses subjektive Erleben des Säuglings in den ersten acht Wochen ganz konkret?

Ohne diese Frage umfassend aufrollen zu wollen, erscheinen im Zusammenhang mit dem Thema dieses Buches dennoch zwei kurze Antworten darauf unerlässlich. Denn bereits hier geht es um Fähigkeiten, die im Lauf des Lebens zwar nicht verloren gehen, jedoch möglicherweise im späteren Leben keine wirkliche Beachtung mehr finden.

Stellen Sie sich vor, Sie werden zu einem kleinen Experiment eingeladen. Die Augen werden Ihnen verbunden, und ein Wohnungsschlüssel wird Ihnen in die Hand gegeben, den Sie betasten können. Innerlich werden Sie sich wahrscheinlich denken: „Ah, das ist ein Schlüssel!" Und wahrscheinlich werden Sie sich diesen Schlüssel vor Ihrem inneren Auge vorstellen. Ein wenig später, nachdem Sie den Schlüssel wieder zurückgegeben haben und Ihnen die Augenbinde entfernt wurde, werden Ihnen zwei ähnliche Schlüssel gezeigt, und Sie sollen nun erkennen, welchen Sie zuvor bereits in der Hand hatten. Ich bin überzeugt, Sie würden dieses Problem lösen und zum richtigen Schlüssel greifen.

Die beiden Säuglingsforscher Meltzoff und Borton (1979) haben ein ähnliches Experiment, wie das eben geschilderte, mit drei Wochen alten Kindern durchgeführt. Sie haben ihnen die Augen verbunden und ihnen einen von zwei unterschiedlichen Schnullern gegeben: Die Oberfläche des einen war glatt und die des anderen mit Noppen versehen. Nachdem die Säuglinge eine Zeit lang am Schnuller gesaugt hatten und ihn dabei nur mit dem Mund berühren konnten, nahm man ihnen den Schnuller wieder weg und legte ihn neben den anderen. Danach entfernte man die Augenbinden. Nach einem kurzen visuellen Vergleich betrachteten die Säuglinge den Schnuller, an dem sie eben gelutscht hatten, intensiver. Obwohl sie solche Schnuller noch nie vorher gesehen hatten, konnten sie also aus dem Spüren des Schnullers im Mund auf dessen Aussehen schließen.

Viele solcher Experimente folgten, um etwas zu bestätigen, das bisher nicht für möglich gehalten wurde: Bereits Säuglinge sind dazu in der Lage, Informationen, die sie in einer

Sinnesmodalität aufgenommen haben, in eine andere Sinnesmodalität zu übersetzen. Im soeben beschriebenen Beispiel erfolgte ja eine solche Übersetzung vom Spüren zum Sehen. Wie Säuglinge das machen, wissen wir allerdings nicht. Daniel Stern schreibt dazu: „Vermutlich wird die Information dem Säugling gar nicht über einen bestimmten Sinnesmodus vermittelt. Diese Information überschreitet vielmehr die Modi oder Kanäle der Wahrnehmung und existiert in einer unbekannten, supramodalen Form. So hätten wir es nicht mit dem simplen Vorgang einer direkten Übersetzung zwischen verschiedenen Sinnesmodalitäten zu tun, sondern mit einer Enkodierung in eine bislang noch rätselhafte, *supramodale Repräsentation*, die dann in jedem Sinnesmodus wiedererkannt werden kann" (Stern 1992, S. 79 f.).

Im Leben der meisten Erwachsenen scheint diese Fähigkeit zu einer solchen *supramodalen Informationsverarbeitung* zugunsten eines analytisch orientierten Denkens in den Hintergrund getreten zu sein. Es stellt sich aber dennoch die Frage, ob eine solche supramodale Informationsverarbeitung auch im Erwachsenenalter individuell unterschiedlich gelingt und ob Intelligenz darauf einen Einfluss hat.

Auch wenn sich am soeben beschriebenen Beispiel gut zeigt, wie sich Wahrnehmung auch jenseits der einzelnen Sinneskanäle zu organisieren scheint, bedarf es doch noch eines zweiten Begriffes, um die Auftauch-Erlebnisse der ersten Lebenswochen nachvollziehbar werden zu lassen. Dabei geht es um den bereits früher angesprochenen Begriff der *Vitalitätsaffekte*. Wir haben schon darauf hingewiesen, dass dieser Ausdruck sich auf momentane Körperempfindungen bezieht. Die Qualität dieser Empfindungen ist allerdings selten gut in Worte zu fassen.

Wie vielfältig – leider auch unangenehm – solche Vitalitätsaffekte zum Beispiel im Bauchraum sein können, weiß jede, die bereits einmal an einer Darmgrippe litt: Diese *Erlebnisqualitäten*, ohne unbedingt schmerzhaft sein zu müssen, lassen sich am ehesten noch mit solchen dynamisch kinetischen Begriffen beschreiben wie: ziehend, unangenehm drückend, sich langsam ausbreitend, angenehm abklingend bis hin zu berstend und so weiter und so fort. Diese prinzipiell im Bereich des ganzen Körpers erfahrbaren Qualitäten sind auch für Säuglinge mit Sicherheit täglich spürbar. Der Säugling nimmt diese Qualitäten als wiederkehrende Erlebnis- und Empfindungsmuster, die auch eine Erfahrung von Beständigkeit erzeugen, keineswegs nur durch sich selbst wahr. Er erlebt Vitalitätsgefühle auch durch eine Vielzahl elterlicher Handlungen: Das Baby spürt, wie es in den Arm genommen, wie es gestillt und geschaukelt wird, und vieles mehr. Daniel Stern vermutet, dass die gesamte soziale Welt des Säuglings in den Wochen nach der Geburt vorrangig eine Welt dieser Vitalitätsaffekte und damit des Spürens ist, bevor sie sich später zu einer Welt formaler Handlungen entwickelt. Das frühkindliche Selbsterleben konstituiert sich demnach aus der ständigen Wiederkehr dieser leiblichen Erfahrungen. In diesem Sinn ist unser Erleben der Welt – zumindest in der frühen Kindheit – ein ganzheitlicheres als dies die akademischen Subdisziplinen nahe zu legen scheinen.

Die Philosophin Suzanne Langer (1967) vertritt daher auch die Ansicht, dass jede erfahrungsnahe Psychologie größte Aufmerksamkeit jenen zahlreichen Arten des Fühlens zu widmen habe, die unauflöslich mit allen elementaren Vorgängen des Lebens verbunden sind. Dazu zählen ihrer Ansicht nach auch Atmen, Hungrigwerden, Ausscheidungsprozesse, Einschlafen und Aufwachen oder das Kommen und Gehen von Gefühlen und Gedanken. Denn, so Suzanne Langer, all diesen Arten des Fühlens können wir uns nicht entziehen. Sie wirken von der Geburt bis zum Sterben unaufhörlich auf uns ein, mehr noch, sie erschaffen unsere leibliche Selbstempfindung, unsere Art des In-der-Welt-Seins.

Auch im Alltag suchen manche, mehr oder weniger bewusst, Erfahrungen, die eigentlich den beschriebenen Auftauch-Erlebnissen ziemlich nahe kommen dürften. So können im freien Tanz, vielleicht bei halb geschlossenen Augen, neue, sehr unmittelbare Selbstempfindungen auftauchen; ebenso in der Meditation. Doch auch verschiedene psychotherapeutische

Methoden zielen darauf ab, so etwas wie Auftauch-Erlebnisse hervorzurufen. Diese Auftauch-Erlebnisse werden dann oft als willkommene Impulse aus dem Unbewussten verstanden, wenn sie – aus dem schier unerschöpflichen Reservoir *bislang ungelebten Lebens* kommend – zu neuen, persönlichen Wegen anregen.

Wenden wir uns nun dem Begriff des *Kern-Selbst* zu: Zunächst sei daran erinnert, dass der Säugling die Welt erfahren will und mit hoher innerer Motivation seine Wahrnehmungen und Empfindungen zu ordnen versucht. Wie gesagt, tut er dies zu einem großen Teil durch Identifizierung von jenen Auftauch-Erlebnissen, die immer wiederkehren, sich dabei kaum verändern und auf diese Weise zu *Inseln der Konsistenz* werden. So entwickelt sich in der Zeit *zwischen dem zweiten und dem sechsten Monat* langsam ein zunehmend konsistentes subjektives Erleben. Der Säugling nimmt nunmehr wahr, dass er und die Bezugspersonen körperlich getrennte Wesen sind. Seine Selbstempfindungen beziehen sich auf seine körperliche Einheit, den eigenen Willen, eigene Handlungsweisen und das eigene affektive Erleben. Er erkennt, dass er etwas gezielt wollen und bewirken kann. Seine Hand tut mehr oder weniger das, was er möchte. Vielleicht sind es eine Rassel oder ein Ball, die er als Urheber dieser Handlung in Bewegung versetzt. Immer wiederkehrend und mit großer Begeisterung kann der Säugling nun solche *Kern-Selbst-Erlebnisse* aktiv herbeiführen. Er ist also mit all seinen Fähigkeiten auf das Erleben dieses Kern-Selbst ausgerichtet.

Eine erste durchgehende subjektive Perspektive des Empfindens des Selbst und der anderen hat sich auf diese Weise langsam organisiert. Auch den Bezugspersonen wird ein Kern-Selbst zugesprochen. Parallel zu dieser Entwicklung hat sich auch die Merkfähigkeit des Säuglings so weit ausgebildet, dass er weiß, dass sein Kern-Selbst und das der anderen Bestand hat. Diese Form des Sich-ganzheitlich-Spürens ist für den Säugling nunmehr kein flüchtiges Erlebnis, sondern eines von Dauer. Die bekannten Guck-Guck-Spiele, etwa mit dem Vorhalten der

Hand vor das eigene Gesicht, das sich dem Kind dann wieder zeigt, entsprechen dieser Wirklichkeitsebene des Säuglings in dieser Entwicklungsphase. Die Erwachsene reguliert bei einem solchen Spiel die Vitalitätsaffekte von Anspannung und Entspannung des Säuglings und ist bemüht, sie für diesen im lustvollen Bereich zu halten.

Auch im Alltag der Erwachsenen haben Empfindungen eines Kern-Selbst ihren ständigen Platz, ohne natürlich als solche bezeichnet zu werden. Denken Sie zum Beispiel an folgende ganz banale Szenen: Ein angenehmes, morgendliches *Sich-Rekeln* im Bett oder ein *Sich-Durchstrecken* nach dem Aufstehen kann sehr wohl ein kleines Kern-Selbst-Erlebnis bedeuten. Für mich stehen solche morgendlichen lustvollen Kern-Selbst-Empfindungen auch mit dem Genuss einer Tasse Kaffee in Verbindung.

Das Erleben der körperlichen Einheit in Verbindung mit dem eigenen Willen, eigenen Handlungsweisen und der eigenen Stimmungslage dürfte auch in vielen Sportarten, ob in Tennis, Fußball, Schwimmen, Laufen oder Radfahren, ein zentrales lustvolles Element darstellen. Für jene, die es diesbezüglich ruhiger bevorzugen, mag auch ein Saunabesuch eine ähnliche Qualität mit sich bringen.

Doch kehren wir nach diesen Beispielen zur weiteren Entwicklung im Erleben des Säuglings zurück. Das Empfinden der eigenen Person als ein Kern-Selbst, das körperlich von den anderen Personen abgegrenzt ist, hat sich bereits weitgehend konsolidiert. *Zwischen dem siebenten und neunten Monat* bereitet sich eine nächste qualitative Erweiterung im Selbstempfinden und im Empfinden der anderen vor. In dieser nächsten Entwicklungsstufe wird nun zunehmend wahrgenommen, dass andere Personen nicht nur körperlich, sondern auch psychisch andere sind. Dies ist nach Daniel Stern die Entstehungsphase der *Empfindung eines subjektiven Selbst*. Sie geht mit einem Gewahr-Werden eigener psychischer Inhalte, die anderen auch mitgeteilt werden können, einher. In dieser Phase einer qualitativ erweiterten, ganz besonderen zwischenmenschlichen Bezogenheit kann bereits eine gemeinsame Ausrichtung der Aufmerksamkeit, etwa auf ein Spielzeug, hergestellt werden. Dem Gegenüber werden, bislang noch nonverbal, eigene Absichten erfolgreich signalisiert. Es kommt auf diese Weise auch zu einem bewussten und gezielten Austausch des Gefühlslebens. Ein neun Monate alter Säugling kann beispielsweise schon registrieren, ob die eigene Affektlage mit dem Affektausdruck auf dem Gesicht einer anderen Person übereinstimmt. Die so wichtige zwischenmenschliche Fähigkeit zur Einfühlung, zur *Empathie*, eröffnet in dieser Zeit eine neue subjektive Perspektive auf das Selbst und die andere und erschließt eine nächste Dimension menschlichen Seins.

Schließlich kommt es zu einem vierten Entwicklungsschritt, von dem nunmehr die Rede sein soll. Dieser beginnt etwa *ab dem fünfzehnten Lebensmonat*. Der neue Erlebnisbereich, der zu einer qualitativ gänzlich anderen, organisierenden Perspektive des Selbst werden wird, beginnt mit dem Spracherwerb. Es handelt sich um die Entstehungsphase der *Empfindung eines verbalen Selbst*. Meist ist die einsetzende Sprachentwicklung nicht nur mit Emotionen von Seiten der Bezugspersonen verbunden. Auch das Kind erlebt sichtbar und hörbar Freude, Stolz, Triumph oder auch Ärger, je nachdem, wie gut oder schlecht es sich mit seinem neuen Wortschatz verständlich machen kann. Im Zuge des zweiten und dritten Lebensjahres gelingt dies immer besser. Auf diese Weise entwickelt sich die Empfindung eines verbalen Selbst.

Zur bisherigen, primär auf den eigenen Körper und die eigene Psyche bezogenen Wirklichkeit gesellt sich also nun auch eine persönliche Wirklichkeit im Medium der Sprache. Mittels der Sprache kann eigenes Empfinden, Erleben, Wissen und Denken im Sinn einer Übersetzungsleistung kodiert und so in differenzierter Weise an andere weitergegeben werden. Mit der Sprachentwicklung kann das Eigene, das mitgeteilt werden will, erstmals auch ein konkretes, verbales Echo erhalten. In dem, was wir sagen, werden wir gehört, und es wird uns normalerweise geantwortet. Durch den Spracherwerb eröffnen sich für das Kind ganz neue Möglichkeiten der Interaktion. Es ist nun auch auf verbaler Ebene vollständig in die soziale Gemeinschaft integriert.

Dennoch hat diese Entwicklung auch ihre Schattenseiten. Nach Meinung von Daniel Stern beginnen wir ab dem Zeitpunkt des Spracherwerbs, eine Art Doppelexistenz zu führen: Zum einen leben wir in der ursprünglichen Welt der Wahrnehmung, des Spürens und Erlebens. Zum anderen haben wir ab dem zweiten Lebensjahr gelernt, in der Welt der Sprache zu leben, die fortan unser Denken bestimmt.

Dazu schreibt Daniel Stern unter dem Titel: *Die zweite Schneide des Schwertes: Die entfremdende Wirkung der Sprache auf Selbsterleben und Zusammengehörigkeit*: „Die Ebenen der Kern- und der intersubjektiven Bezogenheit, die weiterhin als Formen interpersonalen Erlebens erhalten bleiben, werden durch diese neue (verbale) Ebene in ihrer Bedeutsamkeit nicht beeinträchtigt. Aber die verbale Ebene vermag manche Erlebnisweisen der Kern- und der intersubjektiven Bezogenheit durchaus umzugestalten, so dass sie von nun an eine Doppelexistenz führen – ihre ursprüngliche als nonverbales Erleben sowie eine Existenz als verbalisierte Version dieses Erlebens" (Stern 1992, S. 247).

Der Erwerb der Sprache hat anscheinend eine bestimmte Eigendynamik zur Folge. Die Sprache bringt die Möglichkeit und die Gefahr mit sich, dass sich die Einzelne nur mehr oder vor allem in der verbalisierten Version ihres Lebens sicher und beheimatet fühlt. Sie wäre dann eher in der Sprache und im Denken als in ihrem ursprünglichen leiblichen Erleben zu Hause. Im Extremfall existiert für sie nur das, was in Form von Sprache mit anderen Menschen auch teilbar ist. Damit wären leibliche oder auch zwischenmenschliche Empfindungen, solange sie nicht ausgesprochen werden, in ihrer Bedeutung vernachlässigbar und wenig glaubwürdig. Die hohe Anerkennung, die verbale Kompetenz und Intelligenz in unserer Gesellschaft finden, kann eine solche einseitige Entwicklung fördern. Das Spüren und Empfinden, das die ursprüngliche psychosomatische Kompetenz des Kleinkindes ermöglicht, kann dann zu einem bloßen Hintergrundrauschen im Leben der Erwachsenen verkommen, dem, solange es nicht störend in Erscheinung tritt, keine weitere Beachtung geschenkt wird.

Ohne Zweifel gibt es aber auch das andere Extrem, dass nämlich Menschen ihre eigenen geistigen Fähigkeiten unzureichend nützen oder sogar überhaupt nicht ernst nehmen. Manche mögen befürchten, nicht mehr echt oder authentisch zu sein, wenn sie sich nicht ganz von ihrer Gefühlssphäre bestimmen lassen. Andere führen einen ideologischen Kampf gegen alles, was mit Vernunft und Verstand zu tun hat. Auch solche Positionen erscheinen natürlich problematisch, wenn nicht gar gefährlich, weil auch sie dazu führen, wesentliche eigene Fähigkeiten zu ignorieren, anstatt sie zu kultivieren. Auch diese Haltungen führen zu einem Ungleichgewicht zwischen Spüren und Denken. Sie rauben der Einzelnen die Möglichkeit, ein Abgleiten in Irrationalität frühzeitig zu erkennen und selbstkritisch gegenzusteuern. Zwischen diesen beiden Extrempositionen einer Überbewertung des Denkens oder des Fühlens liegt das, was unser *ganz normales Doppelleben* ausmacht.

Das ganz normale Doppelleben

Die ewig Unentwegten und Naiven
Ertragen freilich unsre Zweifel nicht.
Flach sei die Welt, erklären sie uns schlicht,
Und Faselei die Sage von den Tiefen.
Denn sollt es wirklich andre Dimensionen
Als die zwei guten, altvertrauten geben,
Wie könnte da ein Mensch noch sicher wohnen,
Wie könnte da ein Mensch noch sorglos leben?
Um also einen Frieden zu erreichen,
So lasst uns eine Dimension dann streichen!
Denn sind die Unentwegten wirklich ehrlich,
Und ist das Tiefensehen so gefährlich,
Dann ist die dritte Dimension entbehrlich.

Hermann Hesse

Der Begriff *Doppelleben* lässt sich auf mehrere Arten verstehen. Im Folgenden soll von einer Form von Doppelleben die Rede sein, die für uns banal und selbstverständlich ist und dennoch mitunter enorme Verwirrung stiftet. Es handelt sich dabei um ein im wahrsten Sinn des Wortes exklusiv menschliches Phänomen: Im Unterschied zu anderen Lebewesen verfügt wohl einzig der Mensch über die Möglichkeit, eine *quasi Außenperspektive zum eigenen Leben* einzunehmen. Wir erleben uns also nicht nur als ein *Ich*, das sich aus seiner Mitte heraus erlebt, sondern können uns auch noch, als wären wir eine außenstehende Person, beim eigenen Leben gleichsam *zusehen*. Wir können uns also vom eigenen Erleben und Selbstempfinden, von der sogenannten *Ich-Perspektive*, distanzieren und von uns selbst sprechen, als wären wir eine dritte Person, ein *Er* oder eine *Sie*. Somit kann sich jeder Mensch selbst zum Objekt, zum Gegenstand seiner Beobachtung und Reflexion werden lassen.

Viele verschiedene Formulierungen sind bekannt, um diese Tatsache beschreiben und fassen zu können. Die einen sprechen in diesem Zusammenhang vom *Erste-Person-Standpunkt* und

Dritte-Person-Standpunkt (Hanna 1998). Andere verwenden die Bezeichnungen *Ich-Perspektive* und *Außenperspektive*. Wiederum andere sprechen von einer *Beobachterin 1. Ordnung*, wenn sie die Ich-Perspektive meinen, und von einer *Beobachterin 2. Ordnung*, wenn sie auf die Außenperspektive zu sprechen kommen (vgl. Maturana und Varela 1987; v. Foerster 1995). Gemeint ist damit immer das Gleiche. Diese höchst erstaunliche und doch so selbstverständliche menschliche Fähigkeit ist von herausragender Bedeutung. *Denn wir haben auf diese Weise zwei qualitativ unterschiedliche Zugänge zur eigenen Person zur Verfügung.* Einen, wenn man so will, eher sinnlich-körperlichen Zugang und einen, wenn man so will, eher intellektuellen Zugang. Umgangssprachlich spricht man in diesem Zusammenhang auch gerne von einer *subjektiven* und einer *objektiven* Betrachtungsweise. Das Wort *subjektiv* bezieht sich dabei bekanntlich auf das eigene, innere Erleben, zu dem nur das *Ich* direkten Zugang hat.

Andere Menschen können nur indirekt davon erfahren. So kann eine Beobachterin 1. Ordnung über ihre Gefühle sprechen und sie zeigen und sie auf diese Weise zugänglich werden lassen. Die eigene Grundstimmung, die eigene Befindlichkeit beispielsweise, kann sich eine andere Person nur vorstellen oder versuchen, sich in sie einzufühlen und sie auf diese Weise zu erahnen. Das eigene Innenleben ist anderen Personen ja nur mittelbar und nicht unmittelbar zugänglich. Sie können nur im Sinn der Fremdbeobachtung vorgehen.

Wenn andererseits eine Außenperspektive zur eigenen Person eingenommen wird, im Sinn der Beobachterin 2. Ordnung also, erschließt diese Positionierung zu sich selbst Informationen, die wiederum durch die Ich-Perspektive nicht zu erlangen sind. Weil diese Informationen *eher* der Sichtweise entsprechen, wie man von anderen Menschen seiner sozialen Umgebung wahrgenommen wird, die eben nur eine Fremdperspektive zur Verfügung haben, kann so der berühmte blinde Fleck, der zur eigenen Person bekanntlich besteht, möglicherweise verkleinert werden.

Es ist zugegebenermaßen banal: Erstens kann niemand in eine andere hineinsehen. Und zweitens hat jeder nur in Bezug auf die eigene Person die Möglichkeit zur Selbstwahrnehmung. Diese ist also mit einem unlöschbaren Exklusivrecht verbunden.

Beide Zugänge zur eigenen Person liefern wertvolle Informationen für unsere Existenz. Nur einen dieser beiden Zugänge zu nützen, würde bedeuten, alltagssprachlich formuliert, die subjektive oder die „objektive" Perspektive zu vernachlässigen oder sogar auszublenden und sich auf diese Weise um wichtige Informationen zu bringen. Das wäre ungefähr so verwunderlich und seltsam, als würde man bewusst auf einen oder mehrere seiner eigenen Sinneskanäle verzichten, vielleicht auf das Sehen oder auf das Hören.

Doch was ist eigentlich der Vorteil eines solchen Doppellebens? Kurz gesagt, die Fähigkeit zur Wahrnehmung der eigenen Person aus einer doppelten Perspektive, nämlich aus der beschriebenen Innen- und einer quasi Außenperspektive, erweitert auch die Informationsbasis zur eigenen Person. Diese breite Informationsbasis, sofern sie intelligent genützt werden kann, erhöht die Wahrscheinlichkeit einer gut passenden Abstimmung zwischen der eigenen Innenwelt und der Außenwelt beziehungsweise zwischen dem Individuum und seiner Umgebung.

Die Ich-Perspektive ermöglicht es, die eigenen Anliegen und Intentionen überhaupt zu bemerken und in der Folge zu beachten, die Außenperspektive hilft dabei, die eigene Situation in Bezug auf äußere Realitäten einzuschätzen. Dieses Verständnis von Doppelleben ist also nicht mit einem anrüchigen Unterton verbunden, sondern beinhaltet eine doppelte Chance. Wie unverzichtbar beide Perspektiven, die Ich- und die Außenperspektive, letztendlich sind, soll folgendes kleine Beispiel verdeutlichen. Es beschreibt eine kurze Sequenz aus meinem eigenen Leben, in welcher sich der Wechsel zwischen Innen- und Außenperspektive in hohem Tempo gleich mehrfach vollzog.

Als ich vor einigen Wochen meinen jährlichen Zahnarztbesuch absolvierte, war ich gezwungen, einen mir bis dato unbekannten Zahnarzt aufzusuchen. Der Warteraum war zu meiner Überraschung fast leer. Ich war also schnell an der Reihe, und schon wenig später fand ich mich mit weit geöffnetem Mund und nach oben gerichtetem Blick im Zahnarztstuhl festsitzen. Beunruhigt spürte ich, wie aus der geplanten Kontrolluntersuchung offensichtlich mehr wurde. Für mich durchaus unerwartet, begann diese Behandlung nämlich langsam, aber sicher schmerzhaft zu werden. Ein Ende schien vorläufig nicht in Sicht. Mehrfach griff der Zahnarzt nach einem anderen Instrument. Mit einer nunmehr hoch aktiven Innenperspektive registrierte ich als Beobachter 1. Ordnung besorgt die Entwicklung der Schmerzintensität. Als Beobachter 2. Ordnung war ich gleichzeitig bemüht, vorerst wenigstens ruhig zu bleiben und meine Situation zu analysieren. Dabei wusste ich allerdings nicht, ob mein Zahnarzt bereits wusste, dass mir seine Behandlung Schmerzen verursachte. Und wenn ja, wenn er das also wusste, würde er von sich aus darauf reagieren? Und wenn ja, wann und wie? Lange würde ich auch diese mittelmäßig schmerzhafte Behandlung nicht ertragen wollen, noch dazu, wo ich gar nicht darüber informiert war, warum es überhaupt weh tat. Um für den Fall des Falles, das nämlich die Schmerzintensität weiter zunehmen würde, gerüstet zu sein, ging ich innerhalb weniger Sekunden meine Handlungsmöglichkeiten durch. Ich gelangte, ein wenig beruhigt, zur Überzeugung, dass ich die Situation in jedem Fall im Griff behalten würde. Nötigenfalls müsste ich den Zahnarzt eben in seiner Arbeit in meiner Mundhöhle unterbrechen. Alle dafür in Frage kommenden Wege, die der Situation meiner Einschätzung nach halbwegs angemessen wären, spielte ich blitzschnell gedanklich durch. Doch so weit, dass ich aktiv intervenieren musste, kam es schließlich nicht. Er ließ von mir ab, legte sein Werkzeug zur Seite, informierte mich darüber, was er entdeckt hatte, und wir kamen überein, einen baldigen nächsten Termin zu planen.

Aus einer Routineuntersuchung war also plötzlich so etwas wie eine mittlere subjektive Alarmsituation entstanden, die mich dazu veranlasste, meine Handlungsmöglichkeiten rasch und kritisch zu prüfen. Die Gedanken waren dem schmerzhaften Spüren zu Hilfe geeilt. Subjektiv blieb wohl deswegen für mich alles unter Kontrolle, weil ich wusste, dass ich auf eine eventuell zu starke Schmerzintensität in sozial angemessener Weise reagieren könnte und mit Sicherheit auch reagiert hätte.

Wie eng und selbstverständlich beide Beobachterperspektiven im Alltagsleben miteinander verbunden sind, zeigt auch der Beginn dieses Buches mit dem kurzen Einblick in Carlas Geschichte. Als Beobachterin 1. Ordnung erlebte Carla über längere Zeit ein Kribbeln. Nachdem es nicht aufhörte, versuchte sie, dieser anhaltenden Empfindung als Beobachterin 2. Ordnung möglichst realitätsadäquat gerecht zu werden. Die diagnostische Abklärung war die Folge. Nach der Diagnosemitteilung veränderte sich für sie vieles. Als Beobachterin 2. Ordnung sah sie sich nunmehr gezwungen, davon auszugehen, dass ihr Körper auch der Ort einer Krankheit ist. Als Beobachterin 1. Ordnung wurde sie gegenüber jenen Empfindungen besonders wachsam, die sie als Beobachterin 2. Ordnung möglicherweise als Krankheitssymptome einstufen würde müssen.

Ist Carlas Kribbeln nun eine Empfindung oder ein Symptom? Beides ist richtig. Das eine hebt das andere nicht auf. Das eine lässt sich nicht auf das andere reduzieren. Außer sie würde es so halten, wie im oben angeführten Gedicht von Hermann Hesse vorgeschlagen, und eine Dimension einfach streichen. Und manchmal verspürte sie sicher auch den Wunsch, dies zu tun, um jener inneren Spannung zu entgehen, die mit der Beachtung beider Perspektiven für sie, vorerst unauflösbar, verbunden war.

Das geschilderte Doppelleben, so selbstverständlich und vertraut es uns auch ist, wirft doch auch allgemeine Fragen nach dessen Bedeutung für den Menschen auf, die rasch in die philosophische Tiefe gehen können. Nach Ansicht des Philosophen Helmuth Plessner ist das *kreatürliche Leben des Menschen aus seiner Mitte* begleitet und eigentümlich relativiert durch die Erfahrung der *Reflexion. Dadurch wird der Mensch sich selbst zu einer offenen Frage*. Erst diese uneindeutige und ungesicherte Position ermöglicht ein hohes Maß an Entscheidungsfreiheit und Verantwortlichkeit. „Der Mensch ist gezwungen, sein Leben zu führen und es selbst in die Hand zu nehmen. Aber er hat auch die Fähigkeiten dazu. Die Frage nach einem konkreten „Wie " oder „Was" bleibt jedoch völlig offen" (List 2004, S. 455; vgl. Plessner 1981).

Wodurch aber kommt dieses Doppelleben eigentlich zustande? Gibt es dafür eine Erklärung? Wann entwickelt es sich im Lauf des Lebenszyklus? Und gibt es vielleicht auch einen Zusammenhang zur menschlichen Intelligenz? Gibt es etwa Menschen, welche die Chance dieses Doppellebens besser nützen können als andere? Und gibt es umgekehrt Menschen, die wesentlich schlechter dazu imstande sind, die offensichtlich geforderte Integrationsleistung zwischen Ich- und Außenperspektive zu vollziehen?

Die Frage nach der Herkunft dieses Doppellebens führt uns zur Säuglingsforschung und zur Entwicklungspsychologie zurück. Kurz zur Erinnerung: Das *auftauchende Selbstempfinden* der ersten beiden Lebensmonate entwickelt sich zu einem *Kern-Selbstempfinden*, das die anfänglichen Auftaucherlebnisse zu integrieren imstande ist. Beginnend mit dem 7. bis 9. Monat ist der Säugling nicht mehr nur von seiner körperlichen Einheit und der seiner Bezugspersonen fasziniert, sondern erkennt außerdem, dass er auch ein Wesen mit einer Psyche ist, das psychische Zustände wie Gefühle, Absichten und Anliegen mit seiner sozialen Umgebung austauschen kann. „Es entsteht die Idee von Psychen, die getrennt sind, sich aber „überschneiden" können, indem sie bestimmte Erfahrungen gemeinsam haben und miteinander kommunizieren," wie Martin Dornes (1993, S. 80 f.) dies formuliert.

Schließlich kommt es um den 15. Lebensmonat herum zu einem vierten Entwicklungsschritt, der es schließlich ermöglicht, die innere Wirklichkeit auch in Sprache zu bringen. Die Empfindung eines zusätzlichen *verbalen Selbst* entwickelt sich. Das damit verbundene Selbsterleben beruht auf der Fähigkeit zur Symbolisierung. Das leiblich und psychisch Empfundene, sofern es nicht sprachlich übersetzt in Erscheinung tritt, tritt fortan in den Hintergrund, sprachlos, unspektakulär, doch deswegen noch lange nicht unwirksam oder unwesentlich.

Anders ausgedrückt: „Mittels der Sprache wird ein Stück aus dem Konglomerat von Gefühl, Empfindung, Wahrnehmung und Denken, welches das globale nonverbale Erleben konstituiert, herausgegriffen und entwickelt sich zu einer vom ursprünglichen globalen Erleben isolierten Erfahrung. Somit führen bestimmte nonverbale globale Erfahrungen weiterhin eine untergründige, namenlose und – allerdings nur in diesem Sinne – unbekannte, aber nichtsdestoweniger höchst reale Existenz" (Fazekas et al. 2004, S. 495; Stern 1992).

In diesem Zusammenhang spricht übrigens der Philosoph Plessner von der *exzentrischen Positionalität* als menschlicher Grundverfassung (Plessner 1981, zitiert nach List 2004). Er meint damit die Gleichzeitigkeit von Positionalität als dem unmittelbar Gelebten und Exzentrizität als der verinnerlichten, reflektierenden Distanz im Medium der Sprache. Man könnte vereinfacht sagen: Spüren und Denken erzeugen zwangsweise ein Doppelleben von einem Aus-der-eigenen-Mitte-Leben einerseits und einer in der Sprache verankerten gedanklichen Haltung zu sich andererseits. Erst beides gemeinsam ergibt die menschliche Grundverfassung.

Die klassische Intelligenzforschung hat sich bislang von den Erkenntnissen der modernen Säuglingsforschung nicht beirren lassen. Diese Position ist aus heutiger Sicht zunehmend in Frage zu stellen. Gerade aus entwicklungsgeschichtlichen und damit wohl auch evolutionsgeschichtlichen Überlegungen erscheint es naheliegend, Intelligenz auch als ein geistiges Potenzial im Dienst des Gesamtorganismus zu verstehen. Derzeit jedoch erscheint die menschliche Intelligenz als eine Fähigkeit, die weitgehend ohne Leib- und Körperbezug auskommt. Spüren und Denken stehen daher nach wie vor für getrennte Welten, obwohl die Säuglingsforschung eindrucksvoll zeigt, wie diese beiden psychischen Funktionen sich von Geburt an miteinander entwickeln und einander ergänzen.

Um es pointiert zu formulieren: Folgt man der klassischen Intelligenzforschung, so scheint es fast, als würde die Intelligenz des Menschen dort enden, wo seine Leiblichkeit ins Spiel kommt. Ich möchte hingegen die folgende, substanziell andere Position zu untermauern versuchen: *Die Leiblichkeit und die Intelligenz des Menschen sind letztlich voneinander untrennbare Phänomene*. Dort, wo der subjektive Körper des Menschen im Spiel ist, ist von früh an auch seine Intelligenz im Spiel. Dies bedeutet natürlich nicht, dass Intelligenz nicht auch ohne Bezugnahme zur Leiblichkeit gesehen und erforscht werden kann. Doch gerade die Verbindungen zwischen Ich-Perspektive und Außenperspektive, zwischen Spüren und Denken, zwischen dem Leben aus der eigenen Mitte und dem Leben in seiner verbalisierten Form stellen die Einzelne vor komplexe Problemstellungen: Informationsquellen aus jeweils zwei qualitativ unterschiedlichen Bereichen stehen zur Verfügung und müssen aufeinander abgestimmt werden. Dies erfordert Intelligenz, Psychosomatische Intelligenz, wie ich meine.

Bindung und Beziehung

„Der Mensch wird am Du zum Ich."

Martin Buber

Das Thema Psychosomatische Intelligenz erfordert eine wichtige, ergänzende Betrachtung der frühen Kindheit. Die frühkindliche Entwicklung ist vom Erleben der ersten Bezugspersonen bestimmt. Daher sind einige Hinweise auf die *soziale Orientierung des Menschen* unerlässlich. Ich werde darauf auch später, etwa unter den beiden Begriffen *Individuum-Umwelt-Passung* und *soziale Intelligenz,* mehrfach Bezug nehmen.

Wie bereits gezeigt, sind schon Neugeborene mit all ihren Sinnen auf eine soziale Welt hin orientiert. Auch wenn sie in ihrem Erleben anfänglich nicht zwischen einem *Ich* und einem *Du* unterscheiden, so ist ihr Grundbedürfnis nach emotionaler Bindung und Beziehung von allem Anfang an ebenso elementar wie jenes nach Nahrung (Bowlby 1969, 1973, 1980). Das eine wie das andere ist für eine gesunde Entwicklung notwendig. Erst die intensiven emotionalen Bindungen zwischen dem Säugling und seinen ersten Bezugspersonen gewährleisten, dass die Letzteren die Umweltbedingungen für das noch lange nicht zum alleinigen Überleben befähigte Kind so weitgehend konstant und so anregend halten, wie es die Entwicklung des Kindes eben erfordert. Es ist daher auch sinnvoll, dass das elterliche *Fürsorgeverhalten* ebenso genetisch vorprogrammiert ist wie das sogenannte *Bindungsverhalten* des Säuglings (Bowlby 1969, 1973, 1980). Wie gut und umfassend diese genetischen Programme prinzipiell funktionieren, können Erwachsene beispielsweise dann an sich beobachten, wenn sie sich einem fremden Baby mit der Absicht zuwenden, Kontakt herzustellen: Automatisch öffnet die Erwachsene ihre Augen weiter als sonst, die Stimme wird etwas höher, die Stimmmelodie wird betont, und schließlich werden dem kleinen Gegenüber auch Wort- und Satzwiederholungen angeboten. Dies alles sind genetisch angelegte Verhaltensweisen, die es dem Baby tatsächlich erleichtern, mit dem erwachsenen Visavis in Kontakt zu treten und den Kontakt zu halten.

Erschütternd, jedoch für das Verständnis der geistigen Entwicklung als einem psychosomatischen Geschehen sehr aufschlussreich, sind die bekannten Ergebnisse der frühen Untersuchungen von René Spitz (1945). Studien ähnlicher Art wurden übrigens in der Folge mehrfach durchgeführt und kamen zur gleichen Hauptaussage. René Spitz verglich die Entwicklung von Kindern, die in einem Findelhaus lebten, und zwar unter hygienisch einwandfreien Bedingungen, jedoch ohne die Möglichkeit einer emotionalen Bindung an Pflegepersonen, ohne Spielzeug und in einer eintönig weiß gestrichenen Umgebung, mit der Entwicklung einer zweiten Gruppe. Die Kinder dieser zweiten Gruppe wurden in einem Frauengefängnis geboren und täglich stundenweise von ihren gefangenen Müttern gepflegt. Die Kinder im Findelhaus waren in den ersten drei Lebensmonaten in ihrer Entwicklung den Kindern im Gefängnis überlegen, was auf ihre normale genetische Ausstattung hinweist. Sie blieben jedoch in weiterer Folge von Monat zu Monat im Vergleich zu einer normalen Entwicklung stärker zurück und waren am Ende des ersten Lebensjahres von geistig behinderten einjährigen Kindern nicht mehr zu unterscheiden. Die zweite Gruppe von Kindern hingegen, die zumindest stundenweise bei ihren Müttern im Gefängnis war, zeigte am Ende des ersten Lebensjahres einen völlig altersentsprechenden Entwicklungsstand!

Eine andere Untersuchung (Skeels 1966), die den Zusammenhang zwischen Bindung und kognitiver Entwicklung noch drastischer aufzeigt, geht auf das Jahr 1938 zurück und wurde aufgrund folgender Erfahrung gestartet: Zwei stark zurückgebliebene Kinder aus einer großen amerikanischen Fürsorgeanstalt mussten aus organisatorischen Gründen in eine *Abteilung mit geistig behinderten erwachsenen Frauen und Mädchen* verlegt werden. Diese zwei Kinder entwickelten sich in der Folge erstaunlich gut. Daraufhin wurde nun das Experiment gestartet, weitere Kinder aus der Fürsorgeanstalt in die genannte Frauenabteilung zu verlegen, und zwar für einen Zeitraum zwischen 5 und 25 Monaten. Eine zweite Gruppe an Kindern verblieb als Vergleichsgruppe hingegen ganz normal im Heim. Die geistig behinderten Frauen kümmerten sich liebevoll um die ihnen anvertrauten Kinder, während das übrige Pflegepersonal dieser Behinderteneinrichtung um das körperliche Wohlergehen der Kinder bemüht war. Der Intelligenzquotient dieser Kinder, die in die Frauenabteilung verlegt worden waren, stieg überraschenderweise rasch an. Der Zuwachs betrug zwischen 7 und 58 IQ-Punkte! Dies ist enorm viel. Bei den Kindern, die im Heim verblieben waren, trat der gegenteilige Effekt ein. Ihre Intelligenzquotienten sanken ab. Sie verloren zwischen 8 und 45 Punkte!

Zwanzig Jahre später fand eine Nachuntersuchung statt: Die meisten jener Kinder, die im Heim verblieben waren, waren auch weiterhin Heiminsassen. Jene jedoch, die in ihrer frühen Kindheit eine Zeit lang bei geistig behinderten Bezugspersonen aufgewachsen und von diesen offenbar liebevoll umhegt worden waren, hatten 20 Jahre danach Berufe erlernt und konnten sich selbst erhalten. Dieses Ergebnis, das vor allem für das Leben dieser Heimkinder ein trauriges Zeugnis ablegt, sollte zu denken geben! Das, was klassischerweise unter Intelligenz verstanden und entsprechend gemessen wird, ist offenbar zu einem beachtlichen Teil auch ein Ergebnis früher Bindungserfahrungen. Noch deutlicher und zusammenfassend formuliert könnte man sagen, dass sich menschliche Intelligenz in der frühen Kindheit im Zusammenspiel von leiblichem Erleben und sozialer Umwelt entwickelt.

Es sind besonders die kritischen ersten drei Lebensjahre, in denen die geistige Entwicklung von einer tragfähigen Beziehung zu einer erwachsenen Bezugsperson abhängig ist. Entscheidend dabei ist auch, dass sich diese Bezugsperson dem Kind gegenüber nicht nur freundlich verhält, sondern dem Kind auch wirklich innerlich verbunden ist und ihm echte Aufmerksamkeit und echte Anteilnahme schenkt (Schenk-Danzinger 1988).

Dies verdeutlicht nochmals eine andere Untersuchung (vgl. Schenk-Danzinger 1988; Weidacher 1972): Kinder, die *vor ihrem dritten Lebensjahr* in ein Heim kamen, blieben in ihrer geistigen Entwicklung weit hinter ihren Möglichkeiten zurück. Sie zeichneten sich durch ein fehlendes Bemühen um Problemlösungen aus, etwa mit dem Hinweis: „Das kann ich nicht, mach du's!" (Schenk-Danzinger 1988, S. 112). Die Entwicklungspsychologin Schenk-Danzinger schließt daraus, dass sich Kinder offenbar nur auf Basis einer gesicherten emotionalen Beziehung, in deren Schutz sie jederzeit zurückkehren können, in die Welt der neuen Erfahrungen vorwagen und dadurch insgesamt weiterentwickeln.

Kinder hingegen, die erst *nach ihrem dritten Lebensjahr* in ein Heim mussten und vorher bei Eltern, Pflegeeltern oder Großeltern gelebt hatten, entwickelten sich durchaus vergleichbar mit anderen Kindern, die in ihren Familien aufwachsen konnten. Die geistige Entwicklung durchläuft also gerade in den ersten drei Lebensjahren eine äußerst kritische Zeit.

Auch der britische Psychiater und Psychoanalytiker John Bowlby kam aufgrund seiner Untersuchungen in englischen Säuglings- und Kinderheimen zur Überzeugung, dass Bindung für die gesunde Entwicklung des Kindes eine biologische Notwendigkeit darstellt. Gemeinsam mit der kanadischen Psychologin Mary Ainsworth entwickelte er die sogenannte *Bindungstheorie* (Bowlby 1969, 1973, 1980). Diese besagt, dass Menschen bereits in ihrem ersten Lebensjahr eine innere Überzeugung davon entwickeln, was sie von Bindung und Beziehung zu erwarten haben. Dieses innere Arbeitsmodell von Bindung wird oft ein Leben lang beibehalten.

Anhand eines kleinen Experiments kann man schon bei einjährigen Kindern feststellen, ob sie sich sicher oder unsicher gebunden fühlen (Oerter und Montada 2002). In diesem Experiment werden die Kinder für drei Minuten von ihrer Bezugsperson allein gelassen, und zwar in einem Spielzimmer mit einer ihnen fremden Person. *Sicher gebundene Kinder* protestieren daraufhin, lassen sich von der fremden Person nicht einfach trösten und begrüßen die Mutter oder den Vater nach ihrer Rückkehr mit großer Freude. *Unsicher gebundene Kinder* hingegen zeigen entweder keinen Ärger beim so genannten *Trennungsstress* – sie haben gelernt, enge Bindung eher zu meiden – bei dieser Untergruppe spricht man von einem *vermeidenden Bindungsstil*. Doch obwohl diese Kinder die Trennungssituation gleichgültig zu lassen scheint, steigt in ihrem Körper das Stresshormon Cortisol beträchtlich an und erzählt daher eine gänzlich andere Geschichte (Spangler und Schieche 1999). *Oder* die Kinder gehören einer anderen Untergruppe an und reagieren mit heftigem, offenem Ärger auf die Trennung, und dieser Ärger setzt sich auch dann noch fort, wenn die Bezugsperson bereits wieder zurück ist. Diese *unsicher-ambivalent gebundenen* Kinder machen häufig die Erfahrung eines *Kalt–Warm*, sodass sie in ihrer Aufmerksamkeit ganz auf Bindung und Beziehung ausgerichtet sind, jedoch nie genau wissen können, ob ihnen ihre Bezugsperson demnächst eher liebevoll oder eher abweisend begegnet.

Das Bindungsverhalten von Kindern steht in engem Zusammenhang zu ihrem Neugierverhalten. Auch deswegen ist der Bindungsstil für das Thema der Intelligenz von großem Interesse. Denn, wie oben schon angesprochen, Kinder, die neugierig sind, sind auch geistig aktiv und motorisch rege. Dies wiederum fördert ihre geistige Entwicklung. Bei sicherer Bindung strebt das Kind neugierig in die Welt. Es weiß, dass es dazu prinzipiell ermutigt wird und sich jederzeit in den Schutz der Mutter oder des Vaters zurückziehen kann. Daraus ergibt sich aktives Lernverhalten, die Liebe zum Neuen und mutiges Erkunden der Umwelt. „Eine gute Beziehungsqualität fördert die kindliche Entscheidungsfähigkeit, seine Selbstbeherrschung, seine geistige Beweglichkeit, seine soziale Kompetenz und eine angstfreie Verfügung über seine intellektuellen Ressourcen, sein Einfühlungsvermögen und seine Beziehungsfähigkeit. Solche Kinder lernen mit gewisser Toleranz, realistisch zu planen und zu handeln. Sie rechnen mit verschiedenen Möglichkeiten, wenn es angebracht ist. Ihre Erwartungen sind offen, und die Unsicherheiten einer Situation sind für sie zunächst keine Belastung, kein Distress, sondern erwartete Aspekte einer mehrdeutigen Wirklichkeit" (Grossmann 1984, zitiert nach Schenk-Danzinger 1988, S. 132).

Es ist vielleicht gerade an dieser Stelle wichtig, zu betonen, dass die Fähigkeit, unterschiedliche Bindungsstile zu entwickeln, eigentlich eine angeborene Kompetenz darstellt, die Säuglinge in die Lage versetzt, sich auch auf schwierigere familiäre Situationen einstellen zu können, ohne deswegen gleich Schaden zu nehmen. Niemand von uns ist daher in Abhängigkeit von seinem Bindungsstil besser oder schlechter. Als Menschen mit intelligenten Fähigkeiten sollten wir dieses geistige Potenzial jedoch auch dazu nützen, uns unserer persönlichen Eigenschaften, in diesem Fall unseres Bindungsstils, möglichst bewusst zu sein (siehe Abb. 4). Dies erhöht die Wahr-

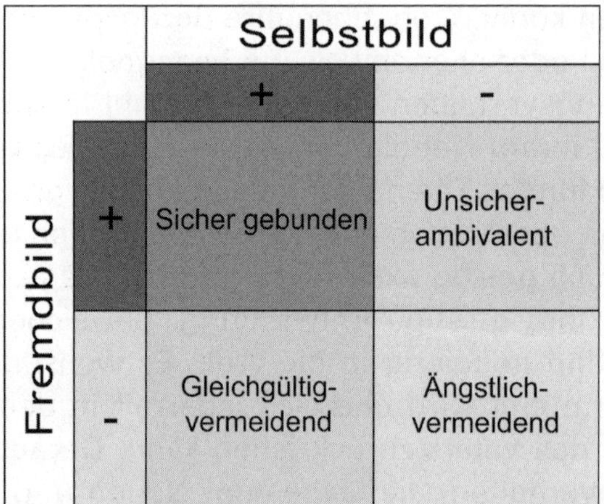

Abb. 4. Bindungsstile (nach Bartholomew und Horowitz 1991). Die vier Bindungsstile (*sicher gebunden* beziehungsweise *drei Formen unsicherer Bindung*) unterscheiden sich bezüglich der *Einschätzung der eigenen Person* als mehr oder weniger wertvoll (positives versus negatives Selbstbild) und der *Einschätzung anderer Menschen* als mehr oder weniger vertrauenswürdig (positives versus negatives Fremdbild)

scheinlichkeit, einen Umgang mit der eigenen Individualität zu entwickeln, der uns selbst und unserem sozialen Umfeld ausreichend gerecht wird.

Eigentlich ermöglicht die Fähigkeit zu unterschiedlichen Bindungsstilen eine Anpassung an die soziale Wirklichkeit, die wir als Säugling und Kleinkind vorgefunden haben. Aus diesen frühen Erfahrungen mit Bindung und Beziehung konnten wir eine diesen Erfahrungen gemäße innere Vorstellung davon gewinnen, was von naher Bindung und Beziehung zu erwarten ist. Im Zuge des Erwachsen-Werdens und unserer Lebenserfahrungen als Erwachsene ändern sich jedoch auch unsere sozialen Bezugssysteme. Dennoch sind wir durch die frühe Entwicklung eines bestimmten Bindungsstils offenbar dazu prädestiniert, soziale Begegnungen durch die Brille unseres Bindungsmusters zu interpretieren. Unsere Erwartungen an Bindung und Beziehung sind oft lebenslang davon geprägt. Dies hat im Leben der Erwachsenen verständlicherweise auch Einfluss auf die Wahl der Partnerin. Bestimmte Kombinationen von Bindungsstilen treten daher in Partnerschaften unterschiedlich häufig auf (Bierhoff und Grau 1999). So finden sich sehr häufig Paare, in denen beide sicher gebunden sind. Sehr selten sind hingegen Paare, in denen beide vermeidend oder ängstlich ambivalent eingestellt sind. Weit öfter wiederum sind Paare anzutreffen, in denen ein Partner vermeidend orientiert ist (oft ist dies der Mann) und die andere Partnerin unsicher ambivalent eingestellt ist (oft ist dies die Frau). Dies hat natürlich Auswirkungen auf die Dynamik innerhalb einer Partnerschaft, etwa auf die Bereitschaft, *Beziehungsarbeit* zu leisten. Statistisch lassen sich übrigens auch geschlechtsspezifische Zusammenhänge zwischen dem Bindungsstil der Partnerin beziehungsweise des Partners und der Zufriedenheit mit der Partnerschaft nachweisen (Stöcker et al. 2003): Beispielsweise zeigt sich, dass Männer in Partnerschaften umso zufriedener sind, je weniger ängstlich ambivalent sich die Partnerin verhält. Frauen wiederum sind umso zufriedener, je sicherer und weniger vermeidend der Bindungsstil des Partners ist.

Eine erst kürzlich durchgeführte Untersuchung (Ciechanowski et al. 2002) weist darauf hin, dass der Bindungsstil auch mit einem unterschiedlichen Verhalten im Fall einer Erkrankung einhergeht. So neigt ein Teil der Menschen, die unsicher gebunden sind – nämlich *unsicher ambivalent* oder *ängstlich vermeidend* – anscheinend dazu, der Ärztin gegenüber besonders viele körperliche Beschwerden mitzuteilen. Dies lässt sich auf zumindest zweierlei Arten interpretieren: Zum einen, dass diese Personen als Patientinnen und Patienten besonders darum bemüht sind, ernst genommen zu werden, und daher lieber umfassender über ihre Beschwerden berichten, als zu wenig mitzuteilen. Möglicherweise erlebt dieser Personenkreis jedoch auch mehr körperliche Beschwerden als jene Menschen, die sich sicher gebunden fühlen. Noch erstaunlicher ist vielleicht ein zweites Resultat dieser Untersuchung. Die beiden genannten Gruppen, also die unsicher ambivalent und die ängstlich vermeidend gebundenen Personen, verhalten sich nämlich, was ihre Inanspruchnahme von Gesundheitseinrichtungen betrifft, diametral entgegengesetzt. Während *unsicher ambivalent gebundene Personen* vergleichsweise rasch und häufig ihre Ärztin aufsuchen, tun dies *ängstlich vermeidend gebundene Personen* gerade nicht, obwohl eben auch sie tendenziell über besonders viele Beschwerden klagen.

Dies klingt auf das Erste vielleicht verwirrend und unlogisch. Es ist allerdings insofern plausibel, als diese letzte Gruppe, eben die *ängstlich vermeidend gebundenen* Personen, nicht nur von sich selbst, sondern auch von ihren Mitmenschen kein wirklich positives Bild entwickeln konnten. Daher haben sie auch weniger Grund zur Annahme, dass ihnen eine andere wirklich helfen kann. Gerade diese Einstellung ist aber in puncto Umgang mit sich selbst und der eigenen Lebenssituation besonders in Hinblick auf konkrete Belastungsmomente hoch problematisch. Das damit verbundene Verhalten, sofern es mit dem Bindungsstil zusammenhängt, leitet sich dann ja aus einem früheren Lebensabschnitt ab und hat mit der jetzigen aktuellen Lebenssituation nur mehr wenig zu tun. So wird fremde Hilfe vielleicht auch dann noch nicht gesucht, wenn sie dringend benötigt werden würde. Die Chance, einer schwierigen Situation eine positive Wende zu geben, wird vielleicht vertan, weil sie erst spät oder gar zu spät ergriffen wird. Das letztendlich – vielleicht unnötigerweise – schlechte Ergebnis, etwa den Behandlungserfolg betreffend, bestätigt letztendlich wiederum die skeptische Haltung des *ängstlich vermeidend gebundenen* Menschen gemäß dem Motto: „Das ist wieder typisch: Wenn wer Pech hat, dann mit Sicherheit ich." Und tatsächlich: Aus der ärztlichen Tätigkeit heraus kennen wohl alle professionellen Helferinnen im Gesundheitswesen Patientinnen, die vom Pech verfolgt zu sein scheinen. Dieses Phänomen lässt sich sicherlich nicht nur mit dem Bindungsstil erklären, aber der Bindungsstil könnte diesbezüglich einen durchaus relevanten Einflussfaktor darstellen.

Genauso wie es Menschen gibt, die wegen allem und jedem ihre Ärztin aufsuchen, gibt es Patientinnen, die extrem lange zögern, bis sie ärztliche Abklärung in Anspruch nehmen. Es ist für mich jedes Mal hoch bedauerlich, wenn ich in meiner ärztlichen Tätigkeit als Medizinpsychologe mit solchen Schicksalen und ihren oft denkbar unglücklichen Verläufen konfrontiert bin.

Leider ähneln sich solche Krankengeschichten, gerade in Bezug auf Tumorerkrankungen, oft erstaunlich. Konkret denke ich dabei an einen Landwirt und eine Raumpflegerin. Ich möchte deswegen über meine Begegnungen mit diesen beiden Personen kurz berichten, weil sie beispielhaft dafür sind, wie wir selbst Einfluss auf unser Schicksal nehmen können, oder es eben vermeiden, dies zu tun. Dann jedoch wäre, wie im folgenden Bericht ersichtlich, eine Situation gegeben, bei der eine ganz bestimmte Form von Psychosomatischer Intelligenz gefordert erscheint: Jene Intelligenz nämlich, welche eigene vermeidende Verhaltenstendenzen im Umgang mit bestimmten Körperwahrnehmungen erkennt und etwa aufgrund antizipierender Überlegungen dazu befähigt, andere Schritte zu gehen als jene, die der Gewohnheit und der Neigung entsprechen.

Beide Personen, den Landwirt und die Raumpflegerin, lernte ich unabhängig voneinander innerhalb eines halben Jahres in meiner ärztlichen Funktion als Medizinpsychologe an einer chirurgischen Abteilung kennen. Ihre Krankengeschichten ähneln einander, sodass sie für mich auch deswegen besonders einprägsam blieben. Beide hatten bei sich in der Muskulatur ihrer Beine einen Knoten bemerkt. Beide hatten erst nach langem Zögern den Rat ihrer jeweiligen Hausärztin gesucht. In beiden Fällen hatte diese an eine näher liegendere Ursache als an eine bösartige Erkrankung gedacht. Die Raumpflegerin und der Landwirt kehrten nach der ersten diesbezüglichen ärztlichen Untersuchung aus ihrer Sicht unverrichteter Dinge nach Hause zurück. Sie hatten von ihrer jeweiligen Hausärztin erfahren, dass es sich bei diesem Knoten höchstwahrscheinlich um nichts Schlimmes handeln dürfte und sie daher eine unterstützende Behandlung mit einer entzündungshemmenden Salbe versuchen sollten. Diese Veränderung würde sich sehr wahrscheinlich von selbst wieder zurückbilden. Doch dem war leider nicht so. Obwohl diese Auskunft den Landwirt und die Raumpflegerin jeweils nur für kurze Zeit beruhigen konnte, zögerten sie doch recht lange, bis sie ein zweites und ein drittes Mal auf eine Abklärung des inzwischen größer gewordenen Knotens drängten. Sie berichteten mir, wie sie sich trotz zunehmend massiver körperlicher Beschwerden einfach gescheut hatten, ihrer Ärztin lästig zu fallen, die ja offensichtlich ohnedies der Meinung gewesen wäre, dass es sich bei dieser Veränderung am ehesten um eine Bagatelle handeln würde. So verstrich wertvolle Zeit. Erst mehrere Monate später erfuhren diese beiden Personen nach einer schließlich doch durch die Hausärztin eingeleiteten Abklärung, dass sie an einer seltenen bösartigen Erkrankung leiden. Soweit ich dies aus den Gesprächen rekonstruieren konnte, hatten sie wahrscheinlich auch selbst diese Abklärung durchaus gescheut. Sie hatten anscheinend auch die für sie schwierige, weil subjektiv belastende und konfliktbeladene Begegnung mit ihrem Arzt ängstlich vermieden. Doch damit ist dieser Bericht noch nicht zu Ende. Beide erhielten, wie es dem üblichen Vorgehen entspricht, rasch einen Termin an einer chirurgischen Ambulanz und wurden auf die Warteliste für dringende, geplante

Operationen gesetzt. Beide, der Landwirt und die Raumpflegerin, sollten rasch einberufen werden, um dem Tumor nicht noch mehr Zeit zu geben, weiter zu wachsen. Gerade bei diesen beiden Patienten verzögerte sich jedoch auch ihr Einberufungstermin, wenn auch nur um Tage. Während andere Patientinnen mit einer solchen Erkrankung nicht davon abzuhalten sind, wiederholt nachzufragen, wann sie nun endlich einberufen werden, um so möglichst rasch einen Operationstermin zu erhalten, verhielten sich die Raumpflegerin und der Landwirt auch in dieser Situation vorsichtig abwartend und jeden Konflikt vermeidend. Wenigstens verzögerte sich der Operationstermin dank der weitgehenden Einhaltung der Warteliste letztlich nur mehr geringfügig.

Was soll dieses Beispiel veranschaulichen? Es sind in der Medizin und wohl auch im sonstigen Leben gerade jene duldsamen, stillen, sich selbst und der Welt gegenüber ängstlichen und skeptischen Mitmenschen, die oft besonders gefährdet sind, nicht ausreichend für sich selbst einzutreten. Und dieses Verhalten, das in der frühen Kindheit noch einem vernünftigen Überlebensmechanismus entsprochen haben dürfte, kann sich später, sofern es nicht ausreichend reflektiert wird, dermaßen negativ auswirken, dass es in eine persönliche Falle führt.

Stille Wasser mögen tief sein, ihre geistigen Fähigkeiten und damit auch die Fähigkeit zur Selbstwahrnehmung und Selbstreflexion sollten und könnten diese Menschen aber dennoch in die Lage versetzen, im Bedarfsfall hohe Wellen zu schlagen. Sie könnten und bräuchten deswegen nicht unbedingt ihren Bindungsstil ändern, aber es wäre wertvoll, könnten sie ihn so weit reflektieren, dass er in Situationen, wie den soeben beschriebenen, nicht zu einem Bumerang wird, der sie letztendlich selbst in schädigender Weise trifft. Auch hier zeigt sich eine der vielen Verbindungen zwischen den leiblichen und primär nonverbalen Lebenserfahrungen der frühesten Kindheit und unseren Denk- und Verhaltensmustern im späteren Leben als Erwachsene.

Mein eigener ärztlicher klinischer Alltag ist reich an solchen Beispielen, welche mich wiederholt zur Frage führen, ob Patientinnen, wenn es um ihren Körper geht, ihr eigenes geistiges Potenzial wirklich ausreichend nützen.

Wie aber ist dann das Verhalten jener zweiten Gruppe zu sehen, die ebenfalls von vielen Beschwerden berichtet und öfter als Menschen mit anderen Bindungsstilen ärztliche Hilfe sucht? Wie also ist dieses Verhalten, das insbesondere *ängstlich ambivalent gebundene* Personen zeigen, zu interpretieren? Diese Menschen scheinen sich lieber auf die Hilfe von außen als auf sich selbst verlassen zu wollen. Das ist insofern nachvollziehbar, als ja gerade diese Gruppe von sich selbst ein kritischeres Bild als von ihren Mitmenschen hat. In ihrer Kindheit hat diese Gruppe die Zuwendung ihrer Mitmenschen als sehr wichtig, aber doch auch als wenig stabil und berechenbar erlebt. So neigen *unsicher ambivalent gebundene* Menschen dazu, vorweg einmal ihr soziales Gegenüber subjektiv aufzuwerten und sich Hilfe und Rettung zu erwarten. Sie sind also voll der guten Hoffnung, die jedoch rasch kippen kann. Ihre Begegnung mit einer professionellen Helferin wird sich unterschiedlich gestalten, je nachdem, auf welche Reaktion sie stoßen. Professionelle Helferinnen können sich geschmeichelt fühlen, mit so hohen Erwartungen von Seiten dieser Patientinnen konfrontiert zu sein. Dann laufen sie allerdings Gefahr, für eine solche Patientin vielleicht sogar zu viel des Guten zu unternehmen und die Selbständigkeit ihres *unsicher ambivalent gebundenen* Gegenübers auf diese Weise unabsichtlich weiter zu unterminieren. Die Patientin kann sich in der Folge als deutlich abhängig von ihrer Helferin erleben, sodass sie diese zunehmend öfter konsultiert.

Wenn sich die hohen Erwartungen, die aufgrund einer solchen interaktionellen Dynamik oft beiderseitig geschürt werden, dann allerdings auf die Dauer nicht erfüllen lassen, können Enttäuschung und Ärger umso größer sein. Die primär ambivalente Grundhaltung der Patientin gegenüber – in diesem Fall – der professionellen Helferin hätte sich somit wieder bestätigt.

Für die Ärztin oder den Arzt ist es oftmals nicht ganz einfach zu erkennen, zu welcher Gruppe von Patientinnen die Einzelne zu zählen ist. Gelingt dies jedoch, so sollte die *ängstlich vermeidend gebundene* Patientin tendenziell jedenfalls eher Ermutigung finden, zu einem baldigen Kontrolltermin zu kommen, wenn sich die Symptome nicht bessern. Die *unsicher ambivalent gebundene* Patientin hingegen sollte durchaus dahingehend beraten werden, dass es ihr zugetraut wird, bereits gut abgeklärte, kleinere Beschwerden selbst zu managen. Dieses oben beschriebene Beispiel des Landwirtes und der Raumpflegerin kann vielleicht ein wenig beleuchten, wie bedeutsam die Beziehungsebene für uns Menschen generell, aber auch innerhalb der Medizin ist. Wir können gar nicht anders, als im Zuge der zwischenmenschlichen Kommunikation auch auf der Beziehungsebene Signale zu empfangen und auszusenden. Zumeist geschieht dies allerdings ohne viel Reflexion. Manchmal kann dies fatale Folgen haben.

Insgesamt verdeutlicht die Bindungsforschung recht eindrucksvoll die Bezogenheit des Menschen auf den Mitmenschen. Diese mitmenschliche Bezogenheit bestimmt und prägt die gesamte Lebensspanne. Damit demonstriert gerade die Bindungsforschung die enge Verbindung zwischen dem Individuum und seiner Umwelt. Dieser Gedanke soll im Folgenden noch ein wenig näher erläutert werden.

Wenn es nämlich um das derzeit aktuelle Verständnis von Psychosomatik geht, wie ich es dem Begriff *Psychosomatische Intelligenz* ja zugrunde lege, so ist das Nahverhältnis und die mannigfaltige Wechselwirkung zwischen der Einzelnen und ihrer sozialen, ökonomischen und ökologischen Umgebung eine zentrale inhaltliche Position. In ihrem Buch *Theorie der Humanmedizin* sind die Autoren Thure von Uexküll und Wolfgang Wesiak bemüht, den besonderen Stellenwert, welcher der engen Wechselwirkung zwischen dem Individuum und seiner Umwelt innerhalb der modernen Psychosomatik eingeräumt wird, pointiert herauszuarbeiten: „Psychosomatische Medizin lässt sich als eine Form der Heilkunde beschreiben, die den Patienten in der Hülle seiner individuellen Wirklichkeit mit ihren Kontakten zur Umgebung und den dort vorgefundenen

Mitmenschen zu sehen versucht. Die traditionelle Medizin lässt sich im Unterschied dazu als eine Betrachtungsweise definieren, die den Menschen als einen nur von seiner Haut begrenzten Organismus versteht" (Uexküll und Wesiak 1991, S. 324).

Was ist damit gemeint? Dies lässt sich kaum ganz kurz und einfach erklären. Lassen Sie mich daher etwas ausholen und folgendermaßen beginnen: Eine grundlegende Eigenschaft allen Lebens ist dessen Bezug auf eine Umwelt. So ist auch menschliches Leben mit seinen Wahrnehmungs- und Handlungsfähigkeiten auf eine Umwelt ausgerichtet. Angefangen von unseren primären Bedürfnissen, sei es nach Nahrungsaufnahme, nach Luft oder nach sozialer Resonanz, sind wir auch im Lauf der Evolution immer auf eine Umwelt hin ausgerichtet gewesen.

„Leben, so kann man sagen, heißt, in wechselseitigen Verhältnissen, Aktionen und Reaktionen zur Umwelt seine eigene Identität als Aktions- und Reaktionseinheit aufzubauen. Leben in der Isolation auf sich selbst ist nicht möglich. Leben kann sich nicht in isolierten Systemen realisieren" (Schwemmer 2004, S. 343).

Dieser Umweltbezug unterscheidet Organismen übrigens prinzipiell von Maschinen. Während jedoch nichtmenschliche Lebewesen in ihrem Wahrnehmungs- und Verhaltensrepertoire in ihre jeweilige Umwelt mittels ihrer Instinkte eingepasst sind, ist die Situation beim Menschen wiederum komplexer.

Hinsichtlich des Umweltbezuges haben wir zwar eine durchaus vergleichbare Ausgangslage wie andere nichtmenschliche Lebewesen. Auch unsere fünf Sinne sind so entwickelt, dass wir in aktiver Weise unsere Umwelt wahrnehmen und von ihr profitieren können. Darüber hinaus ermöglichen uns unsere geistigen Fähigkeiten aber enorme zusätzliche Wahrnehmungs-, Interpretations- und Handlungsspektren, wie sie allen anderen Arten nicht zur Verfügung stehen. Mit Hilfe unseres so hoch entwickelten Nervensystems können wir unsere Wahrnehmungen der Innen- und Außenwelt mit vielen verschiedenen Bedeutungen unterlegen. Und bis zu einem gewissen Grad geschieht dies auch. Es ist sogar unvermeidlich. So sehr es stimmt, dass wir in einer gemeinsamen Wirklichkeit leben, so sehr stimmt es ebenfalls, dass jede und jeder sich auch ein eigenes Bild der Wirklichkeit konstruiert. Wenn Sie etwa mit Freundinnen durch ein Museum der bildenden Kunst gehen, wird jede von Ihnen mit anderen Eindrücken das Museum verlassen. Sie waren zwar alle in der gleichen Ausstellung, aber sie haben nicht dasselbe gesehen. Selbst wenn sich nur zwei Personen über die Wahrnehmung eines Bildes austauschen, wird es wohl keine zwei Menschen geben, die exakt dasselbe erleben. Und selbst wenn dies einmal so wäre, sie würden es nicht definitiv wissen können.

Damit ist auch schon ein nächster wesentlicher Begriff für das Verständnis von Psychosomatischer Intelligenz erklärt: der Begriff der *Intersubjektivität*. Er bedeutet, sich dessen bewusst zu sein, dass die andere, sei es die Partnerin, der Freund oder eine Arbeitskollegin, die Dinge, um die es gerade geht, potenziell ganz anders wahrnehmen, empfinden und interpretieren kann, als es einem selbst stimmig, einleuchtend und vielleicht einzig vernünftig erscheint. Vor dieser Ausgangslage ist menschliche Intelligenz dringend gefordert, die eigenen individuellen Sichtweisen auch im Sinn subjektiver Wirklichkeit zu verstehen. Dies bedeutet anzuerkennen, dass wir nicht nur in einer gemeinsamen Wirklichkeit leben, sondern jede Einzelne auch von einer subjektiven Wirklichkeit geleitet ist.

Zusammenfassend lassen sich folgende Überlegungen formulieren: Als soziale Wesen leben Menschen in einer gemeinsamen sozialen Wirklichkeit unter bestimmten ökonomischen, ökologischen und kulturellen Bedingungen. Diese gemeinsame Wirklichkeit erlebt die Einzelne allerdings auch individuell unterschiedlich. Diese individuelle Sichtweise der Wirklichkeit bestimmt wesentlich, was wir von unserer Umgebung wahrnehmen, wie wir das, was wir wahrnehmen, interpretieren und welche Handlungen wir letztendlich setzen. Während wir als Lebewesen notwendigerweise in einem intensiven Austausch mit unserer Umwelt stehen, ja der menschliche Körper isoliert von der Umwelt überhaupt gar nicht lebensfähig wäre, so ist das, was der menschliche Geist im Sinn der Ich-Perspektive erlebt und denkt, ein der Außenwelt nicht direkt zugängliches System. Es ist allerdings ein System, das darüber bestimmt, wie wir uns selbst und unserer Umwelt gegenüber verhalten. Menschen sind auch aus diesem Grund, weil eben die von außen nicht nachvollziehbare individuelle Wirklichkeit ihr Erleben und Verhalten entscheidend bestimmt, nicht mit Maschinen vergleichbar. Wir funktionieren also nicht nach einem einfachen Ursache-Wirkung-Prinzip oder einem Reiz-Reaktion-Schema. Im Rahmen der gemeinsam getragenen Wirklichkeit bleiben wir füreinander in der Regel zum Glück durchaus nachvollziehbar und berechenbar. Doch im Rahmen der individuellen Konstruktion von Wirklichkeit sind viele Millionen Nervenzellen am Werk, die den Input, der von außen kommt, in einen individuellen Output verwandeln. So sieht auch niemand das Bild einer Ausstellung ganz gleich. Der Mensch – als biologisches, psychisches und soziales Wesen in einem – ist sowohl von seiner Natur als auch von der ihn umgebenden Kultur geprägt. Er ist in eine Umwelt eingebunden, von ihr abhängig und zugleich dazu befähigt und herausgefordert, sie kreativ zu nützen und aktiv zu gestalten. Er kann die ihn umgebende Natur feindlich oder für ihn förderlich erleben und ebenso kann er beides in Bezug auf seine Mitmenschen. Sogar seine eigene Natur kann er als belastend oder als beglückend empfinden. Er kann seinen Körper als notwendiges Übel interpretieren oder als sein leibliches Leben. Er kann seine Intelligenz als eine Fähigkeit verstehen, die es ihm ermöglicht, abstrakte logische und mathematische Probleme zu lösen, oder auch als eine Fähigkeit, Herausforderungen des täglichen Lebens intelligent zu beantworten. Er kann seine eigene Körperlichkeit und Gefühlswelt dabei sowohl bewusst ausgrenzen, um einen klaren Kopf zu behalten, oder sie bewusst einbeziehen, um besser über sich Bescheid zu wissen. Er kann sich prinzipiell als ein Wesen verstehen, das der eigenen biologischen Natur ohne echten Erlebnis- und Handlungsspielraum ausgeliefert ist. Oder er kann sich als ein Wesen interpretieren, das unter gezielter, ökonomischer wie kreativer Nutzung aller eigenen Informationssysteme sehr gut dazu befähigt ist, in gewisser Übereinstimmung mit seiner Umwelt eigenen Intentionen zu folgen und diese zu verwirklichen.

Kapitel 2
Psychosomatik: Die Macht des Denkens

Ausflug in die Philosophie

„Ich denke, also bin ich."

René Descartes

Der Zugang zum Thema Psychosomatik, wie er für dieses Buch gewählt wurde, führt vom Spüren zum Denken. Dies entspricht auch der lebensgeschichtlichen Entwicklung der Einzelnen, der Ontogenese. Wir haben zu Beginn von Carlas Erleben ihrer Symptome erfahren, und in der Folge wurde die oft nicht wirklich vertraute Welt des Spürens und Fühlens ein wenig tiefergehend beleuchtet. Dabei haben wir auch die Anfänge der Welt des Spürens im Erleben des Säuglings erkundet. So sind wir schließlich zu jenem Zeitabschnitt in der frühkindlichen Entwicklung vorgedrungen, von dem aus sich für den Säugling über das Medium der Sprache eine neue Wirklichkeitsebene erschließt. Ab diesem Zeitpunkt der Empfindung eines verbalen Selbst wird das zuvor ganzheitlich Erlebbare fortan auch mittels Sprache symbolisch kommunizierbar und dadurch auch symbolisch überformt. Wo anfangs nur das Erleben war, ist fortan auch das Sprechen über das Erleben. Vieles von dem, was nicht in Sprache übersetzbar ist beziehungsweise übersetzt wird, bleibt in weiterer Folge nicht nur zwischenmenschlich *unerhört*. In jeder und jedem von uns führt es eine untergründige, jedoch reale Existenz.

Andererseits wird erst durch das Medium der Sprache die individuelle Welt des Denkens zwischenmenschlich wirklich zugänglich. Hierin, in der Welt des Denkens und der Welt der

Symbole, gründet letztlich der klassische Begriff der Intelligenz und die Möglichkeit ihrer Messbarkeit. Zusammenfassend formuliert sind wir also, ausgehend vom Empfinden, zur Fähigkeit des Menschen vorgedrungen, sich denkend mit anderen auszutauschen und denkend über die eigene Situation, die eigene Person und damit ein Stück weit über das Wesen des Menschen zu reflektieren.

Mit dieser Frage nach dem Wesen des Menschen stoßen wir auch auf eine Grundfrage der Psychosomatik. Sie lautet: In welchem Verhältnis stehen seelische und körperliche Vorgänge zueinander? Es geht dabei um das rätselhafte Phänomen, wie sich seelische und körperliche Vorgänge gegenseitig beeinflussen und verändern können. Mit anderen Worten: Wir sind beim Leib-Seele-Problem angelangt.

Die Bezeichnung *Psychosomatik* bringt diese Problemstellung eigentlich schon sehr treffend zum Ausdruck. Denn dieser Terminus setzt sich ja aus jenen zwei Begriffen zusammen, die das Leib-Seele-Problem konstituieren, nämlich Psyche und Körper. Der erste Begriff, Psyche, leitet sich aus dem Griechischen *psýchein* ab, das so viel wie *hauchen, atmen, leben* bedeutet. So wird unter *Psyche* Seele, Seelenleben, Lebenshauch, Gemüt verstanden. Die Psychologie ist demnach die Lehre vom Seelenleben. Der Begriff *Soma*, der in -*somatik* steckt, ebenfalls aus dem Griechischen kommend, bedeutet *Körper* beziehungsweise *Leib*. Zusammengenommen verbindet der Begriff Psychosomatik also das, was wir gewohnt sind, gedanklich zu trennen. Damit benennt die Bezeichnung *Psychosomatik* genau genommen einfach das bekannte Leib-Seele- beziehungsweise Körper-Geist-Problem, das in der Philosophiegeschichte eine so lange, abendländische Tradition aufweist.

So wie der Begriff Psychosomatik im Allgemeinen Verwendung findet, soll er allerdings wesentlich mehr als nur auf ein Problem hinweisen. Er soll nahe legen, dass Körper und Geist, Leib und Seele gemeinsam Beachtung finden sollten, um dem ganzen Menschen gerecht zu werden. *Der Terminus Psychoso-*

matik fordert also die ganzheitliche Beachtung jenes Problems ein, das er benennt.

Wie kann nun dieses Leib-Seele-Problem konkret verstanden werden? Die meisten der großen Philosophen der Menschheitsgeschichte sahen sich nachweisbar dazu aufgefordert, diese grundlegende Frage, wie die geistige und die körperliche Ebene zusammenhängen, zu erörtern. Aus heutiger Sicht hat es den Anschein, dass dabei keine auch nur irgendwie plausibel erscheinende Antwort ausgelassen wurde.

Nachdem bislang vor allem die menschliche Gefühlswelt und ihre Vielfalt im Mittelpunkt standen, sollen nun einige Einblicke in die philosophische Welt des selbstreflexiven Denkens des Menschen folgen. Das Leib-Seele-Problem steht diesbezüglich im Zentrum der Überlegungen.

In der Geschichte der Philosophie und der Naturwissenschaften wurden hinsichtlich des Leib-Seele-Problems, ganz vereinfacht gesagt, die folgenden drei nachhaltig wirksamen und grundsätzlich unterschiedlichen Positionen eingenommen. Diese werden nun in Form von drei Denkvarianten (Egger 1993; Pieringer 2000) einleitend skizziert und danach in aller Kürze zumindest so weit erläutert, wie dies den Boden für ein Verständnis von Psychosomatik und damit auch von Psychosomatischer Intelligenz zusätzlich aufbereiten helfen kann.

Denkvariante A: Leib und Seele beziehungsweise Körper und Geist sind voneinander grundlegend unterschiedlich. Der Körper ist materiell, der Geist beziehungsweise die Seele hingegen immateriell. Der Körper ist sterblich, die Seele unsterblich. Beide, Körper und Geist, stehen zwar in Wechselwirkung zueinander, lassen sich aber nicht aufeinander reduzieren. Es besteht also ein Dualismus von Körper und Geist. Dieser *dualistischen Leib-Seele-Sichtweise* folgten, wenn auch mit inhaltlich im Detail deutlichen Auffassungsunterschieden, in der Antike Platon und Aristoteles und wesentlich später auch René Descartes. Diese Denkweise prägt teilweise auch das heutige Leben vieler Menschen.

Denkvariante B: Alles, also auch das Leib-Seele-Problem, beruht auf einer physischen beziehungsweise materiellen Grundlage. Die geistigen Fähigkeiten sind daher *nur* als Zusatzphänomene zur körperlichen Wirklichkeit zu verstehen. Diese Denkvariante B ist besonders in den Naturwissenschaften beheimatet und lässt zumindest zwei unterschiedliche Auslegungen zu. Einerseits kann diese Position so verstanden werden, dass letztlich alles Geistige beziehungsweise Mentale auf physikalisch-chemische Prozesse zurückgeführt werden kann. Würde man also über die physikalische Welt *alles* wissen, würden auch *alle* psychischen Phänomene erklärbar werden. Eine solche radikal gefasste materialistische Ansicht hält den freien Willen des Menschen konsequenterweise für eine Illusion. Demgegenüber wird vonseiten der so genannten allgemeinen Systemtheorie, die ebenfalls dieser Denkvariante zuzurechnen ist, angenommen, dass mentale Vorgänge zwar ein eigenes System mit eigenen Eigenschaften bilden können, jedoch ebenfalls auf physikalischen Grundlagen beruhen. Diese beiden Auffassungen werden unter der Bezeichnung *monopolare, materialistische Leib-Seele-Theorien* zusammengefasst. Thomas Hobbes ist ein bekannter Vertreter des reduktionistischen Materialismus und damit der ersten Auslegung dieser Denkvariante, während George Engel (1976) mit seinem *biopsychosozialen Modell* als moderner Vertreter der zweiten Auslegung gilt.

Denkvariante C: Nun gibt es aber auch noch eine dritte Position. Diese versteht das Leib-Seele-Problem überhaupt als ein Scheinproblem: Als Menschen sind wir in der Lage, Körper und Geist aus unterschiedlichen Perspektiven zu betrachten und wahrzunehmen. Dies führe dazu, dass Leib und Seele beziehungsweise das Gehirn als ein Organ des Körpers und der Geist als voneinander getrennt erscheinen. Die an und für sich gegebene Ganzheit des Menschen hat demnach unterschiedliche Facetten, die sich je nach Art der Betrachtung auch unterschiedlich darstellen. Der Irrtum der Existenz eines Leib-Seele-Problems komme demnach eigentlich dadurch zustande, dass die Ich-Perspektive des Erlebens und die Außenperspektive des Erlebens nicht ausreichend auseinander gehalten werden. Erkenntnisse, die vom einen Standpunkt aus gewonnen werden, dürften nicht ohne weiteres einfach auf den anderen Standpunkt übertragen werden. Mit anderen Worten: Die meisten Menschen würden aus dem eigenen unmittelbaren Erleben heraus, also aus der Ich-Perspektive, wohl noch kein Leib-Seele-Problem feststellen, jedoch durchaus der Behauptung zustimmen, dass – von außen betrachtet – körperliche Vorgänge und Denkvorgänge als prinzipiell anders erscheinen. Die *psychophysische Einheit des Menschen* stellt sich, dieser Denkvariante folgend, aufgrund von unterschiedlichen Beobachterperspektiven lediglich unterschiedlich dar. Diese zu den sogenannten *non-dualistischen Leib-Seele-Theorien* zählende Auffassung verbindet demnach ganzheitliche Ansichten mit der Vorstellung von zumindest zwei unterschiedlichen Perspektiven, wie dies schon Spinoza vertreten hat und aktuell Goodman (1991) mit seiner *Theorie der organischen Einheit* vertritt.

Was lässt sich von all dem halten? Während die Denkvariante A wissenschaftlich als überholt gilt, spricht hinsichtlich des Leib-Seele-Problems vieles für die Denkvariante C (Egger 2005). Dennoch ist es eher unwahrscheinlich, dass sich in naher Zukunft eine der Antworten auf das Leib-Seele-Problem allgemein durchsetzen können wird. Dies liegt sicher auch daran, dass die Implikationen und Auswirkungen jedes dieser Denkansätze weit reichend und folgenschwer sind. Die Frage nach der Existenz eines freien Willens des Menschen etwa steht in enger Verbindung mit dem Leib-Seele-Problem und einem diesem entsprechenden Menschenbild. Daran wiederum knüpft auch die Frage nach der Bedeutung der menschlichen Intelligenz für die Gestaltungsmöglichkeiten des eigenen Lebens an. Kulturelle und religiöse Themen sind von einer solchen Diskussion ebenfalls massiv berührt. Insofern ist es verständlich, dass die vorherrschende Interpretation des Leib-Seele-Problems bislang immer auch eine ideologische Bedeutung hatte. Alle genannten Denkvarianten sind aber wohl auch insofern zu würdigen, als sie ernsthafte Bemühungen darstellen, das zur Selbstreflexion befähigte menschliche Sein kognitiv fassbarer werden zu lassen.

Aus ihrer jeweiligen Ausgangsüberlegung heraus erscheinen alle genannten Denkansätze bis zu einem gewissen Grad plausibel. Und so muss meines Erachtens der Eindruck zurückbleiben, dass trotz aller philosophischen und wissenschaftlichen Bemühungen nach wie vor jene bereits erwähnte Aussage von Helmuth Plessner Gültigkeit hat, die da lautet: Der Mensch ist damit belastet als auch dazu befähigt, sich selbst eine offene Frage zu sein und zu bleiben (Plessner 1981; vgl. List 2004).

Dieser Ausflug in die Philosophie soll aber nicht nur das Leib-Seele-Problem als ein Grundproblem im Verständnis von Körper und Geist aufzeigen. Der kurze Exkurs in die Geschichte der Philosophie soll zusätzlich verdeutlichen, wie sehr und weshalb Geist und Körper in der abendländischen Kultur eine so strikte Trennung erfahren haben, die sich bis heute, zum Teil durchaus problematisch, auswirkt. Diese Trennung ist bis in unsere Zeit mit massiven, gegensätzlichen Bewertungen von Geist und Körper verbunden, die tief in uns verankert zu sein scheinen, obwohl die Philosophiegeschichte die dualistische Argumentationslinie eigentlich als überholt ansieht.

Insofern ist die Entwicklung des Konzeptes Psychosomatischer Intelligenz auch Ausdruck eines Bemühens, an der Trennung und konträren Bewertung von Geist und Körper, wie sie sich im Zuge der westlichen Kulturgeschichte vorläufig weitgehend durchgesetzt hat, ein wenig zu kratzen.

Ein Wegbereiter der Moderne, René Descartes (1596–1650), sah das alles wohl völlig anders (vgl. Hinterhuber 2001; Popper und Eccles 1987). Er gilt als Begründer eines modernen, strengen Leib-Seele-Dualismus, den er auch deswegen in einen Körper-Geist-Dualismus umformulierte, um diese Problemstellung der Wissenschaft besser zuführen zu können. Der Auffassung René Descartes, die zu seiner Zeit noch als ein umstrittener Kunstgriff galt, war im Laufe der Entwicklung der Moderne ein ungeheurer Erfolg beschieden. Descartes formulierte die Idee eines von Gott gegebenen, zugleich jedoch auch wissenschaftlich fassbaren Dualismus. Diese Vorstellung begann unter der Flagge der Vernunft und des Verstandes das Bild des Menschen von sich selbst nachhaltig zu verändern. Die weitere fulminante historische Entwicklung mit der industriellen und technischen Revolution und mit den Erfolgen in der Medizin schien und scheint den ursprünglichen Auffassungen René Descartes Recht zu geben. Doch was zeichnet seine Vorstellung vom Leib-Seele-Problem eigentlich aus, und inwiefern unterschieden sich Descartes Vorstellungen in letztlich so bahnbrechender Weise von jenen früheren dualistischen Ansätzen, die es ja schon seit der griechischen Antike gegeben hat?

Vorweg sei fairerweise die Anmerkung gestattet, dass Descartes Denksystem wohl durchwegs als komplexer anzusehen ist, als dies unter dem Begriff *Kartesianismus* von seiner Nachwelt rezipiert wurde oder als dies hier dargestellt werden kann.

Allgemein ist bekannt, dass in Descartes Philosophie im Bereich des irdischen, menschlichen Seins zwischen einer Körperwelt und einer Welt des Denkens unterschieden wird. Dabei definiert Descartes einen Körper als etwas räumlich Ausgedehntes und damit als etwas Materielles, das er als *res extensa* bezeichnet. Seiner Anschauung nach funktioniert der Körper wie eine Maschine. Auch alle Pflanzen und Tiere denkt sich Descartes als perfekte Maschinen, die Teil eines riesigen perfekten Uhrwerks seien. Einzig der Mensch sei beseelt. Dank seiner immateriellen und unsterblichen Seele sei der Mensch als einziges Wesen im gesamten Universum lebendig. Die Seele setzt Descartes mit dem menschlichen Bewusstsein beziehungsweise mit dem Denken gleich, der *res cogitans*. Dies ist der Hintergrund seines berühmten, doch nicht immer richtig verstandenen Satzes: *cogito ergo sum* – ich denke, also bin ich.

Descartes wollte mit seiner Philosophie mehrere unterschiedliche Anliegen schlüssig verbinden. Seine Vorstellung von Seele und deren Weiterleben nach dem Tode sollte ganz bewusst der christlichen Theologie seiner Zeit verpflichtet bleiben. Zugleich wollte er aber mehr als das. Er wollte mit Argumenten, die von seinem *„Ich denke, also bin ich"* ausgingen, auch zeigen, ja beweisen, dass Gott existiert (Popper und Eccles 1987). Descartes Überlegungen hatten dabei folgenden Kern: Wenn wir eine klare deutliche Vorstellung oder Wahrnehmung von Etwas haben, dann könne es Gott als ein vollkommenes Wesen nicht zulassen, dass wir getäuscht würden. Somit sind Klarheit und Deutlichkeit unserer Wahrnehmung und unseres Denkens für Descartes zuverlässige und damit gleichsam göttliche Wahrheitskriterien. Unter menschlichem Denken subsumierte Descartes alles, was mit Bewusstsein zu tun hat. Dazu zählte er das Erleben von Emotionen ebenso wie das Erleben von Bedürfnissen, das Wollen oder das Hinterfragen oder Planen.

Als Resultat des Wirkens Gottes sei auch der Körper vollkommen, doch nur im Sinn einer unbelebten Maschine. Über den Körper als einer *res extensa* würde die körperlich sinnliche Vermittlung von Informationen erfolgen, die allerdings erst durch die *res cogitans* bewusst werden könne.

Aus der Sicht Descartes kann zum Beispiel das Gefühl der Angst durch die Begegnung mit einem Furcht erregenden Tier sinnlich-körperlich ausgelöst werden. Das Erblicken des Tieres würde dann als ein über die Sinne, also körperlich, vermitteltes Ereignis an eine kleine Stelle im Gehirn, nämlich die Zirbeldrüse, weitergeleitet werden. Diese sei der Sitz der Seele im Körper. Die Seele beziehungsweise die Zirbeldrüse würde dann die erhaltene Information als Angst bewusst werden lassen und den Körper auf eine Fluchtreaktion vorbereiten können.

Descartes war also bemüht, die Wechselwirkungen zwischen der perfekten Körpermaschine und dem sie belebenden göttlichen Geist, der als menschliches Bewusstsein in Erscheinung tritt, differenziert zu beschreiben. Doch auch er stand schließlich vor dem Problem, wie die Wechselwirkung zwischen einem mechanistisch funktionierenden Körper und einer immateriellen Seele genau zustande kommen solle.

Zusammenfassend betrachtet bedeutete Descartes Position den Versuch, dem Menschen sowohl religiöse Gewissheit als auch wissenschaftliche Erkenntnis zu erschließen. Nachdem der Mensch mittels seines Verstandes am göttlichen Denken partizipiere, sei er auch dazu in der Lage, sein eigenes Denken als auch den eigenen Körper als Teil der großen göttlichen Weltmaschinerie zu erforschen. Nachdem die Körpermaterie des Menschen erst durch sein Denken belebt sei, sei der Mensch das einzige lebendige Wesen in der Natur (Hinterhuber 2001). Gerade dies zeige, so Descartes, wie unendlich der Geist aller Materie übergeordnet sei. Denken wurde fortan daher auch mit Leben gleichgesetzt: *Cogito ergo sum*.

Für viele der Zeitgenossen Descartes war das von ihm gezeichnete Bild eines – abgesehen vom Menschen – *leblosen Maschinen-Universums* erschreckend und unannehmbar. Zudem unterschied es sich gerade in diesem Aspekt besonders deutlich von der Auffassung des Aristoteles. Auch dieser war zwar wie sein Lehrer Platon von der Annahme einer unsterblichen Seele bestimmt, doch nach Aristoteles sind auch alle Pflanzen und Tiere lebendig und beseelt. Die Seele tritt nach seiner Überzeugung in drei Formen in Erscheinung. Als nährende Seele ist sie allen Organismen innewohnend, etwa auch den Pflanzen, als sensorische Seele ist sie der Urgrund der Fähigkeit der Tiere zur Bewegung. Und über die zusätzliche dritte Form der Seele verfügt nach Auffassung des Aristoteles einzig der Mensch: Es ist die unsterbliche, rationale Seele, die dazu befähigt ist, sich ihrer selbst bewusst zu sein. In diesem Sinn versteht auch Aristoteles den Menschen als ein höheres, vernunftbegabtes Tier. Seiner Ansicht nach ist die Wechselwirkung zwischen Seele und Leib ein auf Vollendung ausgerichtetes, zielorientiertes Bemühen. Im Übrigen ordnete Aristoteles den Menschen in eine Entwicklungslinie ein, welche in manchem schon an die erst viele Jahrhunderte später mit Charles Darwin aufkommende Evolutionstheorie erinnert.

Im Unterschied zu Aristoteles und Descartes, die beide stark naturwissenschaftlich orientiert waren, kommt nach Platons

Ansicht der Seele die Aufgabe zu, den Körper und seine Leidenschaften in der bereits besten aller möglichen Welten so weit zu kontrollieren, dass die Existenz dieser besten aller möglichen Welten nicht durch die Leidenschaften des Körpers in Gefahr gerät.

Mit Descartes wurde der Körper erstmals auf ein lebloses, mechanistisches Maschinenmodell reduziert. Als Maschine gedacht, wurde der an sich unbelebte Körper der Erforschung durch den Geist zugänglich. Das Bewusstsein beziehungsweise der Geist und in moderner Diktion die *Intelligenz* wurden zum *Inbegriff des menschlichen Lebens*, ja *des Göttlichen am Menschen*. Die Wissenschaften waren ermutigt und herausgefordert, die Mechanismen der Materie zu erfassen und dem *Homo sapiens* nutzbar zu machen. Das so erfolgreiche Projekt der *Moderne* konnte endgültig beginnen ... .

Zur Psychosomatik der Gegenwart

„Mein Magen tut mir weh,
die Leber ist geschwollen,
das Kopfweh hört nicht mehr auf,
und wenn ich von mir selbst reden darf:
Ich fühl mich auch nicht wohl!“
Karl Valentin

In den Jahrhunderten nach Descartes haben sich die Wissenschaften in einzelne Forschungsdisziplinen differenziert. Sie haben dabei eine das menschliche Leben nachhaltig verändernde und bis heute andauernde Erfolgsgeschichte geschrieben. Die Erkenntnisse der Naturwissenschaften ebneten bereits im 19. Jahrhundert der industriellen Revolution den Weg und später ließen sie das Zeitalter der Elektronik und der Informationstechnologie entstehen. In nicht weniger bahnbrechender Weise entwickelte sich die Medizin. In der ersten Hälfte des 20. Jahrhunderts bestanden die großen Erfolge der Medizin unter anderem in einer bis dahin unvorstellbaren Eindämmung von Infektionskrankheiten, während es in der zweiten Hälfte des letzten Jahrhunderts etwa die Transplantationsmedizin und die Gentechnologie waren, die, wie viele andere Bereiche der Medizin auch, sensationelle Erfolge vermelden konnten und nach wie vor können. Bis zum heutigen Tag ist diese Entwicklung in zunehmend hohem Tempo weitergegangen und hat ohne jeden Zweifel zum Wohl sehr vieler Menschen beigetragen.

Für die meisten *primär naturwissenschaftlich orientierten Fragestellungen* in der Medizin hat sich ein am Maschinenmodell des menschlichen Körpers orientierter Forschungsansatz im Sinn der beschriebenen Erfolge jedenfalls bewährt. Die Psyche der Patientin fand und findet bei einem solchen Forschungszugang meist nur insofern Beachtung, als es darum geht, mit Effekten, die durch die Psyche zustande kommen können – etwa dem Placebo-Effekt –, möglichst so umzugehen, dass dadurch die naturwissenschaftlichen Ergebnisse nicht verfälscht werden. Mit sogenannten *Doppelblindstudien* findet dieser Denkansatz bis heute Anwendung.

Krankheit wird demgemäß als eine primär biologische Störung verstanden, die es zu erkennen und zu beheben gilt. Vereinfacht gesagt, und zwar im Modell der Körpermaschine gesprochen, heißt das, dass die fehlerhafte Stelle im biologischen Ablauf ausfindig zu machen und der Schaden möglichst zu beheben ist. Dies funktioniert, wie wir alle wissen, vielfach ausgezeichnet. Denken Sie etwa an Verletzungen am Bewegungsapparat, die eingegipst, operiert oder sonst wie versorgt werden müssen, oder denken Sie an Infektionskrankheiten, die mit einer spezifischen Antibiotika-Therapie rasch wieder verschwinden, oder denken Sie an verschiedene Erkrankungen des Stoffwechsels, etwa die Zuckerkrankheit, bei welcher ein zu hoher Blutzuckerspiegel durch geeignete Medikamente wieder gezielt normalisiert werden kann.

Doch war und ist der rein biologische Zugang zum menschlichen Körper wirklich die ganze Antwort auf Krankheit und Gesundheit? Genügt es, die große Zahl an körperlich in Erscheinung tretenden Krankheiten wirklich ausschließlich als ein biologisches Phänomen zu verstehen?

Einiges scheint dafür zu sprechen. Denn nach wie vor wird, wie soeben geschildert, bei vielen Forschungsfragen in der Medizin an einer gedanklichen Trennung des Menschen in Körper und Psyche nicht gerüttelt. Dies scheint sich aus Gründen der Forschungsmethodik und des Forschungsdesigns geradezu zwangsläufig zu ergeben. Eine solche Sichtweise ist keineswegs nur auf die Medizin beschränkt. Auch das Erleben und die Denkgewohnheiten von vielen, wenn nicht der meisten, Menschen sind von einer geradezu kategorischen Trennung von Körper und Geist bestimmt. So ist es für viele von uns kaum noch vorstellbar, dass im längsten Teil der Wissenschafts- und Geistesgeschichte, und zwar in der Zeit vor Descartes, der Mensch wissenschaftlich und alltäglich als eine Einheit angesehen wurde und sich auch als Einheit erlebt haben dürfte (vgl. Labourie 2001).

Das oben angeführte Zitat von Karl Valentin bringt hingegen diese heutzutage *ganz normale Spaltung* in Körper und Geist beziehungsweise Körper und Psyche auf den Punkt. Ebenso weist dieses Zitat allerdings auch auf jenen Widerspruch hin, der diesem dualistischen Denkansatz innewohnt: Karl Valentin erzählt zuerst von unangenehmen Körperempfindungen, bevor er den Satz so fortführt, als würde dieser Körper, von dem er gerade noch aus der Ich-Perspektive erzählt hat, eigentlich gar nicht zu ihm gehören.

Mit einer solchen Haltung, wie sie Karl Valentin mit diesem Satz so genial zum Ausdruck bringt, bin ich übrigens auch in meiner ärztlichen Tätigkeit gar nicht selten konfrontiert. Dabei erweist es sich manchmal als durchaus problematisch, wenn der seelische Bereich und der körperliche Bereich als weitgehend oder völlig unabhängig voneinander gesehen und erlebt werden, wie meine Begegnung mit Robert, von der ich gerne berichten möchte, veranschaulichen soll.

Als Robert zu mir kam, war er sichtlich genervt. Doch noch hielt er sich zurück. Höflich wartete er erst einmal ab, was da auf ihn zukommen würde. Er verstand nicht, warum er jetzt auch noch mit einem Arzt für Psychotherapeutische Medizin reden sollte. Er erkundigte sich danach, ob man zu meinem Berufsfeld auch sagen könnte, dass ich ein *Psychologe* bin. Ich informierte ihn darüber, dass ich neben meiner Ausbildung zum Arzt für Allgemeinmedizin und zum Facharzt für Psychiatrie und Neurologie auch eine Ausbildung für Psychotherapie absolviert habe. Mit dieser Antwort gab er sich vorläufig zufrieden. Langsam begann er sich auf die Gesprächssituation einzulassen. Ich erkundigte mich bei ihm, warum *er* meinte, dass es ihm empfohlen worden war, zu mir zu kommen.

„Das weiß ich auch nicht", war seine knappe, mit einem ärgerlichen Unterton versehene Antwort.

„Nun, vielleicht finden wir es ja gemeinsam heraus", entgegnete ich freundlich und gelassen. „Am besten ist es wohl,

Sie erzählen mir, warum Sie eigentlich hier im Krankenhaus auf dieser Abteilung liegen." Ich wartete auf ein Zeichen seiner Zustimmung.

„Okay", meinte er schließlich und machte nun seinem Ärger, allerdings in eher verhaltener Weise, Luft: „Wissen Sie, die finden bei mir nichts. Ich habe schon seit längerem immer wieder starke Schmerzen im linken Unterarm, die bis nach vorne zur Hand gehen, und die Ärzte sagen mir, es ist alles in Ordnung. Aber das stimmt nicht. Das kann nicht sein. Da kann beim Arm etwas nicht stimmen. Und jetzt schicken sie mich zu Ihnen. Mir kommt vor, die glauben, ich bilde mir das alles nur ein. Und das ist sicher nicht der Fall!"

Er machte eine Pause. Offenbar war er neugierig, wie ich nun auf seine ersten Sätze reagieren würde. Ich ließ mir für meine Antwort ein wenig Zeit. So entschied ich mich dafür, doch gleich auf die Emotionen zu sprechen zu kommen, die im Raum lagen: „Ich habe den Eindruck, dass Sie diese Situation ärgert. Sie sagen, Sie haben den Eindruck, die Ärzte würden möglicherweise glauben, Sie bilden sich das alles nur ein. Das wäre ja tatsächlich ärgerlich."

Robert nahm meine Antwort schweigend zur Kenntnis und reagierte auch sonst in keiner Weise.

„Erzählen Sie mir doch bitte mehr von diesen Schmerzen im Arm, die bis zur Hand gehen."

Robert begann, mich in die Geschichte seiner Beschwerden einzuweihen. Er erzählte mir, wie die Beschwerden nach körperlicher Anstrengung immer wieder kommen und was er daraufhin jeweils unternommen hat, um die Beschwerden wieder loszuwerden. Bald danach erfuhr ich auch einiges aus seinem derzeitigen Leben, seine derzeitigen Sorgen, aber auch seine Zukunftspläne. Robert war 28, ein sportlich und entschlossen wirkender junger Mann. Er war Polizeibeamter und wollte in einigen Monaten zu einer Spezialeinheit wechseln, bei der er einem hohen Anforderungsprofil gerecht werden müsste. Doch immer, wenn er seine linke Hand stark beanspruchte, begann er nach einiger Zeit der Belastung, ziehende Schmerzen in einem umschriebenen Areal im linken Unterarm zu verspüren, ohne dass dies von der Lokalisation der Beschwerden her mit einem klassischen Krankheitsbild, wie etwa einer Sehnenscheidenentzündung, vereinbar gewesen wäre. Es würde ihm persönlich sehr zu schaffen machen, so erzählte er mir schließlich, dass er wegen dieser Beschwerden derzeit nicht einmal mehr mit seinen Freunden beim Fahrradfahren in den Bergen mithalten könnte.

In gewisser Weise ähnlich wie Carla, hatte auch er Angst, dass diese Beschwerden seine beruflichen Karrierepläne durchkreuzen könnten. Doch im Unterschied zu Carla war bei ihm organisch nichts weiter festzustellen. Alle Untersuchungen, chirurgisch wie neurologisch, hatten diesbezüglich nichts erbracht. Robert war jedoch darüber eher verärgert als beruhigt. Ihm wäre es sehr recht gewesen, wenn die Untersuchungen endlich zu einem Ergebnis geführt hätten, das seine Symptome erklären würde. Dies würde dann ja wohl auch die Möglichkeit eröffnen, die Schmerzen wieder rasch und gezielt aus der Welt schaffen zu können.

Gleich zu Anfang des Gesprächs hatte er durchblicken lassen, dass er kein Interesse daran hatte, seine Beschwerden als psychisch verursacht anzusehen. Und dazu bestand aus meiner Sicht vorerst auch keine Veranlassung. Ich begnügte mich damit, ihn darauf hinzuweisen, wie die bisherigen Befunde meines Erachtens zu interpretieren wären: „Im Moment können wir nur davon ausgehen, dass es keine größere organische Veränderung gibt, die hier zu behandeln ist. Dies heißt nicht, dass es nicht auch ein körperliches Geschehen, etwa im Sinn einer besonderen Beanspruchung oder Anspannung der Muskulatur, geben könnte, welches Ihre Schmerzwahrnehmung in Gang gesetzt hat."

Ich erzählte ihm daraufhin, dass es so etwas wie den *Teufelskreis des Schmerzes* (Rüegg 2001) gibt. Wenn die Muskulatur zum Beispiel überbeansprucht wird, kann die dadurch ausgelöste Reizung über Reflexbahnen im Rückenmark zu einer Erhöhung der Anspannung in der betroffenen Muskulatur führen. Diese Anspannung kann wiederum schmerzlich empfunden

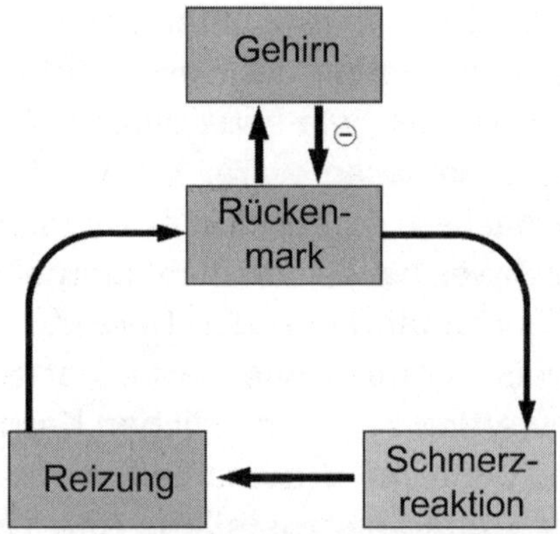

Abb. 5. Teufelskreis des Schmerzes (modifiziert nach Rüegg 2001). Eine schmerzliche Reizung der Muskulatur erregt Nervenzellen im Rückenmark, die reflektorisch eine Schmerzreaktion im Sinn einer Anspannung der Muskulatur auslösen. Diese führt zu einer Einschränkung der Durchblutung und verstärkt den Schmerz (Myalgischer Circulus vitiosus, vgl. Krainick und Schmidt 1991). Die Schmerzsignale werden vom Rückenmark zum Gehirn geleitet, sodass der Schmerz bewusst wird. Das Gehirn kann aber auch auf die Nervenzellen des Rückenmarks zurückwirken und so die Schmerzwahrnehmung hemmen. Dieser Mechanismus wird als deszendierende (absteigende) Hemmung bezeichnet (vgl. Zimmermann 1995)

werden und den auf diese Weise eingeleiteten Schmerzkreislauf durch erneute reflektorische Erhöhung der Anspannung wiederum verstärken.

„Eine hohe Anspannung der Muskulatur kann sogar deren Durchblutung reduzieren und so ebenfalls zur Aufrechterhaltung des Schmerzes beitragen", ergänzte ich.

Diese Informationen beruhigten ihn etwas. „Sie glauben also nicht, dass ich mir das alles nur einbilde?"

„Ja", bestätigte ich ihm, „ich glaube nicht, dass Sie sich das alles nur einbilden."

„Und was kann ich jetzt tun?", fragte er.

„Wir sollten gemeinsam alle Möglichkeiten in Erwägung ziehen, die Einfluss auf diese Beschwerden haben könnten. Das heißt, ich möchte mich vorerst noch ein wenig ausführlicher mit Ihnen unterhalten, wenn Sie damit einverstanden sind."

Er nickte.

„Dann ist es für mich wahrscheinlich leichter möglich", setzte ich daraufhin fort, „Ihre Frage, was Sie tun könnten, zu beantworten. Allerdings ist es durchaus auch nicht selten, dass solche Beschwerden wie Ihre zeitweiligen Schmerzen ebenso, wie sie gekommen sind, auch wieder verschwinden, ohne dass je eine besondere Ursache festzustellen war."

Ich informierte Robert auch kurz darüber, wie häufig solche Beschwerden eigentlich sind. Beispielsweise haben in der Allgemeinbevölkerung zu jedem beliebigen Zeitpunkt durchschnittlich zwei von zehn Personen starke Kreuzschmerzen (Woolf und Pfleger 2003). Sieben von zehn Personen leiden zumindest einmal im Leben an ausgeprägten Schmerzen im Rücken, wobei häufig Stress, Angst, Aggressionen und Fehlhaltungen oder Fehlbelastungen zu Muskelverspannungen führen und den beschriebenen Schmerzkreislauf in Gang setzen oder aufrecht erhalten. Wegen Gelenksschmerzen sucht jede Dritte und wegen Arm- oder Beinbeschwerden jede Vierte wenigstens einmal im Leben eine Ärztin auf, ohne dass eine organische Ursache für diese Beschwerden gefunden wird (Kroenke und Price 1993). In der Medizin spricht man in diesem Zusammenhang von *funktionellen Beschwerden*, von Symptomen also, die in erster Linie eine Funktionseinschränkung mit sich bringen. Die Patientinnen erleben sich dann häufig als *krank ohne Befund* und sind darüber manchmal sehr irritiert.

Doch auch im Alltag verspüren die meisten von uns offenbar immer wieder einmal solche beunruhigenden, funktionellen Symptome. So haben Kroenke und Price (1993) erstaunlicherweise herausgefunden, dass sogar vier von fünf Personen mindestens ein solches Symptom *pro Woche* erleben, welches sie dann oft als primär körperlich verursacht interpretieren: Dies können so unspezifische Symptome wie Erschöpfung, Abgeschlagenheit oder ein allgemeines Krankheitsgefühl sein, aber auch spezifischere Missempfindungen wie Kopfweh, ein Druckgefühl über der Brust, Bauchweh, Schwindel und vieles mehr.

Oft sind es anscheinend erst zusätzliche, persönlich belastende Faktoren, welche die Einzelne bei längerer Dauer solcher

Beschwerden schließlich dazu veranlassen, eine Ärztin aufzusuchen und eine organische Abklärung anzustreben. Diese ergibt dann, zum Erstaunen der Betroffenen, keinen auffälligen körperlichen Befund. Während die meisten Menschen sich bei solchen funktionellen Störungen damit begnügen, dass eben nichts gefunden wurde, und sich mit dieser Erkenntnis arrangieren, gibt sich ein kleinerer Teil dieser Personen mit einem solchen Ergebnis nicht zufrieden. Sie wandern in der Folge oft von Ärztin zu Ärztin, um aus der irrtümlichen Überzeugung heraus, dass die körperliche Ursache eben noch nicht entdeckt worden sei, zusätzliche Untersuchungen einzufordern (Langewitz 2003).

Im weiteren Verlauf des Gesprächs mit Robert wurde übrigens noch deutlicher, wie wichtig es auch Robert erschien, seine subjektive Schmerzwahrnehmung durch einen fassbaren körperlichen Befund objektiv bestätigt zu bekommen. Er sei nämlich ein sehr verlässlicher Mensch, und gerade das wüssten seine Freundin, seine Freunde und seine Kollegen besonders an ihm zu schätzen. Und nun habe er etwas, das man nicht sieht und das ihn doch zeitweise so stark behindere, dass er nicht das tun könne, was er möchte: „Da könnte man mich ja für einen Hypochonder halten", brachte er seine Sorge auf den Punkt. Andeutungen in diese Richtung habe es bereits gegeben. Nein, direkt habe das zwar niemand gesagt, aber seine Beschwerden habe man an seinem Arbeitsplatz auch nicht wirklich ernst genommen. Dank dieser Mitteilung wurde es mir ein wenig besser verständlich, welch hohe Bedeutung die organische Abklärung für Robert haben musste.

Im Lauf eines nächsten Gespräches begann Robert seine zeitweiligen Schmerzzustände in einem etwas milderen Licht zu sehen. Auf meine Frage hin, wie er damit umgehen würde, wenn seine Freundin das gleiche Problem wie er hätte, war es für ihn ganz selbstverständlich, dass er ihr deswegen jedenfalls nicht vorwurfsvoll begegnen würde. Zum Glück sei auch sie ihm gegenüber deswegen nie vorwurfsvoll gewesen, ergänzte er. Trotzdem, dies alles sei ihm mehr als unangenehm. „Bisher hat immer alles bei mir funktioniert", wiederholte er. Bei einem dritten und letzten Gespräch empfahl ich ihm, die einzige Idee, zu der er selbst motiviert schien und an die er selbst schon einmal gedacht hatte, nämlich eine Entspannungsmethode wie Autogenes Training zu erlernen, tatsächlich aufzugreifen und umzusetzen. So könne er lernen, sich besser zu entspannen und auch auf den Spannungszustand seiner Muskulatur gezielter Einfluss zu nehmen. Mit den Worten, „das würde mir insgesamt auch nicht schaden", schloss er schließlich das Gespräch.

Etwa ein Jahr später hatte ich mit Robert noch einmal telefonisch Kontakt. Er teilte mir dabei mit, dass er sich in der Zwischenzeit beruflich verändert habe und dieses Problem mit dem Unterarm zum Glück seit längerem schon völlig verschwunden sei. Er war mit dieser Entwicklung verständlicherweise hoch zufrieden.

Was ich in den Gesprächen mit Robert nicht wirklich ausführlich erörtern konnte und wollte, ist die bekannte Wechselwirkung zwischen der inneren Einstellung und der Schmerzwahrnehmung. Die diesbezügliche Macht unseres Denkens auf das Spüren von Schmerzen ist potenziell enorm. Der Physiologe Caspar Rüegg erzählt in seinem Buch *Psychosomatik, Psychotherapie und Gehirn* von einer experimentellen Untersuchung, die diesen Einfluss eindrucksvoll belegt. Die Versuchspersonen sollen dabei eine Hand für mehrere Minuten, so lange es eben vonseiten der Schmerzen geht, in Eiswasser tauchen. Rüegg (2001, S. 35) schreibt dazu Folgendes: „Nun hängt aber die Stärke der Schmerzempfindung in solchen Versuchen auch sehr von der mentalen Einstellung ab. Sagt etwa der Versuchsleiter dem Probanden, die eisige Kälte „härte ab" und stärke somit die Gesundheit, so spürt der Proband geringere Schmerzen und lässt somit die Hände länger (schmerzfrei) im eisigen Wasser als dann, wenn er meint, die Kälte bewirke eine Erkältung. Negatives Denken (*Katastrophisieren*) verschlimmert den Schmerz, etwa wenn starke oder lang andauernde Schmerzen als Anzeichen einer unheilbaren Krankheit angesehen werden (vgl. Hasenbring 2000). Die Intensität der Schmerzempfindung beziehungsweise die Schmerzschwelle hängt also stark von unserer inneren Einstellung beziehungsweise von der Art, wie wir denken, ab. Aber auch emotionale Faktoren kommen mit ins Spiel. So wird die ängstliche Patientin bei einer Zahnbehandlung stärkere Schmerzen empfinden als die tapfere, positiv denkende, und eine Gebärende mag vor lauter Freude über die Geburt ihres Kindes den körperlichen Schmerz während der Entbindung gar vergessen. Verwundete Soldaten ertragen oft klaglos schwere Verletzungen, vor allem aufgrund einer durch den Stress der Verwundung ausgelösten Schmerzunempfindlichkeit. Im indischen Subkontinent und auf Mauritius laufen tamilische Feuerläuferinnen sogar barfuß über glühende Kohlen, ohne den geringsten Schaden zu nehmen, während Sherpas ohne Schuhe und meist nur dünn bekleidet, ohne zu klagen, schwere Lasten in die eisigen Höhlen des Himalaya schleppen."

Wie ist dies erklärbar, wie kann unser Denken und unsere Gefühlswelt so großen Einfluss auf unsere Schmerzwahrnehmung nehmen, die doch ganz woanders ihren Ausgangspunkt hat?

Die diesbezüglichen Zusammenhänge sind einigermaßen geklärt. Im menschlichen Gehirn gibt es ein Areal, das sogenannte periaquäduktale Grau, das sich im Bereich des Hirnstamms befindet. Von diesem Areal aus verläuft eine Nervenbahn in das Rückenmark und kann dort eine auf die Schmerzwahrnehmung hemmende Wirkung ausüben. Über diesen Weg, der, wie schon erwähnt, als *deszendierende Hemmung* bekannt ist, wird nämlich erreicht, dass vom Rückenmark aus das Gehirn nur mehr in eingeschränktem Umfang schmerzbezogene Informationen aus der Körperperipherie erhält. Das heißt, die deszendierende Hemmung hemmt die Wahrnehmung von Schmerzen (siehe Abb. 5).

Diese Gehirnregion, die dafür verantwortlich ist, eben das periaquäduktale Grau, steht offenbar sowohl mit dem Denken als auch mit der Gefühlswelt in Verbindung. Eine vermittelnde Rolle kommt dabei bestimmten körpereigenen Botenstoffen, nämlich den sogenannten Endorphinen, zu. Diese aktivieren die Nervenzellen des periaquäduktalen Grau und wirken auf diese Weise letztlich als körpereigene Schmerzhemmer (Rüegg 2001).

So zeigt sich einmal mehr, wie unser Denken Einfluss auf unser Spüren nehmen kann. Doch damit ist das Spektrum an konkreten Wechselwirkungen zwischen Schmerzwahrnehmung und psychosozialen Faktoren noch keineswegs beschrieben. Zumindest ein, zwei ergänzende Anmerkungen drängen sich auf.

Schmerzen zu verspüren hat bekanntlich auch einen sozialen Signalcharakter. Finden Menschen zum Beispiel nur dann Zuwendung, wenn sie starke Schmerzen zu erkennen geben, so kann dies durchaus problematische Folgen haben. Denn lernt die Betroffene gewissermaßen, dass auf ihr Schmerzverhalten mit Trost und Unterstützung reagiert wird, so kann dies durchaus dazu beitragen, dass aus einem akuten Schmerzzustand ein chronischer Schmerz wird. Schließlich werden ihre Schmerzen ja sozial belohnt. In der Medizinischen Psychologie wird in diesem Fall auch von einem *sekundären Krankheitsgewinn* gesprochen, den die Betroffene erlebt und der ihr Schmerzerleben möglicherweise beeinflusst. Körperliche Schmerzen können aber auch noch andere Facetten haben. So können körperliche Schmerzen hilfreich sein, um innere Spannungszustände oder seelische Schmerzen zu übertönen. Auch Kinder reagieren bekanntlich manchmal mit Bauchweh, wenn sie Kummer haben. Doch sogar selbstaggressive Handlungen, wie etwa das Aufritzen der eigenen Haut, können dazu dienen, den eigenen seelischen Schmerz zu übertönen. Bei Personen mit bestimmten Persönlichkeitszügen können solche autoaggressiven Handlungen aber noch eine andere, fast gegenteilige Funktion erfüllen, nämlich überhaupt irgendetwas spüren zu können. Manche dieser Menschen leiden nämlich darunter, dass sie sich selbst ungenügend spüren, und versuchen, durch Selbstverletzungen diesbezüglich vorübergehende Abhilfe zu schaffen. Und tatsächlich geht es manchen dieser Personen danach kurzfristig besser.

Wie stark jeweils körperliche, seelische und soziale Faktoren auf das Erleben von Schmerzen Einfluss nehmen, ist von Mensch zu Mensch, von Patientin zu Patientin verschieden. Jede Patientin muss daher individuell sehr genau untersucht werden, gerade auch, um organische Ursachen nicht zu übersehen. Dass aber die körperliche, die psychische und die soziale Ebene bezüglich der Schmerzwahrnehmung zusammenwirken, ist unbestritten.

Wie das Beispiel Schmerzwahrnehmung veranschaulicht, beinhaltet das moderne Verständnis von Psychosomatik die vielfältigen Wechselwirkungen und das Zusammenspiel zwischen körperlichen, psychischen und sozialen Faktoren in Gesundheit und Krankheit. Innerhalb der Medizin ist Psychosomatik jener wissenschaftliche Bereich, der diese Wechselwirkungen untersucht.

Der Begriff Psychosomatische Intelligenz bezieht sich daher ebenfalls auf diese Wechselwirkungen, und zwar auf jene geistigen menschlichen Fähigkeiten, die es uns ermöglichen, mit den psychosomatischen Wechselwirkungen intelligent umzugehen.

Was das konkret bedeutet, wird im Zweiten Teil des Buches noch ausführlich erläutert. So viel kann allerdings bereits jetzt festgehalten werden: Der Mensch lässt sich natürlich nicht auf das Modell einer trivialen Maschine reduzieren. Nicht zuletzt ist das Modell einer einfachen Körpermaschine auch mit den etwa 100 Milliarden Nervenzellen nicht vereinbar, die in jedem menschlichen Gehirn aktiv sind (Ratey 2001). Sie führen dazu, dass jede von uns, ausgehend von ihrer genetischen Ausstattung und ihrer Lebenserfahrung, ein hoch individuelles und hoch komplexes Vorstellungssystem im Sinn einer *subjektiven Wirklichkeit* entwickelt. Bei einer Maschine sind die Abläufe in der Regel vorauszusehen. Beim einzelnen Menschen sind sie es vor allem dort nicht, wo er, sich selbst und seine Umwelt wahrnehmend, diese Eindrücke – natürlich subjektiv – verarbeitet. Gerade diese Dimension des Subjektiven zeichnet das biopsychosoziale Wesen Mensch aus. So ist jede Einzelne auch hinsichtlich ihrer neurobiologischen und psychischen Struktur einzigartig. Wenn man der gesamten Person gerecht werden will, ist die Reduktion der Einzelnen auf das Modell einer Maschine wissenschaftlich unhaltbar. Dennoch ist das Bild vieler Menschen von sich selbst von einem solchen Maschinenmodell in einem erstaunlichen Ausmaß geprägt.

Wie bereits in Bezug auf das Leib-Seele-Problem erläutert, fordert der Terminus „Psychosomatik" hingegen die ganzheitliche Beachtung jenes Problems ein, das er mit seinen zwei Teilen – Psyche und Soma – benennt.

Somit kann auch der Begriff Psychosomatik inhaltlich folgendermaßen beschrieben werden (vgl. etwa Hoffmann und Hochapfel 1999, S. 198):

Körperliche, psychische (seelische) und soziale Faktoren wirken zusammen, wenn es um Gesundheit, aber auch wenn es um Krankheit geht.

Diese drei Faktoren sind aus heutiger Sicht auf das Engste miteinander verbunden. Weil der menschliche Organismus heute so verstanden wird, dass biologische, psychische und soziale Wechselwirkungen bei jeder Erkrankung vorliegen, jedoch mit jeweils unterschiedlicher Gewichtung der einzelnen Aspekte, sind eigentlich alle Erkrankungen mit biopsychosozialer Dynamik verbunden. Dieser Begriff *biopsychosozial* wird heute vielfach inhaltlich gleichwertig mit *psychosomatisch* verwendet oder umgekehrt, unter *psychosomatisch* wird heute auch *biopsychosozial* verstanden.

Auf Basis all dieser Überlegungen lässt sich daher auch sagen, dass Krankheit und Gesundheit unterschiedliche psychosomatische Zustände repräsentieren. Oder, negativ formuliert, es gibt keine Erkrankung beim Menschen, die nicht psychosomatisch beziehungsweise biopsychosozial wäre. Damit ist jedoch nicht gemeint, dass jede Erkrankung psychische Ursachen hätte. Es wird dadurch lediglich zum Ausdruck gebracht, dass sich eine Störung auf einer Ebene immer auch – zumindest in gewisser Weise – auf einer anderen Ebene auswirkt.

Denken Sie zum Beispiel an einen Beinbruch, wie auch immer er zustande gekommen sein mag. Die betroffene Person hat nicht nur ein mechanisch-biologisches Problem. Sie wird jedenfalls auch eine psychische Reaktion zeigen, und es wird soziale Auswirkungen geben, etwa im Sinne eines Krankenstandes.

Die Psychosomatik der Gegenwart versucht zu vermitteln, wie eng die biologische, die psychische und die soziale Ebene miteinander verbunden sind, und ist bemüht, deren jeweilige Bedeutung im Einzelfall gezielt zu erkennen und entsprechend dieser Bedeutung auch gezielt therapeutisch zu beachten. Der Forschungsbereich Psychosomatik beschäftigt sich mit den genannten Zusammenhängen und Wechselwirkungen. Innerhalb der Medizin ist es die sogenannte biopsychosoziale oder *psychosomatische Medizin*, die sich im Rahmen von Diagnostik und Therapie speziell dieser Aufgabe widmet.

Unter *psychosomatischen Krankheiten in einem engeren Sinn* werden in der Gegenwart solche verstanden, bei denen psychische und/oder soziale Faktoren wesentlich zur Entstehung, Auslösung oder Aufrechterhaltung körperlicher Symptome und den damit in Verbindung stehenden Leidenszuständen beitragen (vgl. Hoffmann und Hochapfel 1999, S. 217 ff.).

Prinzipiell können dabei folgende Zusammenhänge unterschieden werden: *Zum einen* können Krankheiten körperlich beginnen und die Patientinnen in der Folge seelisch und sozial schwer belasten, wie dies etwa nach einem Herzinfarkt oder einem Schlaganfall oft zu beobachten ist. Diese Belastungen können den weiteren Krankheitsverlauf, wenn sie nicht behandelt werden, ungünstig beeinflussen: In diesem Fall spricht man genau genommen von einem *körperlich-seelischen* oder mit dem entsprechenden Fremdwort von einem *somatopsychischen Zusammenhang*. Dies gilt auch für viele chronische Erkrankungen, wie etwa „Rheuma" oder chronischem Nierenversagen. Solche Krankheiten zwingen die Patientinnen dazu, mit ihrer ständigen Erkrankung leben zu lernen. Auch hier beeinflussen seelische und soziale Faktoren den Umgang der Einzelnen mit ihrer Erkrankung und damit die eigene Lebensqualität. Doch auch bei vielen der sogenannten Zivilisationskrankheiten, wie etwa bei hohem Blutdruck (Hypertonie), Zuckerkrankheit (Diabetes Typ II) oder Übergewicht, spielen psychische und soziale Faktoren – und zwar im Sinn des *Lebensstils* – eine für den Krankheitsverlauf wichtige Rolle.

Zum anderen können Krankheiten aber auch körperlich in Erscheinung treten und vorrangig durch psychische Faktoren ausgelöst worden sein oder aufrecht erhalten werden. Dies wiederum ist beispielsweise bei manchen Formen von Herzbeschwerden, Magen-Darm-Beschwerden oder Wirbelsäulenbeschwerden der Fall: Dann liegt ein *seelisch-körperlicher Zusammenhang* oder ein *psychosomatischer Zusammenhang im engsten Sinn* des Wortes vor.

Natürlich gibt es auch, wenn wir gesund sind, unzählige Formen psychosomatischen Geschehens. Hinweise darauf finden sich auch in vielen alltagssprachlichen Redewendungen: Etwa, wenn einem vor Freude das Herz höher schlägt, ein Hinweis also darauf, dass unser Herz-Kreislauf-System nicht nur bei Belastung und Stress, sondern auch bei einem freudig bewegenden Ereignis mit einem höheren Herzschlag reagiert. Ebenso können einem vor Freude, Trauer oder Verzweiflung Tränen in die Augen steigen, auch das sind, genau genommen, sehr offenkundige psychosomatische Phänomene. Ein anderes Beispiel ist der Einfluss von Angst, etwa Prüfungsangst, auf die Erhöhung der Schweißsekretion und eine Steigerung der Darmmotorik. Natürlich reagieren diesbezüglich nicht alle Menschen gleich. Sehr wohl aber dürfte es eine von den meisten Menschen geteilte Erfahrung sein, dass die eigene geistige Leistungsfähigkeit auch in Abhängigkeit von der körperlichen Befindlichkeit, etwa im Fall von starker Müdigkeit, schwankt. Die Unfallstatistik, ob im Straßenverkehr, im Haushalt oder in der Freizeit, belegt diese und ähnliche Zusammenhänge. Aber auch die wachsende Bedeutung des Mentaltrainings im Leistungssport legt für psychosomatisches Geschehen Zeugnis ab. Oder denken Sie an die feinen bis hin zu den intensiven psychosomatischen Reaktionsweisen des Verliebt-Seins! Oder denken Sie an die menschliche Sexualität als psychosomatisches Geschehen! Oder denken Sie an den Schlaf-Wach-Rhythmus, der ebenfalls von typischen psychosomatischen Mustern begleitet ist! Und, und, und ....

Mit diesem Abschnitt wollte ich eine Grundidee davon vermitteln, was heute unter Psychosomatik verstanden wird. Nun aber sollen jene Körpersysteme, die unser aktuelles Verständnis von Psychosomatik entscheidend bestimmen, hinsichtlich einiger ihrer psychosomatischen Wechselwirkungen skizziert werden. Eine Hauptbotschaft dazu vorweg: Mit Hilfe unserer Intelligenz können wir auf die biologische, die psychische und die soziale Ebene Einfluss nehmen. Auch das Potenzial der Einflussnahme der Intelligenz auf die biologische Ebene ist beachtlich, dies unter anderem dadurch, weil die einzelnen Körpersysteme in sehr enger Verbindung miteinander stehen. So beeinflussen sich das Nervensystem, das Hormonsystem und das Immunsystem gegenseitig. Dies hat entsprechende Auswirkungen im gesamten Organismus. Ein typisches Beispiel dafür sind Situationen, in denen die „Alarmglocken" läuten.

Alarmierter Organismus

„Sein oder Nicht-Sein, das ist die Frage."

William Shakespeare: Hamlet

Wohl nur wenige medizinisch-psychologische Fachbegriffe haben eine derart starke Verbreitung in der Alltagssprache gefunden wie das Stresskonzept. Dabei ist der Begriff *Stress* erst in den vergangenen vierzig Jahren aus der Wissenschafts- in die Alltagssprache eingeflossen (Klauer 2002). Tatsächlich berichten viele unserer Mitmenschen recht häufig von ihrem Stress. Meist wird das Wort Stress als ein unspezifischer Überbegriff verwendet, der ebenso für eine belastende, unangenehme Situation stehen kann wie für ein belastetes Gefühlsleben. Im konkreten Einzelfall kann die Bezeichnung Stress dann allerdings ganz Unterschiedliches meinen: Ein Computerprogrammierer spricht vielleicht von Stress, weil seine Konzentrationsfähigkeit zu wünschen übrig lässt, eine Lehrerin berichtet vielleicht von Stress, weil sie das Verhalten der Schülerinnen belastet, ein Krankenpfleger, weil er ermüdet ist, eine berufstätige Mutter, weil sie verschiedene Rollen erfüllen muss, ein Manager, weil er unter finanziellem Erfolgsdruck steht, und wiederum eine andere, weil sie Stress mit ihrem Partner hat und so weiter und so fort. Jede dieser Personen spricht mit dem Wort Stress einen wichtigen wie auch belastenden Bereich ihres Lebens an. Im Zusammenhang mit diesen subjektiven Belastungssituationen wird oft auch über eine Reihe von körperlichen Symptomen geklagt. Dabei fallen häufig auch psychosomatische Zusammenhänge auf. „Oft, wenn ich sehr unter Druck bin, bekomme ich Kopfweh", ist eine solche Aussage. Viele Menschen setzen überhaupt Psychosomatik mit Stress und Stressphänomenen gleich. Tatsächlich sind Stressreaktionen auch ein hervorragendes Beispiel für psychosomatisches

Geschehen, allerdings eben nur ein Beispiel unter vielen, wie bereits am Ende des letzten Kapitels erläutert wurde. Gerade in jüngerer Zeit liefert der Bereich der Stress- und der Intelligenzforschung aber auch beachtenswerte Hinweise darauf, wie geistige Flexibilität beziehungsweise Intelligenz Einfluss auf erfolgreiches Bewältigungsverhalten nehmen können (Krohne 1993; Schwartz und Rogers 1994; Gottfredson 1997). Dies sollte nicht unbeachtet bleiben.

Gefährliche oder belastende Situationen fordern im Allgemeinen dazu auf, eine Einschätzung der Situation unter Berücksichtigung der eigenen Möglichkeiten zustande zu bringen. Hier findet also notwendigerweise ein Prozess der Informationsverarbeitung statt, der viele unterschiedliche Fähigkeiten erfordert: die Wahrnehmung der Situation, eine gezielte Bewertung dieser Situation, aber auch die Fähigkeit zur Selbstwahrnehmung und nicht zuletzt die Fähigkeit zu kreativem Denken und Planen. Möglicherweise ist in der Folge auch noch die wiederholte flexible Anpassung des ursprünglichen Plans an neue Realitäten erforderlich. Ein erfolgreiches Bewältigungsverhalten beinhaltet also eine Einschätzung der Stresssituation, welche der Situation selbst als auch der eigenen Person und ihren Bewältigungsfähigkeiten möglichst entspricht (Lazarus und Folkman 1984).

Die Stresssituation beziehungsweise das, was Stress verursacht, wird in der Stressforschung übrigens als *Stressor* bezeichnet (Klauer 2002). Und was wird eigentlich unter Stress verstanden?

Stress kann als ein Reaktionsmuster eines Organismus auf Reizereignisse definiert werden, die sein Gleichgewicht empfindlich stören und seine Fähigkeit zur Bewältigung dieser Situation strapazieren oder auch überfordern (vgl. Zimbardo und Gerrig 1999). Die Reaktionen auf Stress spielen sich gleichzeitig auf mehreren Ebenen ab: auf der körperlichen Ebene, der emotionalen Ebene, der Ebene der Informationsverarbeitung sowie auf der Ebene des Verhaltens. Die körperlichen Auswirkungen von Stress unterscheiden sich in Abhängigkeit davon, ob die Belastung zeitlich begrenzt ist oder ob sie über einen längeren Zeitraum mehr oder weniger kontinuierlich besteht. Im ersten Fall spricht man von akutem Stress, im zweiten Fall von chronischem Stress.

Die akute Stressreaktion, eine beeindruckende, eigentlich großartige und bereits uralte Errungenschaft der Evolution, ermöglicht es dem Organismus, sich binnen kürzester Zeit aus völliger Ruhe und Entspannung in einen Alarmzustand zu versetzen, der alle Energiereserven mobilisiert. Erst dadurch kann der Organismus auf eine vielleicht lebensbedrohliche Situation wirkungsvoll mit Kampf oder Flucht reagieren. Um in grauer Vorzeit das Überleben der Einzelnen zu sichern, mussten die für Kampf oder Flucht notwendigen körperlichen Voraussetzungen natürlich möglichst rasch zustande kommen können.

Im heutigen Alltag sind es meistens allerdings nicht die körperlichen Bedrohungen und Anforderungen, die uns Stress verursachen, sondern die psychischen Belastungen. Der Organismus reagiert dabei dennoch im Großen und Ganzen, zumindest was die körperlichen Reaktionsmuster betrifft, relativ einförmig und, man ist versucht zu sagen, traditionell. Dennoch gibt es auch dabei individuelle Unterschiede.

Um allgemeine als auch individuelle Muster der Stressreaktion zu erfassen, setzt die moderne Stressforschung gerne das folgende Experiment ein: Versuchspersonen werden dazu aufgefordert, vor einem größeren Publikum eine öffentliche Rede zu halten, ohne dass sie ausreichend Zeit haben, sich darauf gut vorzubereiten. Trotz der Freiwilligkeit der Teilnahme an einem derartigen Experiment erleben die meisten Menschen diese Aufgabe als belastend oder zumindest unangenehm. Viele empfinden zumindest zu Beginn Angst, manche auch einen gewissen Ärger. Im Sinn der einsetzenden Stressreaktion erhöht sich dennoch zumeist auch die geistige Wachheit. Das Herz schlägt automatisch schneller. Der Blutdruck steigt. Die Zahl der Atemzüge nimmt zu. Die Atmung vertieft sich. Dabei besteht eine Wechselwirkung zwischen subjektiver Stressintensität, Emotionen und Atmung. Je mehr Angst im Spiel ist, desto schneller und tiefer wird geatmet. *Umgekehrt kann durch bewusste Einflussnahme auf die Atmung, etwa durch ein bewusstes Senken der Atemfrequenz, ein beruhigender Einfluss auf das emotionale Erleben ausgeübt werden* (Grossman 1983). Das subjektive Angstgefühl als auch andere, physiologische Auswirkungen von Angst nehmen ab. Dies wiederum kann dazu führen, dass die Stresssituation als leichter zu bewältigen eingestuft wird als gerade noch vorher.

Im Rahmen der Stressreaktion werden auch die bekannten Stresshormone, wie Adrenalin, Noradrenalin und Kortisol, aus dem Nebennierenmark und der Nebennierenrinde ausgeschüttet. Diese hormonelle Aktivierung erfolgt auf zweifachem Weg: einem schnellen und einem langsamen.

Die schnelle Stressreaktion[6] führt zur Ausschüttung der Stresshormone *Adrenalin und Noradrenalin* aus dem Nebennierenmark und ermöglicht rasches Handeln bei akutem Stress. Diese schnelle Reaktion kommt über das so genannte vegetative oder autonome Nervensystem zustande (siehe Abb. 6). Dieses autonome Nervensystem setzt sich bekanntlich aus zwei „Gegenspielern" zusammen, dem Sympathikus und dem Parasympathikus. Gemeinsam beeinflussen sie die meisten Körpersysteme, wobei der Sympathikus Aktivierung bei Kampf und Abwehr bewirkt, während der Parasympathikus für Erholung und Entspannung zuständig ist. Im Zuge der Stressreaktion ist also der Sympathikus bestimmend.

Die langsame Stressreaktion spielt bei chronischem Stress die Hauptrolle. Sie verläuft über die sogenannte Hypothalamus-Hypophyse-Nebennierenrinden-Achse. Der Hypothalamus ist ein kleiner Teil des Gehirns über der vorderen Schädelgrube, der über einen Botenstoff die benachbarte Hypophyse dazu anregt, ein Hormon in das Blut abzugeben (siehe Abb. 7). Dieses Hormon wiederum veranlasst auf dem Weg über das

[6] Die schnelle Stressreaktion verläuft über die sogenannte Hypothalamus-Sympathikus-Nebennierenmark-Achse.

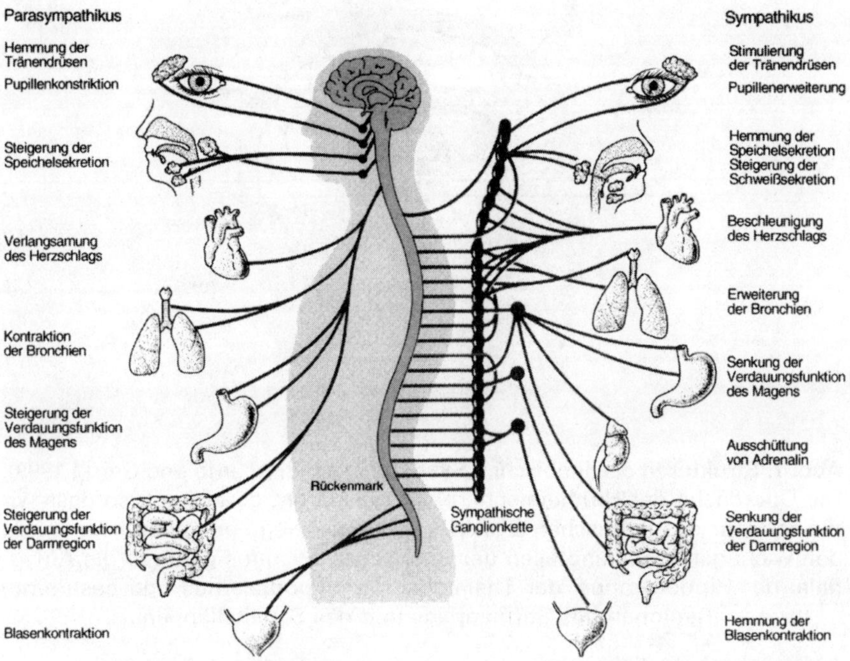

Abb. 6. Vegetatives (autonomes) Nervensystem (nach Zimbardo und Gerrig 1999). Diese schematische Darstellung zeigt die Bestandteile des vegetativen Nervensystems. Gezeigt wird, wo die wichtigsten Nerven herkommen und welche Funktion sie haben. Was zum Parasympathikus gehört, ist links eingezeichnet, was zum Sympathikus gehört, dagegen rechts. Anzumerken ist, dass die Nerven des Sympathikus mit einer Kette von Ganglien (Ansammlungen von Nervenzellen) in Verbindung stehen, die direkt außerhalb des Rückenmarks liegen

Blut die Ausschüttung des Stresshormons *Kortisol* aus der Nebennierenrinde.

Die schnelle und die langsame Stressreaktion stehen unter dem Einfluss eines anderen, kaum fünf Gramm schweren Gehirnareals, des sogenannten Mandelkerns, der auch als *Amygdala* bezeichnet wird. Dieser Mandelkern ist eine zentrale Schaltstelle für die emotionale Einfärbung von Sinneseindrücken.

Der Schweizer Physiologe Rüegg (2001, S. 56) schreibt dazu Folgendes: „Der Mandelkern ist Teil des so genannten lim-

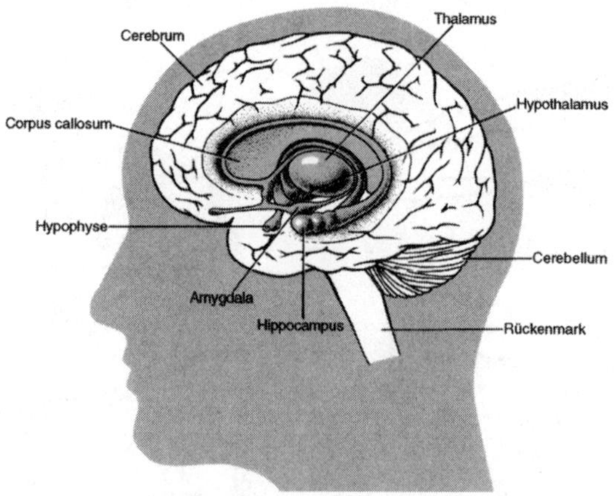

Abb. 7. Strukturen des limbischen Systems (nach Zimbardo und Gerrig 1999). Die Oberfläche der Hirnhemisphäre ist transparent gezeichnet, so dass wir die Struktur des limbischen Systems, das tiefer liegt, erkennen können. Zu den wichtigsten Bestandteilen des limbischen Systems gehören die Amygdala, der Hippocampus, der Thalamus, der Hypothalamus und bestimmte Regionen des Stirnlappens und des Scheitellappens

bischen Systems, das über dem Zwischenhirn liegt und nach heutiger Auffassung als „Sitz" der Emotionen gilt (Abb. 7). So bewertet er die von den Sinnesorganen zugeleiteten Meldungen hinsichtlich ihres Bedeutungscharakters – Gefährlichkeit beispielsweise – und leitet gegebenenfalls sehr schnell, meist noch bevor einem die Gefahr bewusst wird, entsprechende emotionale Reaktionen ein. Psychosozialer Stress, verbunden mit Wut, Ärger oder Furcht, bewirkt deshalb auch beim Menschen eine ausgeprägte Abwehrreaktion, die über den Hypothalamus und den Sympathikus vermittelt wird. Wer sich – zu Recht oder Unrecht – bedroht und angegriffen fühlt, verhält sich daher auch „emotionally defensive", wie die Amerikaner sagen."

Über den Mandelkern wird die Stresssituation also emotional bewertet, und eine Vielzahl an Körperreaktionen wird eingeleitet (siehe Abb. 8). Dies wiederum beeinflusst die bewusste gedankliche beziehungsweise kognitive Bewertung der Situation sowie das eigene Verhalten.

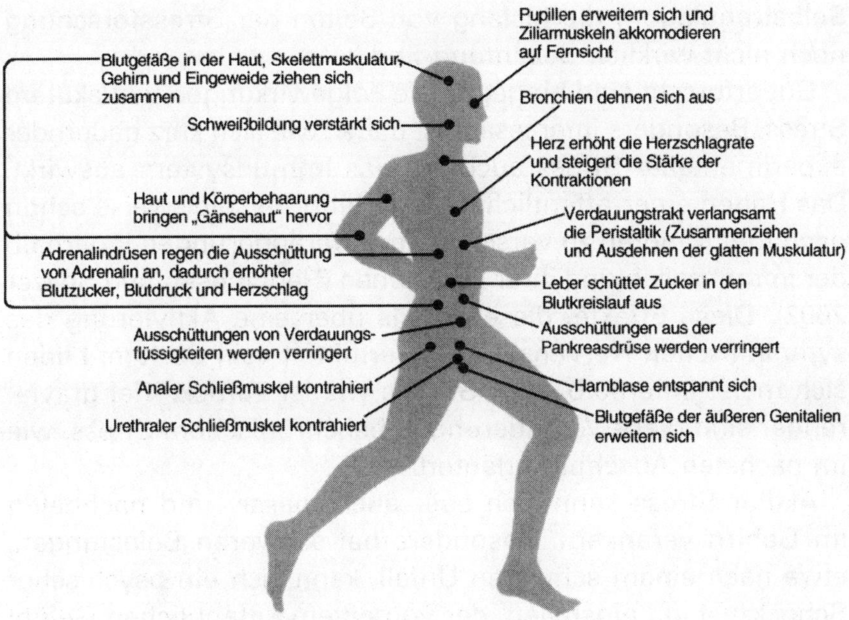

Abb. 8. Die Reaktionen des Körpers auf Stress (nach Zimbardo und Gerrig 1999)

Zumindest zwei weitere Aspekte erscheinen im Zusammenhang mit dem Thema dieses Buches interessant. Bei Stressexperimenten ist ein Teil jener Versuchspersonen, die viel Adrenalin im Blut haben, besonders erfolgreich, wie Experimente bezüglich des Stressors *öffentliches Reden* zeigten. Diese Probandinnen sind offenbar aufgrund des Adrenalins geistig besonders wach. Auch verschiedene Leistungssportlerinnen, denken Sie etwa an einige berühmte Schifahrer vor dem Start, scheinen sich jenen Adrenalinkick als selbst herbeigeführtes *Auto-Doping* geben zu wollen, um Höchstleistungen erzielen zu können. Dass damit auch ein Hochgefühl einhergehen kann, berichten nicht nur verschiedene Extremsportlerinnen.

Andererseits gibt es aber auch konkrete Hinweise, dass wir durch die kognitive Kontrolle der Stresssituation den eigenen Adrenalinspiegel ebenso gezielt senken können (Frankenhaeuser und Rissler 1970). Dies erscheint als eine Möglichkeit zur

Selbstregulation, die bislang von Seiten der Stressforschung noch nicht wirklich Beachtung findet.

Gut erforscht sind hingegen die Folgewirkungen von akutem Stress. Besonders interessant ist dabei, wie sich kurz dauernder experimenteller Stress auch auf das Immunsystem auswirkt. Das Halten einer öffentlichen Rede führt beispielsweise schon nach fünf Minuten zu verschiedenen Veränderungen innerhalb der Immunzellen und ihrer Funktionen (Henningsen und Spitzer 2002). Diese Effekte, die ebenfalls über eine Aktivierung des sympathischen Nervensystems vermittelt sein dürften, bilden sich meist innerhalb einer Stunde wieder zurück. Viel gravierender sind diese Veränderungen bei chronischem Stress, wie im nächsten Abschnitt erläutert wird.

Akuter Stress kann sich aber auch massiv und nachhaltig im Gehirn verankern. Besonders bei schweren Belastungen, etwa nach einem schweren Unfall, kann sich ein psychischer Schockzustand einstellen, der von einem anfänglichen Gefühl von *Betäubung* schließlich zu Verzweiflung und Angst, aber auch zu einer Reihe von körperlichen Symptomen wie Kopf-, Bauch- oder Brustschmerzen führen kann. Das Ereignis selbst bleibt im Gehirn nachhaltig verankert und kann sich auch erst Monate später, etwa durch Albträume oder durch veränderte körperliche Reaktionsmuster, manifestieren.

Bei der psychischen Bearbeitung solcher Vorkommnisse ist möglicherweise die Fähigkeit, dieses Geschehen einigermaßen in die eigene Lebensgeschichte integrieren zu können, höchst hilfreich. Ist es denkbar, dass auch hier, bei der Bearbeitung eines solchen akuten Traumas, jener Form der Intelligenz, der dieses Buch gewidmet ist, eine erhebliche Rolle zukommen könnte?

Im Dauerstress

Auch muss ich, wenn die Nacht sich nieder senkt,
Mich ängstlich auf das Lager strecken;
Auch da wird keine Rast geschenkt,
Mich werden wilde Träume schrecken.

Johann Wolfgang von Goethe: Faust. Der Tragödie 1. Teil

Als die Redakteurin Silvia zu mir kam, war sie schon einige Zeit hindurch recht verunsichert. Obwohl sie mit ihrem Leben durchwegs zufrieden war und ihren Traumjob höchst erfolgreich ausübte, hatte sie bei sich eine beunruhigende Veränderung wahrgenommen. Alles, was ihr in den letzten Jahren mit großer Leichtigkeit und Unbeschwertheit von der Hand gegangen war, war seit einiger Zeit für sie zu einer wirklichen Anstrengung und Belastung geworden. Die Umstände hatten sich eigentlich gar nicht wesentlich verändert. Niemand zweifelte an ihren Fähigkeiten. Einzig sie selbst begann, mehr und mehr unter ihrem Job zu leiden. Was war geschehen?

Im Rahmen eines psychotherapeutischen Erstgesprächs erzählte sie mir, dass sie zu Beginn ihrer Tätigkeit jenen Kick, den der Stress ihres Jobs mit sich brachte, richtiggehend genossen hatte. Dies sei vor einigen Jahren noch so weit gegangen, dass sie diesen Kick sogar selbst herbeizuführen gesucht hatte, wenn er sich aus ihrem Arbeitspensum nicht von alleine ergab. Um diesen *Stress-Kick*, wie sie ihn nannte, zu erzeugen, hatte sie dann einfach über das geforderte Maß hinaus noch schneller, noch präziser, noch perfekter, noch brillanter und noch kreativer zu arbeiten versucht. Und – oftmals war ihr das gelungen – der besondere Kick stellte sich wieder ein.

Im Lauf einiger Jahre ging aber parallel zu ihren gewohnten Verhaltensmustern eine Veränderung in ihrem Leben vor sich. Langsam, aber sicher verloren viele ihrer früheren privaten Interessen zunehmend an Wichtigkeit. Eigentlich war ihr auch der eigene Freundinnenkreis nicht mehr so wichtig. Die Bedeutung ihrer Freizeit trat in den Hintergrund. Die Freizeit diente bald hauptsächlich dazu, sich möglichst zu erholen, um wieder einigermaßen fit zur Arbeit gehen zu können. Doch selbst, wenn sie zu Hause war, beschäftigte sie sich gedanklich weiterhin mit den Anforderungen, welche die Arbeit mit sich brachte. Als Redakteurin für das aktuelle Tagesgeschehen blieb sie dennoch unausweichlich von vielen äußeren Faktoren abhängig. Dies erlebte sie zunehmend als Belastung. Denn sie musste ständig damit rechnen, dass sie sich am nächsten Tag wieder mit der einen oder anderen Improvisation würde behelfen müssen.

Nun aber kam noch Folgendes hinzu: Ihre Sorgen, die sie sich seit einiger Zeit um das Gelingen ihrer Arbeit machte, begannen, sich zunehmend auch auf die eigene Person auszudehnen. Sie fühlte sich geistig manchmal nicht ganz klar im Kopf. Obwohl niemand etwas bemerkte, hatte sie selbst den Eindruck, dass ihr Gedächtnis manchmal zu wünschen übrig ließ. Manchmal spürte sie auch ein Druckgefühl im Brustkorb, manchmal ein taubes Gefühl in den Händen. All dies machte ihr zunehmend Angst. Sie ließ sich daraufhin durchuntersuchen, ohne dass eine Krankheit gefunden wurde. Doch Silvia ließ nicht locker. „Es stimmt doch etwas nicht mit mir, oder?", erkundigte sie sich in unserer ersten Begegnung.

Tatsächlich war Silvia, obwohl sie eine positive Einstellung zu all ihren Lebensbereichen hatte, in ein Ungleichgewicht geraten. Stress war für sie zum Dauerzustand geworden. Das war die eine Seite. Andererseits war sie aufgrund ihres beruflichen Erfolges dazu verleitet gewesen, bestimmte persönliche Bereiche, die ihr früher viel bedeutet hatten, mehr und mehr zu vernachlässigen. Ihr Denken und ihr Wertesystem hatten begonnen, sich auf das Arbeitsleben einzuengen. Die Ängstlichkeit und die Körpersymptome, die in der Folge auftraten, waren ein Warnsignal dafür, dass sie früher oder später völlig aus ihrem inneren Gleichgewicht zu kippen drohte.

Nach einer jahrelangen Phase enormen beruflichen Einsatzes hatte bei Silvia eine subtile Vernachlässigung eigener Bedürfnisse eingesetzt. „Warum ist das so, dass mir nichts mehr richtig Freude bereitet? Ich möchte wenigstens wissen, was das ist. Ich kann mir das alles nicht erklären. Was ist los mit mir?" fragte sie mich wiederholt.

Im Unterschied zu anderen Menschen, die sich in ähnlichen Situationen befinden, hatte Silvia relativ rasch reagiert. Ähnlich wie Carla hatte auch sie sich auf den Weg gemacht, sich Klarheit zu verschaffen, wie das, was sie erlebte, zu erklären wäre. Nachdem ich bereits wusste, dass Silvia körperlich umfassend untersucht worden war, ohne dass ein beunruhigender Befund aufgetaucht wäre, und sie mir ihre Arbeitssituation geschildert hatte, war es eine sehr nahe liegende Vermutung, dass sie unter Dauerstress litt.

Dauerstress ist besonders dann erschöpfend, wenn sich folgende Faktoren dazu gesellen: hoher Zeitdruck, ein hohes Arbeitspensum, Abhängigkeit von anderen und ein hohes eigenes Anspruchsniveau (Bauer 2003). Alle diese Faktoren trafen auf Silvia zu. Dass ihre Tätigkeit einer laufenden Beurteilung von außen unterworfen war, musste sie unter diesen Umständen eigentlich noch zusätzlich belasten. Und schließlich bot auch ihre partnerschaftliche und familiäre Situation manchmal weniger Rückzugsmöglichkeit, als sie es sich wahrscheinlich gewünscht hätte.

Doch Silvia war bereit, sich selbst ernst zu nehmen und auf ihre Symptome entsprechend zu reagieren. Sie war erleichtert zu erkennen, dass es sich bei ihrer jetzigen seelischen und körperlichen Verfassung nicht um eine persönliche Schwäche handelt, sondern um eine Folge extremer Faktoren. Sie fand rasch einen Weg, sich wieder zu stabilisieren. Es hatte in den wenigen Gesprächen, die wir führten, durchaus genügt, dafür zu sorgen, dass sie selbst nach kleinen Anpassungen in ihrem Leben Ausschau zu halten begann.

Aus Erfahrung weiß ich, dass manche Menschen dazu hervorragend in der Lage sind, passende neue Wege für sich zu entdecken. Oft genügt es, diese Menschen zu ermutigen, jene eigene Fähigkeit zu nützen, die sie erkennen lässt, was eigentlich für sie die nächsten richtigen Schritte wären. Wie auch immer man diese Fähigkeit nennen mag, es gibt sie. Sie hat wohl mit dem Erkennen-Können eigener Intentionen und – wie ich meine – auch mit Intelligenz zu tun.

Bedauerlicherweise gelingt es einer erheblichen Zahl von Menschen auch dann noch nicht, persönliche Veränderungen in die Wege zu leiten, wenn eigentlich schon alle Alarmglocken läuten müssten. Und dies ist insofern auch erstaunlich, weil der oft jahrelange Prozess, den manche vom Dauerstress bis hin zur völligen Erschöpfung und zum bekannten Burn-out-Syndrom durchmachen, persönlich höchst belastend sein muss.[7]

Was unterscheidet jene Menschen, die, wie Silvia, relativ frühzeitig auf die eigene Befindlichkeit reagieren, indem sie durch die Körpersignale eines chronisch alarmierten Organismus zu kritischer Selbstreflexion veranlasst werden, von jenen anderen, die dazu nicht imstande zu sein scheinen? Denn diese zweite Gruppe setzt den eingeschlagenen Weg in Richtung völliger Erschöpfung oft auch dann noch scheinbar unaufhaltsam fort, wenn sich gangbare Alternativen eigentlich aufdrängen würden und auch vorhanden wären.

Der austrokanadische Endokrinologe Hans Selye (1907–1982), ein Pionier der Stressforschung, beschrieb bereits jene Anpassungsleistung, die der Organismus dann vollbringt, wenn der belastende Faktor beziehungsweise der Stressor über eine gewisse Zeitspanne hinweg bestehen bleibt (Selye 1981). Der Organismus kann sich eine Zeit lang an Stress anpassen. Er versucht dabei, wenn er den Stressor schon nicht wieder loswerden kann, mit ihm sozusagen leben zu lernen. Dies gilt für psychischen Stress prinzipiell genauso wie etwa für jenen Stress, den eine anhaltende Infektionskrankheit für den Organismus bedeutet. In beiden Fällen reagiert der Körper weitgehend

[7] Siehe dazu auch Kapitel 5: *Abkühlen oder ausbrennen.*

ähnlich. Er konzentriert seine Abwehrkräfte auf den Auslöser der Stressreaktion. Dadurch wird der Organismus jedoch für zusätzliche Belastungsfaktoren anfälliger, seine Abwehrkräfte sind gebunden.

Hinsichtlich der körperlichen Veränderungen hat schon Selye bemerkt, dass sich bei chronischem Stress die Nebennieren vergrößern, während die Strukturen des Immunsystems in ihrem Umfang zusammenschrumpfen. Dies erklärt sich daraus, dass bei chronischem Stress besonders die in ihrer Wirkung länger anhaltende *Kortisol*-produzierende Stressachse aktiv ist. Ein Haupteffekt des Kortisols besteht darin, dem Körper Energie zur Verfügung zu stellen und die Immunreaktionen einzubremsen. Eine gewisse, kontinuierliche Immunschwäche ist die Folge. Daher ist es auch nicht verwunderlich, dass gestresste Menschen häufiger erkranken (Cohen et al. 1991). Heute wissen wir, wie eng Psyche und Immunsystem eigentlich miteinander kooperieren. So werden bei psychischem Stress vom Gehirn zum Teil dieselben Botenstoffe gebildet, die sonst dem Immunsystem zugerechnet werden. Einer dieser Botenstoffe ist das sogenannte *Interleukin-1*. Es kann nicht nur selbst die Stressachse des Kortisols ankurbeln, es ist auch für das allgemeine Krankheitsgefühl und für das im Rahmen von Infektionskrankheiten auftretende Fieber mit verantwortlich. Dies bedeutet, dass auch psychischer Stress, der ja ebenfalls zur Produktion von Interleukin-1 führt, und zwar im Gehirn, in ähnlicher Weise Fieber und Krankheitsgefühl nach sich ziehen kann wie ein Infektionserreger (Rüegg 2001).

Darüber hinaus gibt es auch eine direkte Nervenverbindung zwischen Gehirn und Immunsystem, die über das vegetative Nervensystem, also Sympathikus und Parasympathikus, verläuft. *Auf diesem Weg stehen Psyche, Gehirn und Immunsystem also nicht nur in indirekter, sondern auch in direkter Verbindung zueinander* (Rüegg 2001, S. 108 ff.). Dies wird als eine mögliche Erklärung dafür angesehen, warum allergische Reaktionen, etwa im Asthma-Anfall, auch durch Emotionen ausgelöst werden können.

Das menschliche Immunsystem ist lernfähig. Es kann auf bestimmte Reize in ähnlicher Weise konditioniert werden, wie dies der russische Forscher Pawlow mit seinen berühmten Experimenten an Hunden demonstrierte. Pawlow ließ immer zu Beginn der Fütterung seiner Hunde eine Glocke erklingen. So begannen seine Hunde, zwischen dem Läuten der Glocke und der Fütterung eine Verbindung herzustellen. In der Folge, so zeigte Pawlow, nahm der Speichelfluss dieser Tiere auch unabhängig von der Fütterung immer dann zu, wenn die Glocken ertönten.

In durchaus analoger Weise zeigten kürzlich australische Forscher (Gauci et al. 1994), dass sich allergische Reaktionen bei Versuchspersonen, die von vorneherein an Heuschnupfen litten, dadurch verstärken ließen, dass diese einen seltsam schmeckenden, allerdings völlig harmlosen Cocktail tranken: Die Versuchspersonen hatten zuvor dieses Getränk mehrfach in Verbindung mit Substanzen angeboten bekommen, die eine leichte allergische Reaktion im Sinn von Heuschnupfen auslösen können. Offenbar wurde dadurch eine Verbindung zwischen allergischer Reaktion und dem Geschmack dieses Getränkes hergestellt. Ähnlich, wie schon allein das Läuten der Glocke Speichelfluss bei Pawlows Hunden zur Folge hatte, führte bei den australischen Versuchspersonen nach der erfolgten Konditionierung allein schon der seltsame Geschmack des Getränks zu einer allergischen Reaktion.

Umgekehrt, auch dies erscheint beachtenswert, klingt Heuschnupfen in 40% der Fälle schon dann ab, wenn nur ein Placebo, also ein Medikament ohne Wirksubstanz, verabreicht wird (Schäfer 1997). Dies belegt die erstaunliche Verbindung zwischen Psyche, Gehirn und Immunsystem.

Das Forschungsfeld, das diese Zusammenhänge und ihre Bedeutung für die menschliche Gesundheit ergründet, nennt man *Psychoneuroimmunologie*. Ist es also medizinisch vorstellbar, dass wir mit unserem Spüren und Denken, generell oder auch gezielt, unsere Abwehrkräfte und damit auch unsere Gesundheit beeinflussen können? Offensichtlich ist die überraschende Antwort: Ja! Schon allein, wenn ein Mensch davon überzeugt ist – und dies subjektiv auch so erlebt –, dass er eine belastende Situation einigermaßen gut überstehen kann, hat er anscheinend bessere Karten, diese Belastung zu bewältigen, ohne gesundheitlich Schaden zu erleiden (Antonovsky 1987). Dies trifft auch dann zu, wenn die Belastung mit Sinn in Verbindung gebracht werden kann. Wenn die Betroffene hingegen ihren Stress als unkontrollierbar und völlig sinnlos einschätzt und diese Situation vielleicht auch noch ohne soziale Unterstützung erlebt, läuft sie Gefahr, psychisch wie körperlich in einen zunehmenden Erschöpfungszustand zu geraten, der wiederum ihr gesundheitliches Risiko erhöht.

In den letzten Jahren wurden daher auch verschiedene Programme entwickelt, welche geplagte Mitmenschen gegen potenzielle negative Auswirkungen von Stress schützen können sollen. Dabei wird unter anderem trainiert, die Stressbelastung geistig adäquat einzuschätzen und auf sie im Bedarfsfall gezielt zu reagieren. Hier wird also erfreulicherweise zumindest einmal das Denken genützt! Das Spüren hingegen, welches über den Mandelkern mittels des vegetativen Nervensystems eine noch direktere Verbindung zum Immunsystem haben dürfte (Jerry 1996; Rüegg 2001), wurde bislang in solche Trainingsprogramme leider noch nicht einbezogen, wie Klauer (2002) kürzlich berichtete.

Aus den beschriebenen Zusammenhängen ergibt sich allerdings noch keine Antwort auf die wichtige Frage, warum manche Menschen den oft ganz wesentlich selbst erzeugten Teufelskreis von Stress und Erschöpfung nicht und nicht durchbrechen können. Einige Erklärungen lassen sich dafür ohne Zweifel finden. Es sind aber besonders zwei Überlegungen, auf die ich in diesem Zusammenhang aufmerksam machen möchte, weil beide möglicherweise zu einem Verständnis der psychosomatischen Grundlagen intelligenter Leistungen beitragen können.

Stress kann nämlich dazu führen, dass eine unserer intelligenten Fähigkeiten, nämlich die Merkfähigkeit, sehr in Mitleidenschaft gezogen wird. Das Stresshormon Kortisol ist dafür verantwortlich. Es kann offenbar das Abrufen von Wissen aus unserem Gedächtnis völlig blockieren (Rüegg 2001). Das bekannte Phänomen des *Black-out*, dass nämlich das eigene Gedächtnis, etwa bei einer Prüfung, plötzlich versagt, lässt sich auf diese Weise erklären. Gerade Dauerstress kann dieses Abrufen von Gedächtnisinhalten zunehmend erschweren, ein Umstand, der manche bereits belastete Menschen zusätzlich ins Schleudern bringen kann. So beschreibt Johann Caspar Rüegg (2001) beispielhaft, wie etwa ältere Arbeitnehmerinnen, die auch altersbedingt erhöhte Kortisolspiegel aufweisen, diesbezüglich besonders gefährdet sind. Sie erleben sich dann möglicherweise geistig derartig geschwächt oder blockiert, dass sie sich gezwungen sehen, durch besonderen Einsatz diese Schwäche zu kompensieren. Ihr subjektives Erleben von Stress nimmt entsprechend zu. Folglich steigt wiederum der Kortisolspiegel und kann die Gedächtnisschwäche erneut verstärken. Wenn dann auch noch Selbstzweifel und unverständliche Fehler hinzukommen, ist es gut vorstellbar, dass das Unglück eines unrühmlichen Ausscheidens aus dem Berufsleben seinen Lauf nimmt, eine Entwicklung, die eigentlich durch den Zusammenhang zwischen Kortisol und Gedächtnis in Gang gesetzt wurde.

Eine Überlegung ganz anderer Art, warum manche Menschen bis zur Erschöpfung im Dauerstress verbleiben, bezieht sich darauf, das diese Personen vielleicht selbst eine massive körperliche Stressreaktion nicht als eine solche registrieren. Dies kann daran liegen, dass sie insgesamt weniger Zugang zu ihrem leiblichen Erleben haben und sich auch entsprechend weniger differenziert spüren können.[8] Es kann aber auch daran liegen, dass der eigenen Person insgesamt wenig Aufmerksamkeit geschenkt wird. So zeigten Suls und Fletcher (1985) folgenden Zusammenhang auf: Je weniger Anzeichen von Stress eine Person bei sich wahrnimmt, desto stärker ist der negative Einfluss

[8] Siehe dazu Kapitel 4: *Leben, ohne sich zu spüren.*

von Lebensstress auf den Gesundheitszustand. Der Ernst der Lage bleibt so lange Zeit unerkannt. Der Organismus erschöpft sich weiterhin. Eine angemessene Reaktion wird erst sehr spät oder gar nicht eingeleitet.

Es ist gut vorstellbar, das ein Teil jener Personen, die sich ganz und gar nicht erklären können, wie sie in einen aus ihrer Sicht *nur* körperlichen Erschöpfungszustand kommen konnten, dieser Gruppe mit geringer Selbstaufmerksamkeit angehören.

Dies wiederum würde bedeuten, dass es einen wichtigen gesundheitlichen Schutzfaktor darstellt, den eigenen Stress auch zu spüren. Denn nur dadurch sind wir in der Lage, entsprechend zu reagieren und unser Leben in Bahnen zu lenken, die unseren Möglichkeiten und Bedürfnissen entsprechen. Auch hier ist also eine Form von Intelligenz gefragt, die uns diese Selbstregulation ermöglicht. Besitzen wir diese?

Potenziale des Gehirns

„Heutigen Theorien zufolge ist das Gehirn eher ein Ökosystem als eine Maschine."

John J. Ratey

Einige der gewichtigsten Grundlagen für das Konzept der Psychosomatischen Intelligenz kommen aus dem Bereich der Neurobiologie. Neben der eigenen klinischen Erfahrung, der Entwicklungspsychologie, dem biopsychosozialen Modell und bestimmten Erkenntnissen der Intelligenzforschung legt es gerade auch die Gehirnforschung nahe, dass unsere höheren Fähigkeiten zur Informationsbearbeitung sich auch auf psychosomatische Zusammenhänge und Wechselwirkungen beziehen.

Das neurobiologische Forschungsfeld, das die Funktionsweise des menschlichen Gehirns untersucht, gewinnt innerhalb der Welt der Wissenschaften derzeit zunehmend an Bedeutung. Dies liegt vor allem daran, dass es seit wenigen Jahren aufgrund modernster bildgebender Untersuchungsverfahren möglich geworden ist, gezielte Einblicke in die Arbeitsweise des Gehirns zu erhalten. So kann eine Vielzahl an Forschungsfragen experimentell untersucht werden. Dies geschieht beispielsweise mittels der sogenannten funktionellen Magnetresonanztomographie, kurz fMRI genannt. Dabei können experimentell hervorgerufene, regionale Veränderungen der Gehirnaktivität aufgrund der sie begleitenden Veränderungen in den Stoffwechselprozessen sichtbar gemacht werden. Solche und ähnliche Forschungsmethoden werden in den nächsten Jahren und Jahrzehnten weitere Einblicke in jenes Organ des Menschen ermöglichen, welches das Selbstverständnis des Homo sapiens so grundlegend prägt. Dabei haben die Neurowissenschaften schon bis heute unser Bild vom Menschen nachhaltig verändert. Auch das wissenschaftliche Verständnis menschlicher Intelligenz dürfte sich zukünftig zunehmend an diesen Entwicklungen orientieren. Einige der neurobiologischen Grundlagen, die in enger Verbindung zum Thema dieses Buches stehen, kommen daher in diesem Abschnitt kurz und bündig zur Sprache.

Verlaufsbahn der Evolution

In seinem Buch *Das menschliche Gehirn – Eine Gebrauchsanweisung* weiß der an der Harvard Medical School tätige Gehirnforscher und Psychiater John J. Ratey höchst Erstaunliches über dieses Organ zu berichten: „Das Gehirn ist das komplizierteste Gebilde im gesamten Universum. In einem einzigen menschlichen Gehirn befinden sich *hundert Milliarden Neurone* (Nervenzellen) und rund zehnmal so viele weitere Zellen, die andere Aufgaben erfüllen. Alle diese Neurone sind durch Verästelungen, die Axone und Dendriten, miteinander verbunden. Die meisten von ihnen enden in Synapsen (Verbindungsstellen). Synapsen sind der vorrangige Untersuchungsgegenstand der heutigen Hirnforschung, denn man nimmt an, dass Lernen und Entwicklung im Gehirn vorrangig durch Stärkung oder Schwächung der synaptischen Verbindungen stattfindet. Jedes dieser hundert Milliarden Neurone hat zwischen einer und 10 000 synaptische Verbindungen zu anderen Neuronen. In jedem menschlichen Gehirn gibt es daher theoretisch etwa 40 000 000 000 000 000 (vierzig Billiarden) mögliche Verbindungsmuster. An diesen winzig kleinen synaptischen Spalten, wo ein elektrisches Signal kurzzeitig in ein chemisches verwandelt und dann wieder rückverwandelt wird, üben auch die psychoaktiven Medikamente wie Antidepressiva (Stimmungsaufheller) ihre für den Laien geheimnisvolle Wirkung aus" (Ratey 2001, S. 16 f.).

Und Ratey setzt fort: „Wenn Veränderungen der Stärke bei der synaptischen Übertragung den grundlegenden Mechanismus bilden, auf dem die Fähigkeit des Gehirns beruht, die

Welt zu repräsentieren, und wenn jede Synapse, sagen wir zehn, verschiedene Stärken hat, dann beträgt die Anzahl der potenziellen elektrochemischen Konfigurationen jedes Gehirns zehn hoch eine Billion. Eine unvorstellbare Größe. ... Glücklicherweise kann uns die Vorstellung einer solchen dynamischen Komplexität von der Furcht befreien, dass unser Schicksal von vorneherein genetisch festgelegt ist. ... Wir haben in gewisser Weise tatsächlich einen freien Willen, denn alles, was wir tun, beeinflusst die Folgeereignisse, und das Gehirn entwickelt sich auf eine kaum vorhersehbare Weise" (Ratey 2001, S. 17 ff.).

Wie für die meisten Hirnforscher steht aber auch für Ratey der zentrale Einfluss der Gene auf die anfängliche Entwicklung des Gehirns außer Zweifel. Die Gene legen seiner Meinung nach jedoch keineswegs ein für alle Mal fest, wie die Gehirnreaktionen ablaufen. Damit erscheinen auch die folgenden beiden Fragen legitim und wichtig: Inwiefern nehmen wir selbst darauf Einfluss, wie sich die Leistungsfähigkeit des eigenen Gehirns entwickelt und wie wir die eigene Intelligenz einsetzen?

Die Antwort auf diese Fragen wird sicherlich auch davon abhängen, was wir eigentlich unter Intelligenz verstehen. Ich möchte in diesem Zusammenhang als eine erste Annäherung an das Thema Intelligenz an die Evolution des menschlichen Gehirns erinnern und dafür nochmals auf Ratey beziehungsweise auf die Abb. 9 verweisen:

„Das Gehirn entwickelte sich nach oben aufsteigend. Dieses Modell des „dreieinigen" Gehirns wurde 1967 von Paul MacLean beschrieben. MacLean geht davon aus, dass das Gehirn bei seiner Entwicklung diejenigen Gehirnregionen unserer Vorfahren bewahrt hat, die sich als nützlich erwiesen, und neue Strukturen aufbaute, die der Gattung Mensch in ihrem evolutionären Kampf ums Überleben einen Vorteil verschafften. Durch Mutationen und im Prozess des Überlebenskampfes experimentierte die Evolution mit den bereits vorhandenen Hirnfeldern und gelangte auf diese Weise zu dem anpassungsfähigsten Organismus im Universum. Die unterste und älteste Region, das Reptiliengehirn (Hirnstamm), ist der Sitz der Kom-

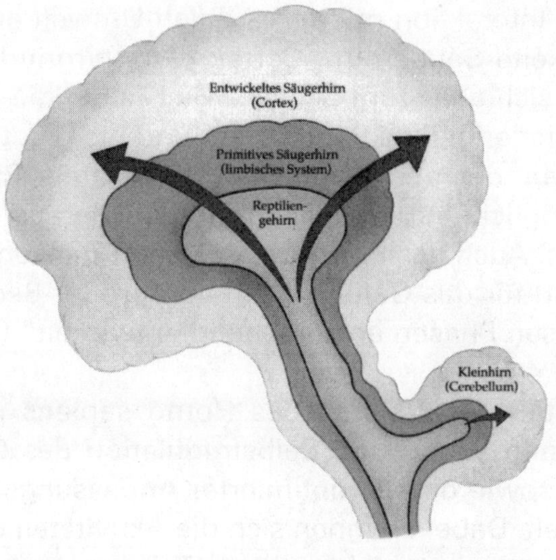

Abb. 9. Verlaufsbahn der Evolution des Gehirns (nach Ratey 2001; MacLean 1970). Das von Paul MacLean beschriebene und hier abgebildete Modell von drei Gehirnen in einem Gehirn, die voneinander weitgehend unabhängig arbeiten würden, ist nach heutiger Ansicht falsch und irreführend (vgl. Roth 2001). Nach Meinung des Neurobiologen Gerhard Roth hatte es sogar verhängnisvolle Auswirkungen. Es habe nämlich dazu geführt, dass man Gefühle und autonome körperliche Funktionen bis vor wenigen Jahren fälschlicherweise nur den evolutionär alten Gehirnregionen zuordnete (vgl. Roth 2001). Auch die Intelligenzforschung sah die höchsten kognitiven Fähigkeiten ausschließlich im evolutionär jüngsten Gehirnabschnitt, der Großhirnrinde, repräsentiert *und negierte bislang sowohl die engen funktionellen Verbindungen innerhalb des gesamten Gehirns als auch die vielfältigen psychosomatischen Zusammenhänge weitgehend*

mandozentralen, die das Überleben sichern. Sie kontrollieren Wachsein, Schlaf und Atmung und regulieren die Temperatur sowie grundlegende automatische Bewegungen. Hier liegen die Zwischenstationen für den Input von Sinneseindrücken. Das nächsthöhere Gehirn, das primitive Säugerhirn (zu dem auch das limbische System gehört), übt weitere Funktionen der Überlebenssicherung aus und verfeinert, korrigiert und koordiniert Bewegungen. In dieser Region entwickelten sich auch die Apparate für Erinnerungen und Emotionen, welche die inneren Regulierungsprozesse des Körpers ausdifferenzieren und die Interaktion mit der sozialen Umwelt ermöglichen. Das entwickelte Säugerhirn, Cortex (Großhirnrinde) genannt, entwickelte sich ganz zum Schluss. Hier findet die Feinabstimmung der niederen Funktionen statt, und hier liegt der Ort der Assoziationen, des abstrakten Denkens und der Planung. Der Cortex ermöglicht es uns auch, auf neue Herausforderungen zu reagieren. Auch das Kleinhirn, das beim Denken, Sprechen, Erinnern und für das Gefühlsleben von großer Bedeutung ist, hat sich diesen Phasen entsprechend entwickelt" (Ratey 2001, S. 18).

Ein Großteil des Gehirns des Homo sapiens ist also mit der Aufrechterhaltung und Selbstregulation des Organismus beschäftigt sowie dessen optimierter Anpassungsfähigkeit an seine Umwelt. Dabei ereignen sich die Aktivitäten des Gehirns großteils unbewusst und nur zum Teil bewusst. Sehr viele unserer inneren Abläufe geschehen automatisiert, sodass es vorkommt, dass unbewusste und bewusste Abläufe auch miteinander in Kollision geraten. Denken Sie etwa an die berühmten Freud'schen Versprecher! Oder denken Sie daran, was aus den meisten der guten Vorsätze für das neue Jahr mit großer Regelmäßigkeit wird: Sang- und klanglos gehen sie in den gewohnten, automatisierten und oft nur zum Teil bewussten Mustern unter! Daher resümiert Gerhard Schüßler: „Oft genug tun wir etwas, obwohl wir bewusst etwas ganz anderes geplant haben" (Schüßler 2005, S. 56).

So zutreffend es auch ist, dass ein Großteil der Gehirnaktivität unbewusst abläuft, so irreführend ist offenbar die Annahme, die aus MacLeans Modell abgeleitet wurde, dass es nämlich zwischen den älteren und den jüngeren Gehirnanteilen nur wenige Verbindungen geben würde, sie also funktionell voneinander weitgehend unabhängig wären. Diese Fehlinterpretation habe zur Folge gehabt, dass Gefühle für die Neurowissenschaften bis vor wenigen Jahren kein vorrangiger Gegenstand waren, wie der Neurobiologe Gerhard Roth (2001, S. 261) berichtet: „Ein wichtiger Grund hierfür liegt darin, dass man Gefühle zusammen mit Instinkten und Reflexen in Zentren des Hirnstamms ansiedelte, den man etwas abwertend als *stammesgeschichtlich alte Region* ansah (so hätte es Wirbeltiere gegeben, deren Gehirn nur aus dem Hirnstamm bestand, was natürlich Unsinn ist). Was die Primaten einschließlich des Menschen dagegen auszeichne, sei die den Hirnstamm überwölbende Großhirnrinde, der Neocortex. Hier lokalisierte man (und tut dies auch heute noch) die sogenannten *höchsten Hirnleistungen*, die entsprechend kognitiver und nicht emotionaler Natur sind." Heute hingegen geht man von hoch komplexen Interaktionen zwischen Zentren in der Hirnrinde und tiefer liegenden Zentren aus, sodass unbewusste und bewusste, emotionale wie leibliche Zustände miteinander interagieren (LeDoux 2001; Damasio 2001).

Mittels unseres Bewusstseins (Cortex) und unserer höheren geistigen Fähigkeiten können wir, neurobiologisch betrachtet, offenbar regulierend auf die evolutionsgeschichtlich älteren Entwicklungsabschnitte des Gehirns (Hirnstamm und limbisches System) und damit auf den Gesamtorganismus Einfluss nehmen. In indirekter Weise geschieht dies über das eigene Verhalten. Ist es daher nicht eigentlich höchst erstaunlich, dass unser Verständnis von menschlicher Intelligenz diese Potenziale bisher nicht berücksichtigt?

Fühlen oder Denken – ein Klassiker

Wer hat sich das nicht selbst schon einmal gefragt: Soll ich eher auf mein Gefühl oder eher auf meinen Verstand hören? Auch aus neurobiologischer Sicht ist dies eine verständliche, aber möglicherweise dennoch zu kurz greifende Frage. Um diese kritische Position zu verdeutlichen, möchte ich einige recht komplizierte Zusammenhänge auf wesentliche Aussagen hin vereinfachen.

Wie bereits gesagt, wird uns nur ein Teil dessen, was in uns abläuft, auch tatsächlich bewusst. Wenn wir etwa über eine Straße gehen wollen, und wir nehmen im letzten Moment eine Bedrohung im Sinn eines heranrasenden Autos wahr, reagieren wir offenbar über eine Reflexbahn des Mandelkerns mit einer Schutzreaktion – indem wir zurückspringen, noch ehe wir begonnen haben, uns bewusst zu fürchten, und noch ehe wir erfasst haben, von welcher Art die Bedrohung im Detail ist. Eine direkte Verbindung von der Wahrnehmung zum limbischen System beziehungsweise zum Mandelkern ermöglicht es, in automatisierter Weise die entsprechenden körperlichen Abwehrvorgänge einzuleiten. Dies ist ein sehr vorteilhaftes entwicklungsgeschichtliches Erbe, das es uns in kritischen Situationen ermöglicht, nicht lange überlegen zu müssen, was jetzt zu tun ist, sondern blitzschnelles, automatisiertes Handeln erlaubt, noch ehe das Denken oder – im Fall von Gefahr – das Fürchten eingeschaltet ist.

Bereits Charles Darwin hat diesen Mechanismus erkannt und ihn im Rahmen eines Zoobesuchs an sich selbst erprobt. Er hat diese automatisierte Reaktion – wie dies bei Charles Darwin wohl nicht wirklich erstaunlich ist – als Errungenschaft der Evolution, die im Homo sapiens weiterwirkt, interpretiert: „Ich brachte mein Gesicht dicht an die dicke Glasscheibe vor einer Puff-Otter in dem zoologischen Garten mit dem festen Entschlusse, nicht zurückzufahren, wenn die Schlange auf mich losstürzte. Sobald aber der Stoss ausgeführt wurde, war es mit meinem Entschlusse aus, und ich sprang ein oder zwei Yards mit erstaunlicher Geschwindigkeit zurück. Mein Wille und mein Verstand waren kraftlos gegen die Einbildung einer Gefahr, welche niemals direkt erfahren worden war" (LeDoux 2001, S. 120 f.)

Die schnelle Verbindung von der Wahrnehmung zum Mandelkern und dessen Fähigkeit, Wahrnehmungen emotional einzufärben, bewirkt also bereits verschiedenste körperliche Reaktionen, noch ehe wir sie bewusst verarbeiten (LeDoux 2001).

Auch die unterschiedlichen Gesichtsausdrücke, die Menschen in Abhängigkeit von ihrer Stimmungslage oder bestimmten Emotionen zeigen, sind für die Verknüpfung von Aktivitäten im limbischen System und spezifischen körperlichen Reaktionsmustern ein wohl unbezweifelbarer Beleg. Der Mandelkern steht allerdings eben nicht nur mit der Körpersphäre in Verbindung, sondern auch mit dem Cortex beziehungsweise unserem Großhirn und damit den höheren geistigen Fähigkeiten. Nachfolgend zur ersten automatisierten Reaktion wird die Bedrohung daher auch emotional bewusst und gedanklich bewertet.

Fühlen und Denken beeinflussen sich nun aber auch gegenseitig. Dabei geht der Neurobiologe Joseph LeDoux davon aus, dass die Gefühlssphäre unser Denken stärker beeinflusst, als dies umgekehrt möglich ist: „Wie die Dinge heute liegen, hat die Amygdala (der Mandelkern) einen größeren Einfluss auf den Cortex als der Cortex auf die Amygdala, so dass emotionale Erregung das Denken dominieren und kontrollieren kann. Bei allen Säugern sind die Bahnen von der Amygdala zum Cortex stärker ausgeprägt als die Bahnen vom Cortex zur Amygdala. Zwar ist es leicht möglich, dass Gedanken Emotionen auslösen (indem sie die Amygdala aktivieren), doch tun wir uns schwer, willentlich Emotionen abzuschalten (indem wir die Amygdala deaktivieren)" (LeDoux 2001, S. 325).

Wie sehr wir dennoch auch Möglichkeiten haben, auf das eigene Gefühlsleben einzuwirken, bestätigen etwa die psychotherapeutischen Behandlungserfolge.

In Anlehnung an die eingangs gestellte Frage, ob wir eher auf das Gefühl oder auf das Denken hören sollen, geht es aufgrund der geschilderten Zusammenhänge aus neurobiologischer Sicht eigentlich um die Überlegung, ob wir unsere Entscheidungen auf Grund von kognitiven Prozessen (beziehungsweise Denkprozessen) oder auf Grund von emotionalen Prozessen treffen sollten. Dazu äußert sich der Medizinpsychologe Gerhard Schüßler (2004, S. 421) folgendermaßen: „In der neurobiologischen Forschung bahnt sich eine Klärung an: Entscheidungen werden kognitiv und emotional getroffen, beide Wege verlaufen parallel, manche Entscheidungen werden jedoch nur mittels des emotionalen Weges (bewusst oder unbewusst) getroffen. Diese „rein" emotionalen Entscheidungen sind oft sinnvoll." Doch ist damit wirklich bereits die ganze Antwort gegeben? Besteht unser Bewusstsein nur aus Emotionen und Kognitionen, aus Fühlen und Denken? Schließlich nimmt sich jeder Mensch ständig auch leiblich wahr, zumindest sofern er sich nicht nur in abstrakten Gedankeninhalten bewegt. Hat die Selbstwahrnehmung, die ein detailliertes wie ganzheitliches Sich-Erleben beinhaltet, keinen Einfluss auf unsere Entscheidungsprozesse beziehungsweise unser Verhalten? Tatsächlich umfasst die achtsame Selbstwahrnehmung weit mehr als bloß das emotionale Erleben. Und tatsächlich ist auch in unserem Bewusstsein das sinnliche Erleben des Gesamtorganismus repräsentiert. Kommt auch diesem Informationssystem eine prinzipielle Bedeutung in Entscheidungsprozessen zu?

Körperbewusstes Gehirn

Bereits im Abschnitt *Bindung und Beziehung* wurden jene Umwelteinflüsse der ersten Lebensjahre angesprochen, welche im positiven wie im negativen Sinn zur geistigen Entwicklung beitragen. Denn der Input, den das junge Gehirn in den ersten Lebensjahren aufnimmt, hat darauf Einfluss, wie sich die Neurone miteinander vernetzen, und sogar darauf, welche und wie viele Neurone uns im Leben als Erwachsene schließlich zur Verfügung stehen. Dabei gibt es eine einfache Regel, die mehr oder weniger für alle Funktionssysteme des Organismus, wie etwa auch die Muskulatur, gilt: Alles, was genützt wird, wird gestärkt. Alles, was nicht genützt wird, wird potenziell schwächer oder geht verloren. Bei den Nervenzellen gilt dieses Prinzip in den ersten Lebensjahren sogar in besonders drastischer Weise, behält seine Gültigkeit aber über die gesamte Lebensspanne bei. Nervenverbindungen, die ständig im Einsatz sind, etablieren sich und intensivieren ihre Verbindungen zueinander in der Folge ständig weiter (Ratey 2001). Ein Teil des riesigen Potenzials an zur Zeit der Geburt noch bestehenden Nervenverbindungen, die jedoch keine Verwendung finden, bildet sich hingegen zurück und wird abgebaut.

Dies hat zum Teil durchaus dramatische Auswirkungen. So müssen Babys, die mit grauem Star und damit einer Trübung der Augenlinsen beziehungsweise einer massiven Einschränkung des Sehvermögens zur Welt kommen, innerhalb der ersten sechs Lebensmonate ärztlich behandelt werden. Geschieht dies nicht, werden sie später das Sehen nicht mehr erlernen können. Werden die für das Sehen vorgesehenen Gehirnareale nämlich in einem bestimmten Zeitfenster, eben den ersten sechs Monaten nach der Geburt, nicht stimuliert, werden sie, weil ungenützt, eliminiert. Somit kann auch eine spätere Behandlung der Augen das Sehvermögen nicht mehr herstellen (Ratey 2001).

Diese Regel, dass sich Verbindungen zwischen den Neuronen dort besonders gut etablieren, wo das Gehirn ständig mit entsprechenden Informationen versorgt wird, lässt in Hinblick auf die frühkindliche Entwicklung weitreichende Schlüsse zu. Erinnern Sie sich doch bitte an den Abschnitt zur psychosomatischen Kompetenz des Säuglings. In enger Anlehnung an Daniel Stern wird darin berichtet, wie wesentlich die frühen körperbezogenen als auch die sozialen Empfindungen für die Entwicklung des Selbst sind: Zuerst wird ein auftauchendes Selbst erlebt, dann ein Kern-Selbst, später ein subjektives Selbst, und schließlich entwickelt sich zusätzlich ein verbales Selbst. Aus neurobiologischer Sicht betrachtet, bedeutet dies, dass diese frühen Empfindungen auch als neuronale Aktivität im Gehirn ständig präsent sind und sich daher eigentlich sehr gut in Form neuronaler Netzwerke verankert haben müssen. Dies wiederum bedeutet, dass sich bereits frühzeitig nicht nur eine geistige Basiskompetenz im Sinn der vielfältigen Selbstempfindungen entwickelt, sondern sich wohl auch entsprechende neuronale Netzwerke etablieren, welche als zentrale Grundlage der psychosomatischen Verbindungen zwischen Körpervorgängen, Leiblichkeit und psychischem Erleben anzusehen sind. Ausgehend von einer solchen neurobiologisch verankerten psychosomatischen Basiskompetenz ist der Schritt zu jener Fähigkeit nicht mehr weit, die ich später unter dem Begriff Psychosomatische Intelligenz präzisieren werde.

Ohne je auf die Erkenntnisse der Entwicklungspsychologie Bezug zu nehmen, kommt ein anderer renommierter Neurologe und Neurobiologe, Antonio R. Damasio, aufgrund eigener klinischer Erfahrung und Forschung zu überzeugend ähnlichen Schlussfolgerungen, wie sie oben dargestellt wurden. Er spricht als Ergebnis seiner Untersuchungen von einem *körperbewussten Gehirn*. Damit meint er nicht den Körper, den wir uns gedanklich zusammenbauen können, etwa nach dem Motto: Ich habe einen Kopf, einen Hals, einen Oberkörper, Arme und Beine. Er meint damit eben nicht den gedachten Körper, sondern den realen Körper, der als Gesamtorganismus eigentlich eine Einheit darstellt. Babys, die ihre Körperteile noch nicht benennen können, dürften sich entsprechend ganzheitlich erleben. Ihr Bewusstsein ist ja noch nicht sprachlich bestimmt und zergliedert den Körper daher auch noch nicht in Körperteile. Diesem nicht sprachlich, sondern eben sinnlich vermittelten Körperbewusstsein, das den realen Organismus repräsentiert, kommt, so vermutet Damasio, für unser psychisches Erleben eine entscheidende, jedoch wenig erkannte und wenig beachtete Bedeutung zu (Damasio 2001).

Darüber hinaus merkt Damasio (2001, S. 299) in seinem Buch *Descartes Irrtum* zur üblichen getrennten Sichtweise von Körper und Geist kritisch an: „Obwohl wir heute viele Beispiele für komplexe Wechselwirkungen zwischen Körper und Gehirn kennen, werden beide in der Regel immer noch als Einheiten aufgefasst, die nach Aufbau und Struktur getrennt sind. Der Vorstellung, dass der ganze Organismus und nicht nur jeweils das Gehirn oder der Körper mit der Umwelt interagiert, wird mit erheblicher Skepsis begegnet, wenn man sie überhaupt zur Kenntnis nimmt. Doch wenn wir sehen, hören, tasten, schmecken oder riechen, sind der Körper im engeren Sinn und das Gehirn an der Wechselwirkung mit der Umwelt beteiligt."

Damasio teilt also die Auffassung, dass die oft als selbstverständlich gesehene Spaltung in Geist und Körper eigentlich nur ein sprachlich vermitteltes Kunstprodukt des Denkens ist, und bringt dafür viele Argumente vor. Er zeigt, dass Verstand und Gefühl nicht nur mit den Funktionen des Gehirns, sondern auch mit den Funktionen des Gesamtorganismus auf das Engste verknüpft sind. Gerade in Bezug auf die Evolution liefert er dazu eine ebenso einfache wie überzeugende Begründung (Damasio 2001, S. 306): „(Im Zuge der Evolution) Geist zu entwickeln, was in Wirklichkeit heißt, Repräsentationen zu entwickeln, von denen einige als Vorstellung bewusst gemacht werden, bot den Organismen eine neue Möglichkeit, sich Umweltbedingungen anzupassen, die im Genom nicht vorhergesehen werden konnten. Die Grundlage für diese Anpassungsfähigkeit begann wahrscheinlich damit, dass die Organismen Vorstellungen vom agierenden Körper konstruierten, das heißt Vorstellungen vom Körper, wie er extern (sagen wir, unter Verwendung einer Gliedmaße) und intern (durch Regulation des viszeralen Zustands) auf die Umwelt reagierte.

Wenn das Gehirn zunächst dazu entwickelt wurde, das Überleben des Körpers im engeren Sinne zu sichern, dann schickten sich die geistbegabten Gehirne, sobald sie auf der Bildfläche erschienen, zunächst an, den Körper zu vergeistigen. Und in dem Bemühen, das Überleben des Körpers so gründlich wie möglich zu sichern, ist die Natur, so vermute ich, auf eine höchst wirksame Lösung gestoßen: die Außenwelt durch die Veränderungen zu repräsentieren, die sie im Körper hervorruft, das heißt, die Umwelt dadurch zu repräsentieren, dass sie immer, wenn eine Wechselwirkung zwischen Organismus und Umwelt stattfindet, die ursprünglichen Repräsentationen des Körpers modifiziert."

Unter Repräsentationen des Körpers versteht Damasio übrigens Muster neuronaler Aktivität etwa für das, was in diesem Buch unter dem Wort Spüren, aber auch mit der Bezeichnung Vitalitätsaffekte, angesprochen ist. Damasio verwendet in diesem Zusammenhang auch den Begriff der *Hintergrundempfindungen*. Dieses Wort wiederum erinnert an Daniel Sterns Beschreibung, dass unser Körpererleben ab dem Zeitpunkt des Spracherwerbs eine untergründige, aber dennoch höchst reale Existenz zu führen beginnt. Somit könnten die folgenden Sätze des Neurobiologen Damasio wohl auch vom Entwicklungspsychologen Daniel Stern stammen: „Tatsächlich ist uns unser körperlicher Zustand viel bewusster, als wir gewöhnlich zugeben. Doch zweifellos hat sich mit der Entwicklung von Sehen, Hören und Tasten (und – ich möchte hinzufügen – der Entwicklung von Sprache) die Aufmerksamkeit, die diesen Teilbereichen der Gesamtwahrnehmung gewidmet ist, entsprechend verstärkt. Damit blieb die Wahrnehmung des Körpers im engeren Sinne meist dort, wo sie am wirksamsten war und ist: im Hintergrund" (vgl. Damasio 2001, S. 310).

Damasio erinnert zur Erläuterung dieser Aussage auch an die vielen Vitalitätsaffekte, die wir von Sekunde zu Sekunde erleben. Wenn wir nicht eine entsprechende Körperwahrnehmung hätten, könnten wir nicht einmal ungefähr angeben, wo uns etwas weh tut, noch wären wir in der Lage, nach langem Stehen festzustellen, wie schwer unsere Beine geworden sind, oder die Erschöpfung zu erkennen, die wir nach längerem Schlafentzug im ganzen Körper „lokalisieren".

Damasio vertritt die Position, dass bewusstes Wahrnehmen, Spüren, Fühlen und Denken allesamt geistige Leistungen darstellen, die uns über innere Zustände als auch aktuelle Wechselwirkungen mit der Umwelt Auskunft geben und einen bedeutenden evolutionären Vorteil zur Sicherung des Überlebens des Organismus mit sich bringen. Für bedeutsame Entscheidungsprozesse dürfte es daher durchaus sinnvoll sein, Veränderungen in der Selbstwahrnehmung, die in bestimmten relevanten Situationen auftreten, als zusätzliches Informationssystem mitzuberücksichtigen.

Hinsichtlich seiner neurobiologisch fundierten Schlussfolgerungen geht Damasio übrigens noch einen wichtigen Schritt weiter: Das, was wir als das eigene Selbst empfinden, habe nicht nur eine wesentliche Grundlage in der eigenen Biografie und den eigenen aktuellen Lebenszusammenhängen, sondern es beruht auf Aktivitäten des gesamten Organismus, also des Körpers im engeren Sinn und des Gehirns. Das Erleben des Selbst habe also nicht nur im Denken und im Erinnern, sondern ebenso im jeweils gegenwärtigen leiblichen Sein seine wesentlichen Grundlagen. Das gegenwärtige Körpererleben werde im Gehirn ständig in Form von Repräsentationen von Körperzuständen erschaffen. Diese Repräsentationen würden aber meist kaum bewusst werden. Sie würden allerdings rasch in den Vordergrund treten, sobald sich Störungen bemerkbar machen.

Jede, die schon einmal von der Zahnärztin eine Spritze zur lokalen Betäubung eines Bereichs der Mundhöhle erhalten hat, weiß eigentlich, wie seltsam es sich bereits auswirkt, auch nur eine kleine Körperzone nicht zu fühlen. Bereits eine einfache Handlung, wie einen Trinkbecher an die betäubte Unterlippe zu setzen, vermittelt ein Gefühl von Ungeschicklichkeit und Beeinträchtigung. Auch alle angenehmen Körperwahrnehmungen, vielleicht bei einem Sonnenbad oder beim Tanzen, bedürfen, um als solche bewusst werden zu können, der beschriebenen Repräsentationsleistungen und einer entsprechenden Selbstwahrnehmung.

Gleichzeitig haben wir auf unsere körperlichen Abläufe und unser Körpererleben auch erstaunlich direkte Einflussmöglichkeiten, die jedoch selten beachtet und noch seltener erforscht werden. Dazu lässt sich ein einfaches Experiment selbst durchführen. So ist es schon ausreichend, wenn man die Muskulatur um den Mund nur minimal entspannt, um aller Wahrscheinlichkeit nach bereits kurze Zeit später eine Zunahme des Speichelflusses im Mundraum bemerken zu können.

Neuronale Plastizität, der Placebo-Effekt und die Macht des Denkens

Während man übrigens noch vor wenigen Jahrzehnten angenommen hat, dass die Verbindungen zwischen den Nervenzellen bei Erwachsenen ein für alle Mal fixiert sind und somit auch die höheren geistigen Funktionen und Fähigkeiten unwiderruflich und ausschließlich an bestimmte festgelegte Verbindungen im Gehirn gebunden sind, haben sich in der Zwischenzeit neue Erkenntnisse durchgesetzt: Die neuronalen Strukturen des Gehirns sind verblüffend wandlungsfähig. In

Abhängigkeit vom Erleben beziehungsweise den Erfahrungen entstehen neben aller Stabilität der Gehirnstrukturen auch ständig neue Muster synaptischer Verbindungen, eine Fähigkeit des Gehirns, die als *neuronale Plastizität* bezeichnet wird. Während Gerhard Schüßler (2005, S. 56) daher – bildlich gesprochen – das Gehirn als ständige „Baustelle" bezeichnet, die eine entsprechende Anpassungsleistung erbringt, beschreibt Ratey (2001) das Gehirn als Ökosystem. Die mit beiden Beschreibungen implizierte, hoch dynamische Funktionsweise des Gehirns bedeutet auch, wie es Ratey (2001, S. 71) in diesem Zusammenhang formuliert, Folgendes: „Ohne Übertreibung lässt sich sagen, dass wir nach jeder neuen Erfahrung nicht mehr der Mensch sind, der wir vorher waren." Denn im Gehirn bilden sich ja entsprechend den Erfahrungen unablässig neue Konstellationen zwischen den Neuronen. Dafür sind nicht allein die verschiedensten Außeneinflüsse verantwortlich, etwa das, was wir visuell über die Netzhaut und den Sehnerv an das Gehirn übermittelt wahrnehmen. Ebenso sind das eigene Verhalten, das ja nach außen, aber auch nach innen gerichtet sein kann, und eigene höhere geistige Aktivitäten, wie Empfindungen und Gedanken, von Umbauvorgängen im Gehirn begleitet. Auch ein psychotherapeutisches Gespräch kann sich auf diese Weise neuronal verankern, wie der Nobelpreisträger und Neurobiologe Kandel (1991) aufzeigte. Es gibt daher prinzipiell sehr viele Möglichkeiten, wie wir unser Gehirn bis zu einem gewissen Grad auch selbst gestalten können. Die Pianistin, der Philosoph oder die Journalistin, sie alle verändern durch ihre Tätigkeiten auch ihre neuronalen und damit wiederum auch ihre geistigen Kompetenzen – mit allen wiederum damit verbundenen Konsequenzen der Wahrnehmung, des Spürens, des Denkens, der Intentionen und des Verhaltens und entsprechenden Auswirkungen auf den übrigen Körper.

Psychisches, soziales und biologisches Geschehen vollzieht sich eben gemeinsam. Entgegen unserem Alltagsdenken ist es also immer der gesamte Organismus, der reagiert und agiert, der im Einsatz und im Spiel ist. Zwar ist nach wie vor noch nicht geklärt, wie man sich die Übersetzung des Psychischen ins Körperliche und umgekehrt wissenschaftlich vorstellen kann, dennoch, über die prinzipielle Arbeitsweise des Gehirns ist bereits vieles bekannt.

So schreibt Schüßler (2004, S. 410): „Das Gehirn arbeitet in relativ unabhängigen funktionalen Modulen oder größeren Netzwerken, die sich in paralleler Arbeitsweise zu einem Gesamtfunktionssystem verbinden. Das Gehirn ist ein modulares, verteilt arbeitendes, selbst organisierendes System mit ständigem Bezug und Wechselwirkung zur Umwelt. Der Aufbau ist im Wesentlichen hierarchisch, jedoch arbeiten unterschiedliche Ebenen der Hierarchie teilweise unabhängig, zum Teil aber auch in Interaktion."

Und – wie ich in diesem und allen vorhergehenden Abschnitten zu zeigen bemüht war, bleiben Aktivitäten, die sich im Gehirn abspielen, etwa jene mit Beteiligung des limbischen Systems, nicht auf das zentrale Nervensystem beschränkt. Insbesondere spezifische Umstrukturierungen im Zentrum unseres Bewusstseins können ebenso dezentral, also in anderen Organsystemen, wirksam werden. Doch auch die umgekehrte Möglichkeit besteht. Veränderungen, die dezentral beginnen, sagen wir etwa im Bauchraum ausgelöste Schmerzen, können im Gehirn zu entsprechenden Strukturänderungen im Sinn der neuronalen Plastizität führen. In der Gehirnforschung wird, um diese Zusammenhänge zu beschreiben, von einer *Top-down-* oder *Bottom-up-Regulation* gesprochen (Posner und Raichle 1996). Diese Regulationsvorgänge können also sowohl von der Großhirnrinde (abwärts) auf den übrigen Körper als auch von einzelnen Körpersystemen (aufwärts) zum Neocortex erfolgen. Eine Wechselbeziehung dieser Art erklärt, wie schon alleine Denkvorgänge Einfluss auf den eigenen Körper haben können. Damit werden aber auch psychosomatische beziehungsweise somatopsychische Zusammenhänge hinsichtlich ihrer neurobiologischen Basis umfassender verständlich.

Doch selbst das, was uns nicht bewusst ist, kann seine Wirkung schließlich top down entfalten, wie das Beispiel der

Hypnose eindrucksvoll zeigt. Bei der Hypnose ist das volle Bewusstsein durch die Hypnotiseurin vorübergehend ausgeschaltet, allerdings auf freiwilliger Basis von Seiten der Klientin. Jemand, der in Hypnose mit einem bestimmten Auftrag bedacht wird, führt diesen später ohne Wissen des Hypnosebefehls aus und rechtfertigt auf Nachfrage sein Verhalten sogar noch mit einer – erfundenen – Begründung[9]. Der Hypnoseauftrag wird offenbar bottom up verankert und kann auch noch Tage später top down wirksam werden. Unter Hypnose muss also der *Auftrag* im Gehirn der Klientin durch Modulation in der Verbindung der Nervenzellen abgespeichert worden sein.

Dies leitet zur Frage über, ob, abgesehen von Fremdsuggestion, auch die eigene Vorstellungskraft einen gestaltenden Einfluss auf Verbindungen in den eigenen neuronalen Netzwerken im Zentralnervensystem nehmen kann. Vieles spricht dafür. In bildgebenden Untersuchungen des Gehirns zeigte sich, dass wir ähnliche Gehirnareale aktivieren, wenn wir einer vertrauten Person in das Gesicht blicken oder wenn wir uns dieses Gesicht vor unserem geistigen Auge vorstellen (Rüegg 2001). Doch während das eine Mal der Weg zur Sehrinde des Gehirns von der Netzhaut des Auges seinen Ausgangspunkt nimmt, wird im zweiten Fall das Gesicht aus hierarchisch höheren Anteilen des Gehirns, nämlich aus der Erinnerung, rekonstruiert und danach offensichtlich an die Sehrinde weitergeleitet. Auch hier gibt es demnach einerseits eine Bottom-up-Verbindung, nämlich vom Auge zur Sehrinde und damit zur bewussten Wahrnehmung und zum Gedächtnis, als auch eine Top-down-Variante von der visuellen Erinnerung hin zu den hierarchisch tieferen Arealen der Sehrinde.

Damasio (2001) nimmt an, dass ähnliche Verbindungen auch für die eigenen Körperwahrnehmungen vorhanden sind. Auch hier gibt es Informationen, die aus der Körperperipherie, etwa im Sinn der früher beschriebenen Vitalitätsaffekte, in das Gehirn gemeldet werden. Dazu zählt etwa auch die Verbindung

---

[9] Dies gilt nur für Aufträge, die nicht mit dem Gewissen kollidieren.

zwischen dem riesigen Nervengeflecht im Bauchraum, das insgesamt etwa 80–100 Millionen Neurone umfasst (Kandel et al. 2000), und dem Gehirn, eine Vernetzung, die im Englischen als *Brain-gut*-Achse bezeichnet wird (Gershon 2001). Eine direkte Verbindung zwischen dem Nervensystem des Bauchraums und dem Gehirn ist jedenfalls bekannt.

Doch auch der umgekehrte Weg ist uns allen durchaus geläufig. Die eigene Absicht wie auch die eigene Überzeugung können uns offenbar in die Lage versetzen, die verschiedensten Körpersysteme top down zu regulieren! Wir können erwiesenermaßen Einfluss auf die eigene Atmung, die Herzfrequenz, die Schweißdrüsenaktivität oder auch die Gehirnströme nehmen. Die vielfältigen Einsatzgebiete der so genannten Biofeedback-Geräte belegen dies ohne Zweifel (Rief und Birbaumer 2000). So kann über Biofeedback jeder und jede von uns erproben, wie es ihm oder ihr gelingt, etwa im Bereich der Stirnmuskulatur eine Entspannungsreaktion herbeizuführen. Über einen Bildschirm oder ein akustisches Signal bekommt die Probandin eine Rückmeldung über den jeweiligen Aktivitätszustand des Organsystems, auf das sie Einfluss zu nehmen versucht. Im vorher genannten Fall ist das also die Stirnmuskulatur. Deren Anspannung wird mittels eines spezifischen Messgeräts laufend bestimmt und in ein wahrnehmbares Signal übersetzt. Wer sich selbst bereits einmal an einem solchen Biofeedback-Gerät versucht hat, weiß darüber Bescheid, dass es im Allgemeinen recht gut gelingt, regulierend auf das jeweilige Körpersystem einzugreifen, ohne dass man dies je zuvor bewusst versucht hat und sogar, ohne dabei wirklich eine Vorstellung davon zu haben, wie man die erwünschten Effekte eigentlich zustande bringt. Tatsächlich ist es so, dass wir über Einflussmöglichkeiten, etwa auf das vegetative Nervensystem, verfügen, die kaum jemand gezielt zum Einsatz bringt.

Gibt es hierbei begabtere Menschen als andere? Offensichtlich ja. So soll etwa der indische Yogi Swami Rama in der Lage gewesen sein, in körperlicher Ruhe die eigene Herzfrequenz allein durch Autosuggestion nach Belieben zu senken oder zu steigern und darüber hinaus auch die Durchblutung seiner rechten Hand so zu regulieren, dass sich die Hauttemperatur an Stellen der Haut, die nur wenige Zentimeter voneinander entfernt waren, um bis zu zehn Grad unterschied (Rüegg 2001). Diese Effekte sind durch die bewusste Beeinflussung des autonomen Nervensystems prinzipiell erklärbar. Gibt es diesbezüglich sogar psychosomatische Genies?

Eine ganz andere und wohl noch spannendere Überlegung drängt sich in diesem Zusammenhang auf. Die Erforschung des bekannten *Placebo-Effektes* ist bei weitem noch nicht abgeschlossen. Wir wissen nicht, wie es einem erheblichen Teil von Patientinnen möglich ist, wenn ihnen ein „Medikament" verabreicht wird, dem jede spezifische Wirksubstanz fehlt – ein *Placebo* also –, sich dadurch dennoch Linderung oder Heilung zu verschaffen. Anscheinend sind diese Menschen eher suggestibel, man könnte auch sagen, leichter als andere beeinflussbar (Rüegg 2001). Dies ist die eine Seite. Die andere Seite ist, dass diese Menschen anscheinend unter besonderen Umständen selbstregulierende Fähigkeiten aktivieren können. Dies hat zur Folge, dass sie ihre Überzeugung, nun in Form des Medikamentes Hilfe erhalten zu haben, in die gewünschten physiologischen Veränderungen überführen können.

Offenbar werden auch hier, und zwar erstaunlicherweise bei den unterschiedlichsten Krankheitsbildern, psychophysische Kompetenzen genützt. In der Medizin findet der Placebo-Effekt hauptsächlich dann Berücksichtigung, wenn bewiesen werden soll, dass ein neues Medikament mehr Wirkung entfaltet als die eigene Überzeugung. Es ist hoch an der Zeit, den bekannten Placebo-Effekt noch umfassender als bisher zu erforschen, und zwar auch dahingehend, welche Organsysteme auf welche Art und Weise suggestiv beeinflussbar sind. Auch diesbezüglich stellt sich natürlich die Frage, ob es Menschen gibt, die besonders begabt dafür sind, Placebo-Effekte bei sich zu erzeugen. Und wahrscheinlich ist das so.

Könnte es also zutreffen, dass *Homo sapiens* über solche suggestiven Zugänge relevante psychophysische Veränderungen einleiten kann, die bestimmte Körpersysteme in Richtung Gesundheit beeinflussen? Und könnte es daher ebenfalls zutreffen, dass *Homo sapiens* über die Selbstwahrnehmung nicht nur ein Bottom-up-System zur Verfügung hat, sondern auch ein entsprechendes Top-down-System, welches er für die Aufrechterhaltung von Gesundheit bislang kaum gezielt nützt?

Es muss ja nicht immer gleich Suggestion oder Autosuggestion im Spiel sein. Oft würde es wohl schon reichen, wenn die Selbstwahrnehmung aus der Körperperipherie die Einzelne dazu veranlassen würde, im Sinn von Verhaltensanpassung eine Top-down-Regulation vorzunehmen: Etwa, wenn entgegen den eigenen Körpersignalen und den eigenen Intentionen ein selbstschädigendes Verhalten, beispielsweise durch exzessives Essen oder Trinken, praktiziert wird. Leider gelingt einer beträchtlichen Anzahl von Menschen diese sehr grundlegende Form der Autoregulation des Gesamtorganismus offensichtlich nur begrenzt – und jedenfalls nicht schnell und mühelos.[10]

[10] Siehe auch Kapitel 5: *Kreativ und konsequent.*

Schnell und mühelos

„Gefühle prägen unsere gesamte Existenz als eine Art kondensierte Lebenserfahrung."

Antonio Damasio

In seinem Buch „Blink – The Power of Thinking without Thinking" (2005) beschreibt der US-Autor Malcolm Gladwell unsere *intuitiven Fähigkeiten* als *Macht des Denkens, ohne nachzudenken*. Für die Bedeutung des *Bauchgefühls* führt er eine Reihe von Beispielen an, unter anderem dieses: Dem Getty-Museum in Los Angeles war 1983 für zehn Millionen Dollar eine über zwei Meter große antike griechische Statue eines Jünglings, ein sogenannter *Kouros*, zum Kauf angeboten worden. Monatelang prüften Wissenschafter diesen Kouros auf seine Echtheit, unter anderem entnahmen sie auch Gesteinsproben. Wie Analysen ergaben, war die Oberfläche des Kouros von einer Kalzitschicht überzogen, die sich nach Auskunft eines leitenden Geologen erst nach vielen Jahrhunderten aus Marmor bildet. Dank dieser und anderer modernster High-Tech-Methoden kamen die Forscher schließlich zum Schluss, dass es sich bei diesem erstaunlich gut erhaltenen Kouros unmöglich um eine Fälschung handeln konnte. Der Kauf der Statue ging über die Bühne, und der Kouros wurde 1986 erstmals der Öffentlichkeit präsentiert, ein Ereignis, von dem auch die New York Times auf ihrer Titelseite berichtete. Drei renommierte Kunsthistoriker äußerten allerdings – unabhängig voneinander – dennoch Zweifel an der Echtheit der Statue, als sie diese erstmals sahen: Einem erschienen die Fingernägel seltsam, ohne dass er genau sagen hätte können, was ihn daran irritierte. Eine Kollegin hatte instinktiv das Gefühl, dass mit dem antiken Jüngling etwas nicht stimmte, ohne dies näher ausführen zu können. Und einem Dritten, der die Angewohnheit hatte, sich immer das erste Wort zu merken, dass ihm durch den Kopf ging, wenn er etwas Neues sah, fiel beim Anblick der Statue das Wort *frisch* ein. *Frisch* ist allerdings nicht unbedingt das erste Wort, das einem beim Anblick einer zweieinhalbtausend Jahre alten Statue in den Sinn kommen sollte, merkt Gladwell ironisch an. Später fiel diesem dritten Kunsthistoriker dazu noch ein, dass er bei eigenen Ausgrabungen in Sizilien Bruchstücke von solchen Statuen entdeckt hatte und diese einfach anders ausgesehen hatten, wenn sie aus der Erde kamen. In der Folge fand auch noch ein anderer Geologe heraus, dass es möglich ist, die Oberfläche des Marmors mithilfe eines Kartoffelschimmels künstlich altern zu lassen. Die 10-Millionen-Dollar-Statue entlarvten die Experten schließlich doch noch als eine Fälschung. Den Anstoß dazu hatte nicht der Einsatz modernster Technik, sondern die Intuition erfahrener Kunsthistoriker gegeben. Deren persönlicher Erfahrungsschatz war die eigentliche Grundlage ihrer intuitiven Einschätzungen.

Intuition lässt sich als ein Ergebnis von Lernprozessen verstehen. Dieser Erfahrungsschatz ermöglicht uns das spontane richtige Einordnen einer neuen Situation, die bestimmte Ähnlichkeiten mit bereits Erlebtem hat. Insofern ist Intuition eine Belohnung für intensive geistige Arbeit.

Ähnliches gilt anscheinend auch für den Sport: Ein Profisprinter verlässt den Block 120 Millisekunden nach dem Startschuss, also noch ehe er den Knall bewusst hören kann. Und für den deutsche Nationaltorhüter und Welthandballer des Jahres 2004 Henning Fritz gehört die Videoanalyse der gegnerischen Werfer zur wesentlichen Vorbereitung. Der Weltklassetormann ist sich sicher, dass er erst durch das so erworbene Wissen im Spiel intuitiv das Richtige macht.

Zu einem weiterführenden Verständnis der Grundlagen der Intuition haben auch die sogenannten Glücksspielexperimente beigetragen, die in der Forschungsgruppe des Neurologen Antonio Damasio (2001) ersonnen wurden. Die Versuchspersonen haben dabei die Aufgabe, von vier verschiedenen Stapeln Spielkarten zu ziehen. Bei zwei dieser Stapeln können sie jeweils

100 Dollar gewinnen, bei den beiden anderen je 50 Dollar. Bei allen Stapeln sind jedoch auch Karten darunter gemischt, die Verluste bedeuten – und diese sind in Summe bei den beiden 100-Dollar-Stapeln empfindlich höher als bei den 50-Dollar-Stapeln. Den Versuchspersonen wird zu Beginn des Experimentes lediglich mitgeteilt, dass sie ein Darlehen von 2000 Dollar als Spielgeld zur Verfügung haben. Sie können beim Umdrehen einer Karte Geld dazu gewinnen, hin und wieder aber auch einen bestimmten Betrag dabei verlieren. Während die Probandinnen die jeweiligen Karten ziehen, wird bei diesen Experimenten der Hautwiderstand als Maß der Schweißproduktion und damit als Maß der Aktivierung des *Sympathikus* gemessen. Die Spielerinnen benötigen durchschnittlich etwa 30 Spielzüge, um das Prinzip des Spiels bewusst zu erfassen und sich darauf einzustellen, dass die beiden 100-Dollar-Stapeln besser gemieden werden. Erstaunlicherweise steigt bei den Probandinnen der Schweißausstoss allerdings bereits wesentlich früher an, wenn sie nach einer Karte vom 100-Dollar-Stapel greifen! Bevor noch der analytische Verstand das Risiko der 100-Dollar-Stapel erfasst, stellen sich also schon nachweislich Körperzustände im Sinn von Stressreaktionen ein, die auf dieses Risiko hinzuweisen scheinen.

Aufgrund dieser und ähnlicher Experimente und auf Basis von Erfahrungen mit Patientinnen hat Damasio die Theorie der so genannten *somatischen Marker* entwickelt (Damasio 2001). Diese besagt, dass wir das ganze Leben hindurch Erlebnisse nach den damit assoziierten körperlichen Zuständen bewerten. Entsprechend unseren Erfahrungen werden Erlebnisse entweder als positiv oder negativ im Gehirn gespeichert. In ähnlichen Situationen, die bewusst oder unbewusst an *früher* erinnern, kommt nunmehr den ehemals assoziierten und längst *abgespeicherten leiblichen Vorerfahrungen* für die Einschätzung der aktuellen Situation Hinweischarakter zu. Damasio bezeichnet sie daher als *somatische Marker*. Schon bei der Vorstellung bestimmter Situationen treten nach Damasios Ansicht diese *somatischen Marker* unbewusst oder bewusst in Aktion.

Ich würde sie als leibliche Hinweise oder noch einfacher als *Gespür* bezeichnen. So ist es nicht schwer vorstellbar, dass ehemals gespürte Erfahrungen unbewusst als Intuition unsere Entscheidungen beeinflussen und viele Denkvorgänge in eine bestimmte Richtung lenken.

Seit wenigen Jahren wissen wir aber noch von einer weiteren neurobiologischen Grundlage der Intuition, die sich vor allem auch auf den zwischenmenschlichen Bereich bezieht. Es handelt sich dabei um die sogenannten *Spiegelneurone*, auf die der italienische Neurobiologe Giacomo Rizzolatti (1996) eher durch Zufall gestoßen ist. Rizzolatti und seine Mitarbeiter wollten nämlich eigentlich erforschen, wie sich einzelne Nervenzellen des Gehirns bei der Planung und Ausführung von einfachen, zielgerichteten Bewegungen verhalten. Dazu wurde der Kopf eines Affen mit besonders empfindlichen Messgeräten verkabelt. Dem Versuchstier wurde dann eine Erdnuss in Reichweite gelegt. Es gelang nun den Forschern, eine einzelne Nervenzelle zu finden, die nur dann aktiv zu werden schien, wenn der Affe nach der Erdnuss griff. Weder beim alleinigen Anblick der Erdnuss noch bei einer anderen Bewegung, die nicht in Richtung Erdnuss ging, wurde die gefundene Nervenzelle aktiv. Das Versuchsziel war eigentlich erreicht. Doch noch bevor Rizzolattis Mitarbeiter dem Affen die Kabel wieder entfernen konnten, feuerte diese bestimmte Nervenzelle noch einmal, und das, obwohl sich der Affe gar nicht bewegt hatte. Was war geschehen? Rizzolatti fand heraus, dass diese Nervenzelle deswegen noch einmal aktiv geworden war, weil der Affe einen Artgenossen beim Greifen nach einer Erdnuss *beobachtet* hatte. Allein schon durch das Beobachten einer Handlung, die ein anderes Individuum ausführt, so fand Rizzolatti schließlich heraus, wird im eigenen Gehirn jenes neurologische Programm aktiviert, das der beobachteten Handlung entspricht. Rizzolatti taufte solche Nervenzellen mit der Fähigkeit zu imitierender Aktivität *Spiegelneurone*. Sie befinden sich in vielen Gehirnarealen. Sie ermöglichen es uns etwa, auch zu fühlen, was andere fühlen, und zu spüren, was andere spüren (Bauer

2005). Selbst Körperempfindungen können nämlich beobachtend mitempfunden werden. Dank der Spiegelneurone entwickeln wir auch Vorstellungen darüber, was in einem anderen Menschen, den wir gerade sehen, gedanklich vor sich geht.[11] Doch auch eine Reihe weiterer Resonanzphänomene lässt sich dank der Entdeckung der Spiegelneurone nunmehr neurobiologisch erklären: Der Anblick eines lächelnden Gesichts kann bei der Beobachterin ganz automatisch ebenfalls ein Lächeln ins Gesicht zaubern, und Analoges kann sich bekanntlich beim Beobachten eines gähnenden Menschen ereignen und zu den jeweils entsprechenden Gefühlszuständen führen.

„Die *Spiegelneurone* sind also Nervenzellen des Gehirns, die im eigenen Körper einen bestimmten Vorgang, zum Beispiel eine Handlung oder eine Empfindung, steuern können, zugleich aber auch aktiv werden, wenn der gleiche Vorgang bei einer anderen Person nur *beobachtet* wird" (vgl. Bauer 2005, S. 55). Diese aktuellen Erkenntnisse der Neurobiologie, gerade was die vorher genannten somatischen Marker und die Spiegelneurone betrifft, zeigen auch auf, auf welche breite Informationsbasis sich Psychosomatische Intelligenz potenziell stützen kann. Dies gilt jedenfalls dann, wenn uns diese Informationen bewusst und zugänglich sind. Ein höherer Grad an Psychosomatischer Intelligenz sollte es ermöglichen, solche etwa über die Spiegelneurone vermittelten Informationen differenzierter erfassen und differenzierter symbolisch repräsentieren und gedanklich nützen zu können.

Es wird uns jedoch auch sehr vieles nicht bewusst, was uns über die Spiegelneurone und somatischen Marker vermittelt wird. Dank der daraus resultierenden Intuition beziehungsweise unseres *Gespürs* können wir meist schon von vorneherein viele Interpretations- oder Wahlmöglichkeiten ausschließen

---

[11] Diese Fähigkeit wird in der Fachsprache als das Vermögen bezeichnet, sich eine „Theory of mind" zu bilden. Auf diese Weise entsteht in uns auch eine Vorstellung von den inneren Beweggründen anderer, selbst wenn diese gar nicht ausgesprochen werden.

und uns dadurch in der Folge mit den wenigen verbleibenden Möglichkeiten effizienter befassen. Wer jedoch einzig seiner Intuition vertrauen möchte, sollte vielleicht zumindest wissen, dass aus dem Alltag wie aus wissenschaftlichen Studien beides bekannt ist: die hohe Bedeutung und Überlegenheit der Intuition in bestimmten Bereichen, aber auch ihr Versagen – sonst wäre die Welt wohl voller Lotto-Millionäre und arbeitsloser Scheidungsanwälte.

Kapitel 3
Intelligenz: Der Körper als Basis

„Es ist wichtig, mit dem Fragen nie aufzuhören.
Die Neugier hat ihre eigene Existenzberechtigung.
Wir empfinden unwillkürlich Ehrfurcht, wenn wir
die Geheimnisse der Ewigkeit, des Lebens und der
wunderbaren Struktur der Dinge betrachten.
Es reicht, wenn wir bloß versuchen, jeden Tag
ein kleines Stück dieses Geheimnisses zu verstehen.
Bewahrt euch immer eine fromme Neugier."

Albert Einstein

Bislang stand das erste Wort des Begriffs Psychosomatische Intelligenz, also *psychosomatisch*, im Mittelpunkt. Somit wurde versucht, die *Einheit des Organismus*, die allerdings gemäß unserem Denken in Psyche und Soma geteilt erscheint, zu veranschaulichen. Nunmehr soll der Terminus *Intelligenz* nähere Beschreibung erfahren. Dabei wird vorgestellt, was im Allgemeinen unter menschlicher Intelligenz verstanden wird und welche jüngeren Entwicklungen in der Intelligenzforschung für dieses Buch wegweisend waren.

Die Geschichte der modernen Intelligenzforschung ist noch relativ jung. Sie reicht bis etwa in die Mitte des 19. Jahrhunderts zurück. Obwohl sich die Intelligenzforschung gerade in ihren Anfängen darum bemüht hat, den psychophysischen Zusammenhängen Rechnung zu tragen, hat sie sich in der Folge von der Beachtung der Bedeutung der Intelligenz für den Gesamtorganismus immer mehr abgewandt. Unter menschlicher Intelligenz wurde im Lauf des letzten Jahrhunderts zunehmend das verstanden, was über schriftliche Testaufgaben messbar geworden ist. Diese Auffassung blieb jedoch nicht ohne Widerspruch. Einige Kritikerinnen dieser Entwicklung betonten, dass diese sogenannte *Testintelligenz* für das reale Leben oft wenig Bedeutung habe und somit dem Phänomen menschlicher Intelligenz nicht umfassend gerecht werden würde (Sternberg et al. 2000). Etwas abschätzig sprechen sie von ihren Kollegen und Kolleginnen als *Testlobby* (Gardner 2002).

Aufgrund solcher grundsätzlicher Meinungsunterschiede wurde der wissenschaftliche Diskurs über menschliche Intelligenz im vergangenen Jahrhundert oft besonders leidenschaftlich und paradoxerweise wenig rational geführt. Die heutige, weithin akzeptierte Auffassung von Intelligenz ist somit das Ergebnis von vielen heißen Debatten zu diesem Thema, die teilweise fast das gesamte letzte Jahrhundert durchzogen und zum Teil auch noch andauern. Dabei prägten und prägen zumeist verschiedene Einzelpersönlichkeiten die Diskussion darüber, was menschliche Intelligenz eigentlich ist und in welche Richtung sich die Intelligenzforschung entwickeln sollte.

Dennoch: Bei manchen dieser umstrittenen Forschungsfragen hat sich der Nebel inzwischen zu lichten begonnen. Von einigen Ergebnissen dieser wissenschaftlichen Auseinandersetzungen ist im Folgenden die Rede. Dadurch kann in der Folge auch das Konzept der Psychosomatischen Intelligenz innerhalb der aktuellen Intelligenzforschung gut eingeordnet werden.

Heiße Themen

Intelligenz und Gesundheit

Der 1. Juni 1932 ging in die Geschichte der Intelligenzforschung ein. In Schottland ereignete sich an diesem Tag etwas, das es bis heute sonst nirgendwo in ähnlicher Weise gegeben hat (Gottfredson und Deary 2004): Alle Schülerinnen und Schüler Schottlands, die im Jahr 1921 geboren worden waren und an diesem Tag, eben am 1. Juni 1932, die Schule besuchten, wurden dazu angeleitet, einen damals üblichen Intelligenztest, den Moray House Test, zu bearbeiten. Die auf diese Weise durchgeführte Studie ist als *Scottish Mental Survey 1932* (SMS 1932) bekannt. Genau 87.498 der damals Elfjährigen beteiligten sich daran. In der Folge zeigte sich, dass jener Art von Intelligenz, wie sie durch den damaligen landesweiten Test bestimmt worden war, für das weitere Leben hohe und umfassende Bedeutung zukommen dürfte. 65 Jahre später, also 1997, wurde nämlich nachgeforscht, was aus den Kindern von damals geworden war. Die Ergebnisse waren verblüffend: Jene, die beim Intelligenztest mit 11 Jahren besser abgeschnitten hatten, hatten sich in den darauf folgenden 65 Jahren nicht nur eine wirtschaftlich und sozial bessere Situation geschaffen, sondern auch bezüglich ihrer Gesundheit waren sie gegenüber ihren damaligen Mitschülerinnen mit schlechteren Testergebnissen deutlich im Vorteil. Sie hatten weniger Herzkrankheiten und weniger Erkrankungen der Atemwege. Besonders das Risiko, in der Zwischenzeit an Lungenkrebs erkrankt zu sein, war deutlich geringer. Ein wichtiger Faktor dafür war sicherlich der unterschiedliche Zigarettenkonsum.

Eine genauere Analyse der Zusammenhänge ergab, dass die Schülerinnen, die schon mit 11 Jahren geraucht hatten, beim damaligen Intelligenztest weder besser noch schlechter als ihre nicht rauchenden Mitschülerinnen abgeschnitten hatten. Die

Testintelligenz stand also in keinem Zusammenhang mit der Wahrscheinlichkeit, im Alter von 11 Jahren geraucht zu haben. Im späteren Leben allerdings war ein solcher Zusammenhang zwischen Intelligenz und Rauchen sehr wohl vorhanden: Es waren nämlich eher jene Erwachsenen zu Rauchern geworden, die mit 11 Jahren ein schlechteres Testergebnis erbracht hatten. Die damals Intelligenteren hingegen hatten zwar mit 11 Jahren bereits ebenfalls ihre Erfahrungen mit dem Rauchen gesammelt, im späteren Leben allerdings hatten sie mehrheitlich mit dem Rauchen wieder aufgehört.

Dieser Trend zu einem gesünderen Leben bei der Gruppe mit den besseren Testergebnissen zeigte sich auch in Bezug auf andere für die Gesundheit relevante Verhaltensweisen. Alles in allem belegte diese Verlaufsuntersuchung nach 65 Jahren eindeutig, dass gute Testergebnisse mit 11 Jahren sowohl mit einer besseren Gesundheit im späteren Leben als auch mit einer deutlich höheren Lebenserwartung einhergingen. Dieser Zusammenhang war in solcher Klarheit bislang noch nie gezeigt worden. Dennoch wäre diese Aussage – für sich allein genommen – noch gar nicht einmal besonders verwunderlich, folgt man der Überlegung, dass eine geringere Intelligenz mit 11 Jahren – statistisch gesehen – eine schlechtere ökonomische und soziale Situation im späteren Leben nach sich zieht. Und es ist heute im Bereich der Sozialmedizin durchaus bekannt, dass eine sozial und wirtschaftlich schlechtere Situation wiederum einen schwerwiegenden Risikofaktor für die Gesundheit und die Lebenserwartung darstellt (Weiß und Gognalons-Nicolet 1999).

Die Intelligenzforscherin Linda Gottfredson und ihr Kollege Ian Deary (2004) kamen bei der Nachuntersuchung der schottischen Studie SMS 1932 mit Hilfe statistischer Methoden nun aber zu einem weiteren verblüffenden Detailergebnis. Nachdem sie nämlich die Auswirkungen der sozioökonomischen Situation auf die Gesundheit statistisch berücksichtigt hatten, zeigte sich, *dass Intelligenz – unabhängig von ihren sozioökonomischen Auswirkungen – einen eigenständigen Schutzfaktor für die Gesundheit darstellen dürfte.*

Auf welche Weise dieser zustande kommt, ist noch unklar. Gottfredson und Deary (2004) führen als mögliche Erklärungen folgende Denkvarianten an: Ein gutes Abschneiden beim Intelligenztest mit 11 Jahren könnte ein Hinweis darauf sein, dass die Intelligenz im späteren Leben auch dazu genützt wurde, eher gesundheitsfördernde Verhaltensweisen zu praktizieren, wie eben das Rauchen aufzugeben. Ebenso könnte laut Gottfredson die Bedeutung von Intelligenz als Schutzfaktor für die Gesundheit aber auch dadurch zustande kommen, dass Intelligenz einen positiven Einfluss auf die psychosomatischen Abläufe im gesamten Organismus nehmen könnte.

Die Intelligenz im Kindes- und Jugendalter hat also als eigenständiger Faktor Einfluss auf die Gesundheit im späteren Erwachsenenalter. Dazu trägt auch der Umstand bei, dass Intelligenz einen gewissen Schutz vor Unfällen mit sich bringen dürfte. So verringert ein hoher Intelligenzquotient beispielsweise die Wahrscheinlichkeit, in einen tödlich endenden Verkehrsunfall verwickelt zu werden. Es versterben nämlich doppelt so viele Menschen mit einem Intelligenzquotienten (IQ) unter 100 an einem Unfall im Straßenverkehr als Personen mit einem IQ über 100, wobei der Wert 100 der durchschnittlichen Intelligenz entspricht. Wie ist das erklärbar? Beinhaltet die menschliche Intelligenz auch Fähigkeiten, die das Verhalten im Straßenverkehr sicherer werden lassen? Offensichtlich ja, doch welche Faktoren sind das? Die Konzentrationsfähigkeit und die Reaktionsgeschwindigkeit könnten dabei eine Rolle spielen. Auch aus Sicht der Psychosomatischen Intelligenz lassen sich dazu einige ergänzende Vermutungen anstellen, welche etwa eine realistischere Einschätzung der eigenen Fähigkeiten oder eine bessere Selbstwahrnehmung von Einschränkungen, etwa im Fall von Übermüdung, betreffen.

Beim Autofahren, gerade in heiklen Situationen, ist jedenfalls der gesamte Organismus gefordert. Neben der Einschätzung der Gefahr spielen sicher auch die realistische Selbsteinschätzung und die entsprechende Fähigkeit zur Selbststeuerung eine zentrale Rolle. Haben auch diese Faktoren mit menschlicher Intelligenz zu tun? Und stellt Intelligenz auch in diesem Sinn eine wichtige Schutzfunktion für den eigenen Organismus dar?

Im bisherigen Verständnis von Intelligenz sind solche Überlegungen jedoch so gut wie nicht präsent. Unter Intelligenz wird üblicherweise ja die höhere geistige Leistungsfähigkeit verstanden und dabei implizit angenommen, dass diese mit dem eigenen Körper wenig zu tun haben kann. Nicht selten wird, um es karikierend zu formulieren, der Körper als der Träger des Kopfes und dieser wiederum als der Sitz des Gehirns und damit der Intelligenz betrachtet – und mehr an wechselseitiger Verbindung anzunehmen, wäre ohnedies Illusion und jedenfalls unnötig.

Auch die vielfach hoch gesteckten persönlichen Erwartungen, die an die eigene Intelligenz geknüpft werden, zielen meist in eine Richtung, die den eigenen Organismus kaum einbezieht. Meist geht es dabei um beruflichen und materiellen Erfolg, vielleicht auch um Bildung oder um ein hohes soziales Prestige, und häufig wohl auch um Attraktivität für das andere Geschlecht durch ein entsprechend *kluges* Auftreten. Intelligenz und Bildung zählen in unserem Kulturkreis neben körperlicher Attraktivität ja tatsächlich zu jenen Persönlichkeitseigenschaften, denen aktuell ein besonders hoher Stellenwert zuerkannt wird. Es ist daher nicht überraschend, wenn bei all diesen persönlichen Vorteilen, die hoher Intelligenz zugeschrieben werden, die Frage nach dem eigenen Intelligenzquotienten kaum jemanden kalt lässt. So beteiligten sich im Jahr 2001 Millionen von Menschen am *großen IQ-Test* im deutschen Fernsehen, der die Möglichkeit zur Intelligenzmessung in das eigene Wohnzimmer brachte (Neubauer 2002). Wie auch immer ein solcher Intelligenztest letztendlich ausfällt, es sollte dabei nicht ganz vergessen werden, dass die auf diese Weise erhobene Testintelligenz lediglich einen gewissen Hinweis auf die allgemeine Intelligenz der Testperson liefert, ohne dass dadurch das gesamte Spektrum der intelligenten Fähigkeiten bereits erfasst wäre. Außerdem repräsentiert die Intelligenz nur einen von vielen wichtigen Persönlichkeitsfaktoren. Dennoch, wie die beschriebene schottische Untersuchung zeigt, ist schon das Ergebnis eines einfachen, klassischen Intelligenztests in Bezug auf das Gestaltungspotenzial für das weitere Leben offensichtlich aussagekräftig. Somit beleuchtet die genannte Studie auch die Funktion und Bedeutung der Intelligenz im Ökosystem Mensch, ein Aspekt, der mit dem Konzept der Psychosomatischen Intelligenz unweigerlich noch stärker in den Fokus der Aufmerksamkeit rückt. Doch kehren wir vorerst zu den Grundlagen unseres Wissens über Intelligenz zurück und zu jenen unterschiedlichen Bedeutungen, die ihr bislang von Seiten der Intelligenzforschung zugeschrieben werden.

Klein „g" und die große Pyramide

Was ist Intelligenz überhaupt? Gibt es so etwas wie eine allgemein akzeptierte Definition von Intelligenz? Im letzten Jahrhundert brachten die Intelligenzforscherinnen diesbezüglich sehr divergente Vorstellungen ein, die, wie bereits erwähnt, zu heftigen Diskussionen führten.

Der Grazer Psychologe und Intelligenzforscher Aljoscha Neubauer resümiert: „Den vielen mehr oder weniger unterschiedlichen Definitionen ist gemeinsam, dass Intelligenz – das Wort geht zurück auf das lateinische intellegere: verstehen, begreifen, erkennen – ihre Besitzer befähigt, sich in neuartigen oder unvertrauten Situationen zurechtzufinden. Dabei beruht diese Fähigkeit auf dem direkten geistigen Erfassen von Bedeutungen und Zusammenhängen, ohne länger ausprobieren oder lernen zu müssen" (Neubauer 2002, S. 36). Die wissenschaftliche Auffassung von Intelligenz ist also über weite Strecken durchaus mit dem kompatibel, was ohnedies die meisten von uns unter einem klugen oder gescheiten Menschen verstehen. Von einer solchen Person wird normalerweise angenommen, dass sie über eine schnelle Auffassungsgabe, Lernfähigkeit sowie ein gutes Gedächtnis verfügt, sich auch in schwierigen Situationen relativ rasch orientieren kann und in der Lage ist, auch in komplexen Situationen die richtigen Schlüsse zu ziehen.

Ein solche Vorstellung von Intelligenz, die als *allgemeine Intelligenz* bezeichnet wird, ist heutzutage auch in der Wissenschaft weitgehend unbestritten (Brody 1992). Dennoch sind einzelne Forscher nach wie vor darum bemüht, die Vielfalt und Unterschiedlichkeit höherer geistiger Begabungen zu betonen (Gardner 2002), während andere die Existenz eines allgemeinen Intelligenzfaktors endlich außer Streit gestellt wissen möchten, ohne deswegen das Vorhandensein geistiger Spezialfähigkeiten in Frage zu stellen.

Dabei führen die Vertreterinnen der letztgenannten Position ein durchaus überzeugendes Argument ins Treffen: Menschen, die bei einem Intelligenztest gut abschneiden, erbringen in der Regel auch bei unterschiedlichsten anderen Intelligenztests in etwa ähnlich gute Ergebnisse. Dieser Zusammenhang legt es nahe, dass sich die individuelle Intelligenz eben nicht nur aus – voneinander unabhängigen – geistigen Spezialfähigkeiten zusammensetzt, sondern immer auch einen allgemeinen Intelligenzfaktor beinhaltet. Dieser würde demnach das generell positive Abschneiden bei *hohem IQ* bewirken.

Während die *intelligenten Teilfähigkeiten* ein jeweils ganz persönliches Intelligenzprofil ergeben, wirkt sich der allgemeine Intelligenzfaktor wesentlich auf den *Intelligenzquotienten (IQ)* aus, wie er in den üblichen Testverfahren bestimmt wird. Der allgemeine Intelligenzfaktor kommt also im IQ zum Ausdruck. Zur Ermittlung des IQ wird der Einzelnen im Rahmen eines erprobten Messverfahrens, etwa dem Hamburg-Wechsler-Intelligenztest, eine Reihe von Aufgaben gestellt. Die Leistung der Probandin wird danach mit der durchschnittlichen Leistung der Altersgruppe der Versuchsperson verglichen. Für jede Altersgruppe wird der Leistungsdurchschnitt mit 100 festgesetzt. Werte über 100 sprechen für überdurchschnittliche Intelligenz, und Werte unter 100 bedeuten ein unterdurchschnittliches Ergebnis. Die Verteilung der so ermittelten allgemeinen Intelligenz in der Bevölkerung lässt sich in etwa als eine Glockenkurve darstellen. Dabei liegen etwa 95% der Bevölkerung im IQ-Bereich zwischen 70 und 130. Es sind daher nur relativ wenige Menschen, die sich durch einen hohen Intelligenzgrad mit einem IQ über 130 auszeichnen. Ebenso liegen nur relativ wenige mit ihrem IQ im Bereich unter 70.

Der IQ gilt als Maß für die im Englischen als *general intelligence* bezeichnete allgemeine Intelligenz. In der Forschung wird general intelligence kurz und bündig mit dem Kleinbuchstaben *g* benannt. Die bereits weiter oben angeführte Argumentationslinie für die Existenz von *g* beziehungsweise der allgemeinen Intelligenz fasst Aljoscha Neubauer mit den Worten zusammen: „Ein Argument für den g-Ansatz ist, dass statistisch gesehen verschiedene intellektuelle Teilfähigkeiten niemals völlig voneinander unabhängig sind: Wer etwa eine besondere sprachliche Intelligenz aufweist, ist meistens auch in anderen Bereichen – etwa mathematischer Begabung – nicht ganz schlecht. Die so genannten *idiots savants* – Menschen unterdurchschnittlicher Intelligenz, die dennoch eine ganz außergewöhnliche Fähigkeit besitzen – sind eher Ausnahmen von der Regel, dass die Annahme einer allgemeinen geistigen Leistungsfähigkeit durchaus Sinn ergibt. Tatsächlich hielt der g-Ansatz bislang allen Widerlegungsversuchen stand, obwohl sich seine Kritiker alle Mühen gaben. So beantworten Psychologen heute die Frage nach der Struktur der Intelligenz nicht mehr mit „entweder ... oder", sondern eher durch ein „sowohl ... als auch". Sie betrachten Intelligenz als eine pyramidenförmige Hierarchie: Die allgemeine Intelligenz liegt an der Spitze, darunter eine Reihe von allgemeineren Spezialfähigkeiten und zuletzt gegebenenfalls noch spezifischere Begabungen auf einer dritten Ebene. Noch sind sich die Fachleute nicht völlig über die genaue Anzahl und Art der Fähigkeiten auf den beiden unteren Ebenen einig" (Neubauer 2002, S. 38).

Für ein solches Pyramidenmodell von Intelligenz, das weithin Anerkennung gefunden hat, sprechen auch die Ergebnisse einer Untersuchung des Psychologen John B. Carroll von der University of North Carolina (Carroll 1993). Er hat eine Vielzahl von Studien aus der Intelligenzforschung unter die Lupe genommen und daraufhin untersucht, wie sich die Einzeler-

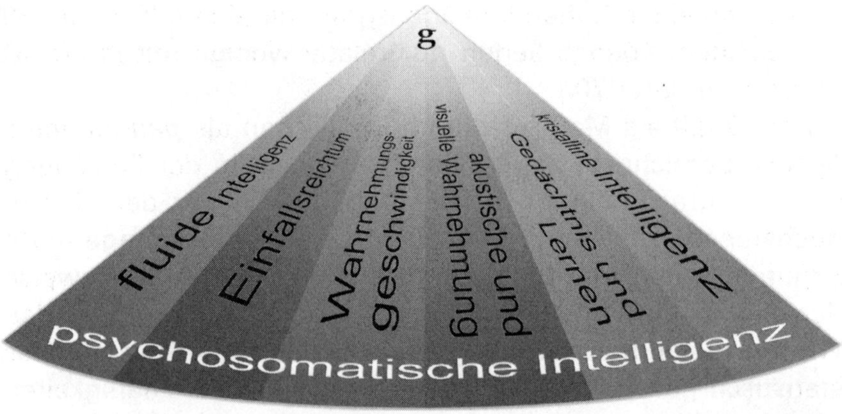

Abb. 10. Pyramidenmodell und Psychosomatische Intelligenz. Im Pyramidenmodell der Intelligenz befindet sich der g-Faktor auf der Pyramidenspitze, und darunter befinden sich allgemeinere Spezialfähigkeiten. Auf einer dritten Ebene folgen spezifische intelligente Teilfähigkeiten. Psychosomatische Intelligenz lässt sich als eine solche Teilfähigkeit verstehen und wurde hier in dieses Modell entsprechend eingefügt (siehe auch S. 181)

gebnisse zu einem Bild zusammenfügen lassen. „Der amerikanische Psychologe Carroll unternahm die heroische Aufgabe, 460 Erhebungen aus den Jahren 1927 bis 1987 miteinander zu vergleichen. Auf dieser Weise beruhte seine Metastudie auf Daten von nicht weniger als 130.000 Personen, eine in der Intelligenzforschung einmalige Zahl" (Neubauer 2002, S. 41).

Für das Konzept Psychosomatischer Intelligenz ist das Pyramidenmodell besonders wichtig: Auf einer dritten, untersten Ebene dieser Intelligenzpyramide, auf der etwa verbale Intelligenz anzusiedeln ist, lässt sich auch Psychosomatische Intelligenz als eine spezifische Teilfähigkeit einordnen (siehe Abb. 10). Die empirische Bestätigung dieser Zuordnung sollte in naher Zukunft gelingen.

Vererbung und Umwelt

Grundlegende Auffassungsunterschiede bestanden das ganze letzte Jahrhundert hindurch hinsichtlich der Frage, inwieweit

Intelligenz auf Vererbung beziehungsweise auf Umwelteinflüssen beruht. Diese so genannte *Anlage-Umwelt-Debatte* ist keineswegs auf den Bereich der Intelligenzforschung beschränkt, sondern wird im Zusammenhang mit verschiedensten menschlichen Eigenschaften geführt. So stellt sich die Frage nach dem jeweiligen Einfluss der Gene und der Umwelt beispielsweise auch in Hinblick auf Persönlichkeitszüge, etwa wie verlässlich oder freundlich jemand ist, oder auch in Hinblick auf problematische Verhaltensweisen wie Alkoholsucht. Wird die Anlage-Umwelt-Debatte jedoch in Hinblick auf die menschliche Intelligenz geführt, so wird rasch deutlich, wie diese Debatte – wie übrigens insgesamt unser Verständnis von Intelligenz – auch das gesellschaftliche Menschenbild bestimmen kann. Ideologien jeder Art können solche Debatten dann potenziell für sich zu nützen versuchen, indem sie aus Denkvarianten falsche Schlüsse ziehen und diese Fehlschlüsse verabsolutieren. Ist man etwa von einem hohen Einfluss der Genetik auf die Intelligenz überzeugt, erscheinen Maßnahmen zur Förderung geistiger Fähigkeiten rasch als unnötige Zeit- und Geldverschwendung. Ist man hingegen überzeugt, dass die Umweltbedingungen die mentalen Fähigkeiten bestimmen, wird man vielleicht versuchen, durch eine besondere Gestaltung der Umwelt Einfluss auf diese Fähigkeiten zu nehmen.

Ich möchte dazu zwei Bespiele aus der jüngeren Geschichte anführen, die aufzeigen, wie sich potenziell beide Denkrichtungen als Rechtfertigung für schlimmste Verbrechen missbrauchen lassen: So argumentierten zwischen 1933 und 1945 die Nationalsozialisten hinsichtlich ihrer menschenverachtenden Vernichtungsprogramme in den Konzentrationslagern mit der Erblichkeit von angeblich minderwertigen geistigen Anlagen. In Kambodscha wiederum wurden 30 Jahre später unzählige Menschen deswegen ermordet, weil sie aufgrund ihrer abgeschlossenen Volksschulzeit bereits als so *verbildet* galten, dass sie sich der Ideologie der neuen Machthaber nicht mehr würden ausreichend öffnen oder – besser gesagt – fügen können. Diese schrecklichen Geschehnisse, selbst noch im 20. Jahrhundert, dürfen im Zusammenhang mit der Erörterung der scheinbar harmlosen Frage nach dem Einfluss von Umwelt und Vererbung auf die menschliche Intelligenz meines Erachtens nicht unerwähnt bleiben. Sie weisen besonders dramatisch auf das mögliche Abgleiten einer Diskussion über menschliche Intelligenz hin, die deshalb mit besonderer Achtsamkeit zu führen ist.

Wie stellt sich aber diese Anlage-Umwelt-Debatte nun aus heutiger, wissenschaftlicher Sicht dar? Kein Zweifel besteht daran, dass es auch in Bezug auf Intelligenz bei der Beantwortung der Frage Vererbung oder Umwelt nicht um ein *entweder – oder*, sondern um ein *sowohl – als auch* geht. Wie aber ist dieses *sowohl – als auch* prozentuell verteilt? Die bisherigen Forschungsergebnisse erbrachten diesbezüglich zwar noch keine endgültigen Antworten, sie lassen aber den Schluss zu, dass die menschliche Intelligenz zu einem größeren Teil durch genetische Faktoren als durch Umwelteinflüsse bestimmt sein dürfte. In der Fachzeitschrift *Nature* wurde der Einfluss der Vererbung auf die Intelligenz auf knapp 50% geschätzt (Devlin et al. 1997), die meisten diesbezüglichen Schätzungen gehen aber von einem höheren Einfluss der Erblichkeit aus, und manche sprechen in Bezug auf Zwillingsstudien von einer Erblichkeit bis zu 80% (vgl. Grigorenko 2004). Eineiige Zwillinge, die ja bezüglich ihrer Erbanlagen identisch sind, unterscheiden sich nämlich hinsichtlich ihrer Intelligenz im Erwachsenenalter selbst dann kaum voneinander, wenn sie bereits bei ihrer Geburt getrennt wurden und danach in anderen sozialen Umwelten beziehungsweise Familien aufwuchsen. Andererseits sei aber auch in Erinnerung gerufen, dass in den Abschnitten *Bindung und Beziehung* und *Potenziale des Gehirns* bereits darauf hingewiesen wurde, dass ohne eine liebevolle und eine die entsprechenden Nervenzellen anregende Umgebung die geistige Entwicklung schon im Kleinkindesalter nachhaltig und massiv Schaden erleiden kann.

Beides scheint also zu stimmen. Zum einen ist der Einfluss der Genetik auf die eigene Intelligenz hoch, und zum anderen sind geeignete Umweltbedingungen eine wesentliche Voraussetzung dafür, dass wir unser Potenzial an Intelligenz auch wirklich entfalten können.

Wenn die Umwelt einen wichtigen Einflussfaktor bezüglich der Entfaltung unseres geistigen Potenzials darstellt, dann ist auch unser Verständnis von Intelligenz dafür maßgeblich, welche intelligenten Fähigkeiten wir besonders fördern und welche wir eher ungenützt lassen. Im Umgang mit dem eigenen Körper scheinen wir unsere intelligenten Fähigkeiten weitgehend zu ignorieren. Daran ändern auch Wellness-, Fitness- und Gesundheitstrends vorläufig recht wenig. Die so vertraute Trennung in Körper und Geist, die besonders im westlichen Kulturkreis Denken und Alltag bestimmt, mag das ihre dazu beitragen. Ein Anliegen dieses Buches ist es daher, die Bedeutung der menschlichen Intelligenz für den eigenen Organismus in den Mittelpunkt zu rücken. Intelligenz ist schließlich eine Funktion dieses Organismus: Als eine Errungenschaft der Evolution sollte sie es *Homo sapiens* eigentlich erleichtern können, ein für den Gesamtorganismus intelligentes Leben zu führen.

Vielfalt des Geistes

In der Intelligenzforschung wird fast durchwegs angenommen, dass es so etwas wie *general intelligence* gibt. Die Vielfalt der höheren geistigen Fähigkeiten des Menschen ist wissenschaftlich allerdings noch nicht wirklich erfasst. Dies ist nicht verwunderlich. Denn Intelligenz wirkt sich auf verschiedenste Lebensbereiche positiv aus. Dies bedeutet noch nicht, dass deswegen auch schon der Intelligenzbegriff automatisch erweitert werden müsste. Es wird daher jeweils genau geprüft, ob es in einem bestimmten Bereich, etwa bei der sprachlichen oder musikalischen Begabung, zutreffend ist, eine spezielle intelligente Teilfähigkeit am Werk zu sehen oder *„nur"* die allgemeine Intelligenz. Ersteres dürfte zumindest in Bezug auf den verbalen Bereich durchaus zutreffen (Jerison 2004).

Die intelligenten Teilfähigkeiten werden weiters auch daraufhin untersucht, ob es sich dabei wirklich um geistige Fähigkeiten im engeren Sinn handelt oder eigentlich um sozial erworbene Fertigkeiten. Wenn sich nämlich individuelle Unterschiede in einem bestimmten Lebensbereich, etwa im Sozialverhalten, eher aufgrund sozialer und kultureller Einflüsse als aufgrund unterschiedlicher Intelligenz erklären lassen, wird in diesem Fall die Bezeichnung Fertigkeit oder Kompetenz bevorzugt. Manche Autorinnen sprechen daher etwa von sozialer Kompetenz oder von emotionaler Kompetenz (Dodge et al. 1986; Saarni 1999), während andere in diesem Zusammenhang jeweils von Intelligenz sprechen (Barnes und Sternberg 1989; Mayer und Salovey 1993). Eindeutige Zuordnungen sind allerdings oft auch schwer möglich.

Um also unser intelligentes Potenzial auch tatsächlich richtig einzuschätzen und folglich umfassend nützen zu können, sollten zukünftig die folgenden einfach und zugleich ein wenig provokant klingenden Fragen eine wissenschaftlich gesicherte Antwort erfahren: „Für welche Bereiche menschlichen Lebens hat uns die Evolution tatsächlich mit besonderen geistigen Fähigkeiten ausgestattet?" und „Wozu ist unsere Intelligenz eigentlich gut?" Doch gerade darüber scheiden sich nach wie vor die Geister.

Die Fachdiskussionen der letzten Jahre zur Bandbreite menschlicher Intelligenz haben also zu unterschiedlichen Antworten geführt, die ich exemplarisch beleuchten möchte. Eine kurze Beschreibung derzeit bestehender Vorstellungen soll es später ermöglichen, das Konzept der Psychosomatischen Intelligenz innerhalb des Spektrums dieser Auffassungen einzuordnen.

Auf das Pyramidenmodell von Intelligenz habe ich bereits Bezug genommen (siehe Abb. 10). Es vermittelt die in der Intelligenzforschung favorisierte Vorstellung, wie allgemeine Intelligenz und spezielle Teilfähigkeiten zusammenhängen. Dieses Modell beinhaltet auch zwei Begriffe, nämliche *fluide* und *kristalline Intelligenz*, die hier kurz erläutert werden sollen. Diese Begriffe verweisen auf den Unterschied zwischen der eigentlichen Denkfähigkeit und dem erworbenen Wissen. Die Bezeichnung *fluide Intelligenz* bezieht sich auf die Denkfähigkeit beziehungsweise die geistige Beweglichkeit. Die Fähigkeit zu einem solcherart flüssigen Denken wird mit dem englischen Wort fluid, also flüssig, beschrieben. Eine typische Aufgabe in Intelligenztests, die sich auf fluide Intelligenz im mathematischen Bereich bezieht, ist etwa das Fortsetzen einer Zahlenreihe. Das Wissen hingegen, das sich im Zuge des Lernens herauskristallisiert und unseren Wissensfundus und Erfahrungsschatz bildet, wird als *kristalline Intelligenz* bezeichnet. Ein Beispiel dafür ist etwa das Verständnis von Fremdwörtern. Diese Art der Intelligenz wird in den üblichen Intelligenztests etwa unter der Rubrik *verbales Verständnis* abgefragt.

Die aktuellen Fachdiskussionen zum Verständnis menschlicher Intelligenz befassen sich auch mit den Begriffen *praktische Intelligenz, multiple Intelligenzen, soziale Intelligenz* und *emotionale Intelligenz,* die allesamt Querverbindungen zum Konzept Psychosomatischer Intelligenz aufweisen.

Praktische Intelligenz

Dem vielseitigen amerikanischen Psychologen Robert J. Sternberg von der Yale University kommt das Verdienst zu, die Bedeutung von Intelligenz für den menschlichen Alltag wissenschaftlich untermauert zu haben (Sternberg et al. 2000). Als fundierter Kritiker einer Reduktion menschlicher Intelligenz auf Testergebnis und IQ vertritt Sternberg die Auffassung, dass der eigentliche Handlungsraum der Intelligenz das reale Leben und nicht das Klassenzimmer sei. Das eigentliche Erfolgskriterium sei daher auch nicht, wie gut sich jemand in der Schule, sondern wie gut sich jemand im Leben behaupten kann.

Aufgrund solcher Überlegungen und empirischer Untersuchungen wurde Sternberg zu einem Verfechter des Begriffs der praktischen Intelligenz. Praktische Intelligenz unterscheidet sich nach Sternbergs Auffassung eindeutig von akademischer Intelligenz, die der üblichen Testintelligenz entspricht, ergänzt diese aber auch (Sternberg und Grigorenko 2000).

Ein weiterer Bereich von Sternbergs Forschungstätigkeit bezieht sich auf die Frage, wie es uns gelingt, bereits erarbeitete Lösungsstrategien von Problemen so weit zu automatisieren, dass wir unsere Aufmerksamkeit wieder neuen, noch ungelösten Aufgabenstellungen zuwenden können. Er stellt damit eine Verbindung zwischen Intelligenz und einer gewissen Ökologie des Denkens her.

„Außerdem richtete Sternberg sein Augenmerk darauf, wie sich Personen auf wechselnde Umgebungen einstellen – wie sie erkennen, welches Wissen sie brauchen (um sich etwa in der Schule, am Arbeitsplatz, auf der Straße oder auch als Verliebte intelligent zu verhalten) und wie sie dieses Wissen benützen. Sternberg bemerkte, dass diese letzteren Formen der praktischen Intelligenz für eine erfolgreiche Existenz in unserer Gesellschaft von größter Bedeutung sind und dennoch selten, wenn überhaupt jemals, ausdrücklich gelehrt oder systematisch getestet werden" (vgl. Gardner 2002, S. 35).

Multiple Intelligenzen

Während Sternberg die Gemeinsamkeiten der Denkprozesse betont und deren Komponenten untersucht, ist sein amerikanischer Kollege Howard Gardner von der Harvard University darum bemüht, aufzuzeigen, dass wir seiner Auffassung nach nicht eine Intelligenz, sondern mehrere Intelligenzen besitzen. Diese sind laut Gardner voneinander weitgehend unabhängig. Mit seiner Theorie zieht er das Pyramidenmodell von Intelligenz in Zweifel. In seinen Büchern *Abschied vom IQ* (1991) und *Intelligenzen. Die Vielfalt des menschlichen Geistes* (2002) argumentiert er, in gewisser Weise ähnlich wie Sternberg, dass es nicht reichen könne, unser Verständnis von Intelligenz auf Testergebnissen zu begründen. Die intelligenten Begabungen des Menschen seien wesentlich vielfältiger, als schriftlich zu absolvierende Testverfahren dies überhaupt erfassen können. Außerdem sei die Neurobiologie und Neuropsychologie als Basis der Intelligenzforschung viel stärker zu berücksichtigen. Der Aufbau des Gehirns, der sich, wie bereits erwähnt, in bestimmte Funktionseinheiten gliedert, würde es nahe legen, dass einzelne Intelligenzen jeweils durch solche Funktionseinheiten repräsentiert seien und diese daher auch jeweils voneinander unabhängig operieren könnten. Es gäbe daher nicht eine Intelligenz mit mehreren oder vielen Spezialfähigkeiten, wie dies das Pyramidenmodell vermuten lässt, sondern multiple, voneinander unabhängige Intelligenzen.

Er selbst beschreibt sieben solcher eigenständiger Intelligenzen: Dazu zählt er eine *sprachliche Intelligenz*, die sich etwa durch ein besonderes Geschick im Umgang mit Sprache und einer Leichtigkeit im Erwerb von Fremdsprachen zu erkennen gibt. Zur *logisch-mathematischen Intelligenz* gehört die Fähigkeit, Probleme logisch zu analysieren und schwierige mathematische Operationen durchzuführen. Die *räumliche Intelligenz* erleichtert räumliche Orientierung, wie Seeleute und Piloten sie besonders benötigen. In kleineren Raumfeldern gilt Ähnliches für Architekten oder Chirurgen. Hinsichtlich der von ihm postulierten *musikalischen Intelligenz* verweist Gardner auf Menschen mit besonderen Begabungen zum Musizieren und Komponieren. Seiner Überzeugung nach stellt die musikalische Intelligenz eine strukturelle Parallele zur sprachlichen Intelligenz dar, und es wäre weder wissenschaftlich noch logisch gerechtfertigt, die eine – nämlich die sprachliche – als Intelligenz und die andere – die musikalische – *nur* als Talent zu bezeichnen. Zusätzlich führt Gardner drei weitere Intelligenzen an, die allesamt einen inhaltlichen Bezug zur Psychosomatischen Intelligenz aufweisen: So beschreibt er eine *körperlich-kinästhetische Intelligenz,* deren Potenzial darin besteht, den Körper und einzelne Körperteile, wie Hand oder Mund, zur Problemlösung oder zur Gestaltung von Produkten einzusetzen. Die offensichtlichen Vertreter dieser Intelligenz sind laut Gardner Spitzensportler, aber auch Handwerker. Schließlich spricht Gardner (2002, S. 57 f.) auch von *personalen Intelligenzen* und führt dazu erläuternd aus: „Die zwei letzten Intelligenzen des Spektrums – von mir die personalen Intelligenzen genannt – haben allgemeines Stirnrunzeln ausgelöst. Als *interpersonale Intelligenz* wurde die Fähigkeit bezeichnet, Absichten, Motive und Wünsche anderer Menschen zu verstehen und dementsprechend in der Lage zu sein, erfolgreich mit ihnen zu kooperieren. Verkäufer, Lehrer, Ärzte, führende Vertreter von Kirche und Staat, Schauspieler – sie alle sind in hohem Grad auf interpersonale Intelligenz angewiesen. Die *intrapersonale Intelligenz* schließlich ist die Fähigkeit, sich selbst zu verstehen, ein lebensgerechtes Bild der eigenen Persönlichkeit – mitsamt ihren Wünschen, Ängsten und Fähigkeiten – zu entwickeln und dieses Wissen zu nützen. ... Das Gefühlsleben betrachte ich nach wie vor als Kernelement der intrapersonalen Intelligenz, lege heute indes den Akzent auf deren gewichtige Rolle bei der persönlichen Lebensgestaltung. Außerdem stelle ich einen emotionalen Anteil jetzt bei allen Intelligenzen in Rechnung, statt die Emotionen nur einer oder zwei personalen Intelligenzen zuzuweisen."

Schließlich ist es Gardner (2002, S. 58) auch wichtig, zu betonen, dass er selbst seine Einteilung als vorläufig betrachtet: „Ich habe von Anfang an unterstrichen, dass die Zahl der Intelligenzen provisorisch ist, dass in jeder Intelligenz ein Areal von Subintelligenzen eingeschlossen sein kann und der Gedanke der relativen Autonomie jeder Intelligenz sowie die Interaktionsformen der einzelnen Intelligenzen weitere Untersuchungen nötig machen."

Auch wenn Gardner mit dieser Feststellung die Vorläufigkeit hinsichtlich seiner Festlegung auf einzelne Intelligenzen unterstreicht, so ist seine Theorie in manchen Punkten doch auf eine relativ deutliche Ablehnung im Kreis seiner Fachkollegen gestoßen (Matthews et al. 2004). Seinen Kollegen gegenüber hat allerdings auch er nicht mit Kritik gespart. Vorgeworfen wird ihm vor allem, dass er eine allgemeine Intelligenz im Sinn des kleinen *g* in Frage stellt, ohne dafür entsprechende Untersuchungen vorlegen zu können. Ebenso wurde argumentiert, dass seine Liste der Intelligenzen aufgrund fehlender empirischer Bestätigung und einer eher schwachen theoretischen Herleitung willkürlich anmutet. Gardner wiederum argumentiert, dass seine Intelligenzen *jenen Kriterien* entsprechen würden, die er als entscheidend dafür ansieht, ob eine höhere geistige Fähigkeit tatsächlich auch als Intelligenz zu bezeichnen ist[12].

Nachdem diese Frage auch für die Psychosomatische Intelligenz zu klären ist, erscheint es mir wichtig, auch *Gardners diesbezügliche Kriterien* hier zu erläutern.

Vorweg möchte ich allerdings anmerken, dass Gardner (2002, S. 46 f.) von einer sehr weiten Definition von Intelligenz beziehungsweise Intelligenzen ausgeht: „Ich verstehe eine Intelligenz als biopsychologisches Potenzial zur Verarbeitung von Informationen, das in einem kulturellen Umfeld aktiviert werden kann, um Probleme zu lösen oder geistige oder materielle Güter zu

[12] Die empirische Bestätigung der Multiplen Intelligenzen-Theorie gemäß seiner eigenen Kriterien ist Gardner bislang noch weitgehend schuldig geblieben.

schaffen, die in einer Kultur hohe Wertschätzung genießen." Und Gardner (2002, S. 47) setzt fort: „Intelligenzen sind ein Potenzial – vermutlich neuronaler Art –, dessen Aktivierung (oder Nicht-Aktivierung) von den Werten einer bestimmten Kultur, den Möglichkeiten, die sich in dieser Kultur bieten, und den persönlichen Entscheidungen abhängt, die von Individuen und/oder ihren Familien, Lehrern und anderen getroffen werden."

Welche Voraussetzungen müssen nun aber gegeben sein, damit nach Gardners Ansicht von einer speziellen intelligenten Fähigkeit gesprochen werden darf? Gardner (2002) führt die folgenden sieben Kennzeichen einer potenziellen Intelligenz an, denen ich mich prinzipiell anschließe[13]:

- Gardner meint, dass es einem Beweis für das Vorliegen einer Intelligenz entspricht, wenn *lokale Schädigungen* des Gehirns einen isolierten Ausfall oder eine isolierte Beeinträchtigung der zur Diskussion stehenden intelligenten Fähigkeit zur Folge haben können.
- Aus der Geschichte der *Evolution* sollte plausibel ableitbar sein, dass sich eine intelligente Fähigkeit im Zuge der Stammesgeschichte des Menschen (*Phylogenese*) als vorteilhaft bewährt hat und sich dadurch auch neurobiologisch verankern konnte.
- Auch in der *Entwicklungsgeschichte* des Individuums (*Ontogenese*) sollte die Entwicklung der speziellen Form der Intelligenz erkennbar verankert sein, wie dies für die Psychosomatische Intelligenz im Abschnitt *Die psychosomatische Kompetenz des Säuglings* übrigens schon ausführlich gezeigt wurde.
- Gardner zufolge muss eine intelligente Fähigkeit auch eine klar erkennbare Kern- oder *Grundfunktion für den Organismus* erfüllen.

[13] Siehe dazu im Kapitel 4: *Psychosomatische Genies; Leben, ohne sich zu spüren; Bitte, messen Sie meinen P-IQ!*

- Die intelligente Fähigkeit sollte sich in einem *Symbolsystem*, wie dies etwa die Sprache ist, codieren lassen.
- Darüber hinaus sollte es Personen mit einer außergewöhnlichen *Spezialbegabung* auf dem zur Diskussion stehenden intelligenten Spezialgebiet geben, entweder in Form von entsprechenden Genies, Wunderkindern oder den bereits weiter oben erwähnten *idiots savants*, bei denen es sich, wie gesagt, um Personen handelt, die trotz eines schlechten allgemeinen Intelligenzniveaus in einem eng abgegrenzten Bereich eine sehr hohe Begabung zeigen.
- Und schließlich, so Gardners letztes Kriterium, muss ein bestimmtes intelligentes Potenzial auch *empirisch erfassbar* sein: Eine intelligente Fähigkeit muss also auch gemessen beziehungsweise experimentell erfasst werden können.

So zögerlich weite Teile der Fachwelt auf die genannten Kriterien reagiert haben und so kritisch sie gegenüber der multiplen Intelligenzen-Theorie insgesamt eingestellt sind, in der interessierten Öffentlichkeit hat Gardners Theorie dennoch große Resonanz gefunden. Ein eindrucksvolles Zeugnis dafür legen die vielen Förderprogramme an Schulen und viele berufliche Weiterbildungsangebote in unterschiedlichen Arbeitsfeldern ab, die sich ausdrücklich auf Gardners Ansatz (2002) beziehen.

Tatsächlich hat Gardner, ähnlich wie Sternberg, die übliche Auffassung von Intelligenz gehörig in Zweifel gezogen und sowohl inhaltlich als auch methodisch versucht, neue Wege zu beschreiten. Die prinzipielle Vieldeutigkeit menschlicher Intelligenz ist so mehr denn je in das Bewusstsein von Öffentlichkeit und Fachwelt gerückt.

Soziale Intelligenz

Ein wesentlich älteres Konzept, das ebenfalls nicht ganz unerwähnt bleiben sollte, ist jenes der sozialen Intelligenz. Schon 1920 hat Edward Thorndike dieses Konzept erstmals präsentiert. Die Beschreibung von sozialer Intelligenz erinnert sehr an die viel später von Gardner zur Diskussion gestellte interpersonale Intelligenz. Beim Konstrukt der sozialen Intelligenz kommt einerseits der Fähigkeit, die Gedanken, Gefühle und Intentionen unserer Mitmenschen zu erkennen und zu verstehen, und andererseits auch der Fähigkeit zu klugem, sozialem Verhalten jeweils eine Schlüsselrolle zu.

In verschiedenen Untersuchungen zeigte sich interessanterweise, dass die Testintelligenz und die soziale Intelligenz tatsächlich nicht unbedingt miteinander zusammenhängen. Dennoch liegt bis heute keine klare und allgemein akzeptierte Einschätzung darüber vor, ob es soziale Intelligenz in der vermuteten Form überhaupt gibt (Matthews et al. 2004).

Erst in den letzten Jahren hat die Erforschung der sozialen Intelligenz erneut Auftrieb erhalten: Ein Wegbereiter dafür war sicherlich die moderne Säuglingsforschung und die Bindungstheorie. Ein zusätzlicher Auslöser war wohl das Auftauchen eines neuen wissenschaftlichen Begriffs: Emotionale Intelligenz.

Emotionale Intelligenz

Wie kaum ein anderes Thema der psychologischen Forschung hat Emotionale Intelligenz in den letzten Jahren enorme Aufmerksamkeit auf sich gezogen. Hinter diesem Begriff verbirgt sich die Fähigkeit, mit Emotionen in jeder erdenklichen Weise kompetent umgehen zu können. Damit ist sowohl die geistige Kompetenz im Wahrnehmen, Erkennen, Verstehen und Zum-Ausdruck-Bringen von Emotionen gemeint als auch die Fähigkeit, Emotionen bei sich, aber auch bei anderen regulieren zu können.

In den wissenschaftlichen Diskurs wurde die Bezeichnung Emotionale Intelligenz erstmals von den beiden amerikanischen Forschern Peter Salovey und Jack Mayer (1990) eingebracht. Einer breiten Öffentlichkeit wurde das Konzept der Emotionalen Intelligenz allerdings erst durch den Medizinjournalisten Daniel Goleman (1998) vermittelt. In seinem Bestseller mit dem Titel *Emotionale Intelligenz* hält er ein mit interessanten Beispielen gespicktes Plädoyer dafür, dass ein kluger Umgang mit Emotionen entscheidend für ein besseres, erfolgreicheres und glücklicheres Leben sei. So soll hohe Emotionale Intelligenz ganz wesentlich zu Erfolg und Zufriedenheit im Beruf und Privatleben beitragen. Innerhalb verschiedener Berufsfelder, etwa im Management, in Lehrberufen oder in Pflegeberufen, wurde und wird Emotionale Intelligenz daher auch als eine zu fördernde Fähigkeit propagiert, die es schon früh im Leben zu beachten und bereits an den Schulen zu unterstützen gelte. Zugleich reiht sich Goleman unter jene ein, die eine überzogene IQ-Gläubigkeit kritisieren.

In Form anekdotischer Erzählungen verweist Goleman in diesem Zusammenhang auf Menschen mit einem hohen IQ, die in ihrem privaten und sozialen Leben dennoch über weite Strecken zu versagen scheinen. Er knüpft dabei an eine Erfahrung an, die wohl viele Menschen, auf ihre Schulzeit zurückblickend, mit ihm teilen können. Diejenigen Mitschülerinnen und Mitschüler, die in der Schulzeit besonders gute schulische Leistungen erbracht haben, sind nicht unbedingt dieselben, welche in späteren Jahren auf ein erfolgreiches Berufs- und ein geglücktes Privatleben verweisen können. Somit sei die akademische Intelligenz, für welche ja die Schulleistung ein gewisses Maß darstellt, kein brauchbares oder aussagekräftiges Kriterium für Erfolg im späteren Leben. Goleman vermutet nun Folgendes: Die klassische, akademische Auffassung von Intelligenz kann die Diskrepanz zwischen guter Schulleistung und weniger gutem Abschneiden im realen Leben deswegen nicht aufklären, weil sie den so wichtigen Bereich der Emotionalen Intelligenz einfach nicht mit erfasst.

Mit dem IQ allein würden all jene wichtigen geistigen Fähigkeiten unberücksichtigt bleiben, die Goleman unter dem Konzept der Emotionalen Intelligenz subsumiert. Dazu zählt er unter anderem: „Die Fähigkeit, sich selbst zu motivieren und auch bei Enttäuschung weiterzumachen; Impulse zu unterdrücken und Belohnungen hinauszuschieben; eigene Stimmungen zu regulieren und zu verhindern, dass Trübsal einem die Denkfähigkeit raubt; sich in andere Personen hineinzuversetzen sowie hoffen zu können" (vgl. Goleman 1998, S. 54).

Auch Golemans Buch wurde von der Fachwelt – wohl nicht ganz zu Unrecht – kritisch aufgenommen. Dies wurde vor allem damit begründet, dass er das Konzept der Emotionalen Intelligenz mit zum Teil überzogenen Erwartungen und Hoffnungen in Verbindung brachte, die sich zumindest so, wie von ihm geschildert, wohl kaum einlösen lassen. Außerdem sei seine Beschreibung von Emotionaler Intelligenz so umfassend, dass sie gleichzeitig auch vage und vieldeutig ist.

Gerald Matthews, Moshe Zeidner und Richard D. Roberts (2004) werfen daher in ihrem Buch *Emotionale Intelligenz – Wissenschaft und Mythos* folgende Fragen auf: Geht es bei einigen Verhaltensweisen, die Emotionaler Intelligenz zugeschrieben werden, wie etwa der Kompetenz, selbst in schwierigen Situationen nicht die Hoffnung zu verlieren, nicht eher um Persönlichkeitsmerkmale, wie Optimismus beziehungsweise Pessimismus? Oder ist die Fähigkeit, auch bei Enttäuschungen weiterzumachen, nicht eher ein Charaktermerkmal als eine Frage der Intelligenz? *Ist daher Emotionale Intelligenz vielleicht überhaupt nur alter Wein in neuen Fässern?*

Die Fachwelt hat jedenfalls besonders hinsichtlich inhaltlich sehr weit gefasster Vorstellungen von Emotionaler Intelligenz große Bedenken.

Trotz dieser und anderer kritischer Stellungnahmen hatte Golemans Bestseller dennoch so etwas wie einen Dammbruch innerhalb der Intelligenzforschung zur Folge. Plötzlich rückte der Umgang mit Emotionen hinsichtlich verschiedenster Lebensbereiche in das Zentrum von Fachgesprächen, Forschungsprojekten und Small Talk.

Als ich Golemans Buch erstmals las, war ich davon fasziniert. Mir wurde damals mehr denn je bewusst, vor welcher ganz besonderen Herausforderung die meisten Menschen, denen ich in meiner täglichen ärztlichen und psychotherapeutischen Tätigkeit begegne, eigentlich stehen.

Benötigen nicht gerade sie für ihren Umgang mit ihren oft massiven seelischen und körperlichen Problemen alle ihre höheren geistigen Ressourcen, um zum Beispiel mit einer schweren persönlichen Situation einigermaßen zurechtkommen zu können? Doch, so fragte ich mich, inwieweit bringen sie ihre diesbezüglichen Fähigkeiten wirklich zum Einsatz?

Meiner Erfahrung nach gibt es zumindest eine Gruppe von Patientinnen, die vielleicht nicht einmal daran denkt, die eigenen geistigen Kompetenzen für die Problembewältigung bei komplexen, leiblichen Belastungssituationen, etwa nach einem schweren Verkehrsunfall, einzubeziehen. Selbst nach dem Abklingen der bekannten psychologischen Bewältigungsmechanismen, wie Verleugnung oder Verdrängung, sieht diese Gruppe eventuell gar keinen Sinn darin, die eigenen geistigen Fähigkeiten möglichst zu nützen, um das eigene leidvolle Befinden zu verbessern. Andere Patientinnen hingegen nehmen unter diesen Umständen von selbst die Suche nach einer für sie und ihre Situation passenden Umgangsform auf, oder sie benötigen nur ein wenig Ermutigung und Anregung, um sich mit ihrer aktuellen Situation geistig konstruktiv zu befassen. Tragen zu diesen divergierenden Verhaltensweisen auch unterschiedliche Auffassungen darüber bei, wozu Intelligenz eigentlich gut ist? Oder stehen diese Unterschiede auf der Verhaltensebene auch mit unterschiedlichen Graden der Intelligenz in Zusammenhang?

Doch noch ein weiterer Bereich an Fragen begann mich damals zu beschäftigen. Dieser betrifft jene Personen, die an unsere Klinik kommen, weil sie wie Robert an körperlichen Beschwerden leiden, die organisch aber nicht zu erklären sind. Könnte so etwas wie Emotionale Intelligenz auch für diese Menschen und ihren Umgang mit ihren Symptomen, etwa einem besonders empfindlichen Darm, hilfreich sein?

Leider, so musste ich feststellen, beschäftigt sich die Erforschung der Emotionalen Intelligenz überhaupt nicht mit solchen oder ähnlichen Fragestellungen, zumindest dann nicht, wenn sich diese auch auf das leibliche Sein beziehungsweise die eigene Körperwahrnehmung beziehen.

Denn nach Ansicht der führenden Proponenten von Emotionaler Intelligenz, wie Peter Salovey und John Mayer, geht es bei dieser um eine Fähigkeit, die es ermöglichen soll, speziell *Emotionen* als Informationsquelle zu nützen und geistig zu verwerten. Die Vielfalt des Gefühlslebens bleibt somit – abgesehen eben vom Bereich der Emotionen – ebenso unberücksichtigt wie das gesamte leibliche Sein.

Für die Verbindung zwischen Emotionaler Intelligenz und den an und für sich engen Bereich des emotionalen Erlebens soll jedoch laut Salovey und Mayer all das Gültigkeit besitzen, was auch diversen anderen Intelligenzbereichen zugesprochen wird: Jede intelligente Spezialfähigkeit, denken Sie beispielsweise an die verbale Intelligenz, beinhaltet demnach die Fähigkeit zur *Aufnahme* bestimmter Informationen, deren geistige *Bearbeitung* unter Zuhilfenahme des eigenen Wissens und die

Fähigkeit zur *Umsetzung* dieser Informationen in weiterführende Handlungen. Ähnliches soll also auch für den intelligenten Umgang mit Emotionen zutreffen.

Mayer und Salovey (2000a) unterscheiden gemeinsam mit einem weiteren Kollegen, Daniel Caruso, *vier Anwendungsbereiche* von Emotionaler Intelligenz: Demnach verhilft Emotionale Intelligenz dazu, die eigenen Emotionen wahrzunehmen und nach ihrem Informationsgehalt zu differenzieren. Dies setzt die Beobachtung der eigenen Emotionszustände voraus und führt zur

a) *Kenntnis der eigenen Emotionen.*
b) Gerade in Hinblick auf komplexe Aufgabenstellungen führt die Einbeziehung des Informationsgehalts der eigenen Emotionen laut den Autoren auch zu einer *qualitativen Verbesserung der Denkprozesse.*
c) Dabei würde sich auch ein besseres *Verständnis für das eigene emotionale Erleben* einstellen können.
d) Und schließlich erleichtert Emotionale Intelligenz die *Regulation und das Management von Emotionen*, wie beispielsweise deren Kontrolle, bei sich selbst und bei anderen.

Zurzeit werden beachtliche Anstrengungen unternommen, um diese Grundannahmen durch Forschungsergebnisse zu bestätigen (Mayer et al. 2000b).

Die weitere Akzeptanz dieses Konzeptes wird aber unter anderem davon abhängen, inwieweit sich Emotionale Intelligenz zweifelsfrei und verlässlich messen lässt. Dementsprechend sollte es nämlich auch möglich sein, individuelle Unterschiede hinsichtlich des Grades Emotionaler Intelligenz zu erfassen. Die bisherigen Bemühungen in diese Richtung erbrachten allerdings bislang offensichtlich nur Teilerfolge, wie Matthews, Zeidner und Roberts (2004) im genannten Buch *Emotionale Intelligenz – Wissenschaft und Mythos* sehr ausführlich erläutern.

Dies liegt zum einen in der Natur unseres Gefühlslebens. Als subjektiver Erfahrungsbereich ist dieser ohnedies nur begrenzt zu objektivieren. Wie bereits im ersten Kapitel geschildert, sind Emotionen, etwa Freude oder Ärger, außerdem hoch dynamisch, von den aktuellen Umgebungsbedingungen abhängig sowie von individuellen Gedanken und Absichten begleitet. Andere Gefühlszustände, wie beispielsweise Stimmungen und Vitalitätsaffekte, wirken sich modulierend auf das emotionale Befinden aus. Als isolierte Phänomene sind Emotionen daher nicht einfach zu erfassen und noch schwieriger zu messen.

Denken Sie etwa an den Beginn des Buches mit der Schilderung von Carlas subjektivem Erleben! Welche ihrer unterschiedlichen Gefühlszustände würden sich mit Emotionaler Intelligenz in Zusammenhang bringen lassen? Ihre nicht sehr ausgeprägte Ängstlichkeit etwa? Oder geht es bei ihr eigentlich um etwas anderes als um Emotionale Intelligenz?

Zu solchen grundsätzlichen Fragen gesellen sich noch einige weitere Probleme, mit denen die Erforschung der Emotionalen Intelligenz zu kämpfen hat. Darf sich etwa die Forscherin von der Versuchsperson einfach mitteilen lassen, als wie passend das eigene emotionale Erleben gerade empfunden wird, wenn die Versuchsanordnung dazu dient, die Emotionale Intelligenz der Versuchsperson zu beurteilen? Umgelegt auf die Testintelligenz wäre dies nämlich fast analog zur Vorgangsweise, die Versuchsperson, statt sie zu testen, einfach danach zu fragen, für wie intelligent sie sich hält. Offensichtlich ist dies kein guter wissenschaftlicher Weg.

Doch auch eine rein experimentelle Vorgangsweise, die zusätzlich die Fremdbeobachtung heranzieht, hat ihre Tücken. Angenommen, eine Versuchsperson soll im Rahmen eines Experimentes aufgrund ihres Verhaltens hinsichtlich ihrer emotionalen Intelligenz beurteilt werden. Ist es immer so eindeutig, welche emotionale Reaktion und welches Verhalten in einer bestimmten Alltagssituation emotional intelligent wäre? Und lässt sich eine solche Antwort, sofern es sie überhaupt gibt, – unabhängig von der Versuchsperson, ihren Vorerfahrungen, ihrem Alter, ihrem Geschlecht und auch unabhängig vom Kulturkreis – wirklich verallgemeinern?

Matthews, Zeidner und Roberts (2004) führen in ihren kritischen Anmerkungen dazu etwa das Beispiel an, dass die passende emotionale Antwort oft von den jeweiligen konkreten Umständen abhängig ist. Wenn eine Person etwa unverdienterweise von einer Freundin gelobt wird, sollte er oder sie sich dann peinlich berührt fühlen, weil das Lob nicht gerechtfertigt ist; oder verärgert sein, weil die Freundin die Situation falsch wahrgenommen hat; oder ängstlich, weil eine Richtigstellung in der Zukunft droht; oder dankbar, weil die Freundin jedenfalls versucht hat, sich emotional zu verhalten?

Speziell der Bereich des Ausdrucks und des Managements von Gefühlen ist sicherlich auch kulturellen Gepflogenheiten unterworfen. Die bekannten Geschlechtsunterschiede, wann Mann oder Frau Gefühle zeigen oder sie kontrollieren, verweisen ebenfalls auf die Komplexität dieser Materie. Und schließlich verfügt jede und jeder von uns auch über ein unterschiedliches Temperament und unterschiedliche emotionale Prägungen und Vorerfahrungen. Kann es da überhaupt immer ein „richtig" oder „falsch" im Umgang mit Emotionen geben? Meines Erachtens sicherlich nicht.

Während eine logische oder mathematisch Aufgabe, wie sie in üblichen Intelligenztests gestellt wird, nur eine einzige richtige Antwort zulässt, bleiben emotionale Testaufgaben letzten Endes mehrdeutig.

Wie aber behelfen sich nun die ursprünglichen Autoren des Konzeptes von Emotionaler Intelligenz im Umgang mit den genannten Schwierigkeiten? Gemeinsam mit anderen Wissenschaftern sind sie jedenfalls darum bemüht, die Tücken der empirischen Erforschung von Emotionaler Intelligenz möglichst zu entschärfen.

So haben sie eine Reihe von Tests entwickelt, wie zum Beispiel die Multifactor Emotional Intelligence Scale (MEIS), bei denen die Versuchsperson etwa beurteilen soll, wie stark ein Gesichtsausdruck auf einem Foto Glück, Trauer oder Angst vermittelt (Mayer et al. 2000b). Um die Kompetenz im Umgang mit Emotionen zu messen, werden andere Wege eingeschlagen: Die Versuchspersonen werden beispielsweise mit fiktiven, emotionalen Situationen in Form von emotional belastenden Kurzgeschichten konfrontiert, und ihre verbale und emotionale Reaktion darauf wird bewertet. Dabei kommen folgende Kriterien zum Tragen: Wie sehr entspricht die gegebene Antwort a) der Meinung eines Expertenteams und b) jener Antwort, die von den meisten anderen Versuchspersonen geäußert wird.

An dieser Vorgangsweise in der Auswertung wurde verständlicherweise Kritik laut (Matthews et al. 2004). Ein derartiges Bewertungssystem zeigt, dass zumindest solche Messungen von Emotionaler Intelligenz ein umstrittenes Unterfangen sein müssen.

Die weitere Erforschung der Emotionalen Intelligenz könnte dennoch dazu beitragen, die Bedeutung der emotionalen Selbstregulation besser zu erfassen. Insgesamt beurteilen Kritiker der Emotionalen Intelligenz diese Theorie derzeit mit einer gewissen Zurückhaltung. Das letzte Wort ist diesbezüglich noch nicht gesprochen.

Zweiter Teil

Kapitel 4
Psychosomatische Intelligenz

„Wir sind für das verantwortlich, was wir tun,
aber auch für das, was wir nicht tun."

Voltaire

Im ersten Teil des Buches war ich darum bemüht, zu verdeutlichen, wie der Begriff Psychosomatik – obwohl als zusammengesetztes Hauptwort selbst zweiteilig – auf die *Einheit des Menschen* hinweist. Danach folgte ein Streifzug durch verschiedene Bereiche intelligenter menschlicher Fähigkeiten bis hin zur Emotionalen Intelligenz. In diesem Kapitel rückt die Verbindung zwischen *Psychosomatik und Intelligenz* in den Mittelpunkt und damit jener Begriff, der Titel dieses Buches ist. Seine Wurzeln reichen bis in die Anfänge der Intelligenzforschung zurück.

Frühe und neuere Experimente

Bereits die ersten Intelligenzforscher der Neuzeit, wie etwa Sir Francis Galton (1822–1911), Wilhelm Wundt (1832–1920) und James McKeen Cattell (1860–1944), beschäftigten sich mit Überlegungen, die der Grundidee von Psychosomatischer Intelligenz nahe stehen (Brody 2000; Funke und Vaterrodt-Plünnecke 1998). Gerade der Deutsche Wundt, der Engländer Galton und der Amerikaner Cattell betrachteten die geistige Fähigkeit, das Potenzial einzelner Körperfunktionen differenziert und gezielt nützen zu können, als einen entscheidenden Indikator für menschliche Intelligenz. Sie richteten ihr Augenmerk dabei vor allem auf die *Sinneswahrnehmungen*.

Der Universalgelehrte Galton brachte Intelligenz mit einer erhöhten Schärfe der Sinneswahrnehmungen in Verbindung.

Konkret bestand Galtons Annahme darin, dass Menschen mit höherer Intelligenz unterschiedliche Farben, unterschiedlich hohe oder laute Töne und unterschiedlich schwere Gegenstände feiner differenzieren könnten als geistig weniger begabte Personen. Nach Wilhelm Wundt war der Engländer Galton der zweite Forscher, der ein eigenes psychologisches Labor einrichtete, um individuelle Unterschiede von Intelligenz auf experimenteller Basis zu untersuchen.

Konkret verfolgte er vor über hundert Jahren mit den ihm damals zur Verfügung stehenden Mitteln das Ziel, verschiedene, auf den Körper bezogene, geistige Fähigkeiten seiner Versuchspersonen zu testen, um ein Maß für Intelligenz entwickeln zu können. Galtons Versuchspersonen sollten beispielsweise die unterschiedliche Lautstärke von Tönen oder das Heben unterschiedlicher Gewichte differenzieren können. Er vermutete, dass die Probanden dies umso besser können würden, je intelligenter sie seien (Deary 2004). Angeregt von den wissenschaftlichen Arbeiten seines Vetters Charles Darwin zum Ursprung und der Entstehung der Arten, wollte Galton mit diesen Experimenten auch die Erforschung der geistigen Evolution des Menschen vorantreiben.

Die Ergebnisse dieser frühen Forschungsbemühungen waren zwar kaum aussagekräftig, sie dokumentieren aber doch *folgende zentrale Annahme* als *frühe Querverbindung* zum von mir dargelegten Konzept: *Höhere Intelligenz geht mit der Fähigkeit zur Gewinnung präziserer Informationen aus der Körpersphäre einher.*

Bevor ich dazu auf einige aktuelle Untersuchungen zu sprechen komme, möchte ich hinsichtlich der Anfänge der Intelligenzforschung nicht unerwähnt lassen, dass auch im allerersten psychologischen Labor weltweit, das Wilhelm Wundt 1879 in Leipzig gegründet hatte, ebenfalls ganz ähnliche wie die oben beschriebenen Zielsetzungen verfolgt wurden. Dabei kommt Wilhelm Wundt das zusätzliche Verdienst zu, in seinen experimentellen Untersuchungen auch die Bedeutung des Gefühlslebens mitberücksichtigt zu haben. Er bezeichnete Gefühle als *Apperzeptionen der Wirklichkeit* (Wundt 1896). Mit diesem heute schwer verständlichen Begriff wollte Wilhelm Wundt zum Ausdruck bringen, dass – analog zu unseren Sinnesorganen – auch unsere Gefühle *Wahrnehmungen der Wirklichkeit* beinhalten. Um es modern zu formulieren: Wundt ging davon aus, dass auch Gefühle auf Prozessen der Informationsverarbeitung beruhen. Viel später findet sich diese Annahme im Konzept der Emotionalen Intelligenz wieder, wie es durch Daniel Goleman (1998) weithin bekannt wurde.

Nach Galton und Wundt konnte eine nächste Generation von Intelligenzforschern, etwa Spearman und Thorndike, die frühere Vermutung eines Zusammenhangs zwischen höherer Intelligenz und einem besseren Differenzierungsvermögen visueller und akustischer Reize empirisch bestätigen. Auch moderne Untersuchungen, wie jene zum akustischen Unterscheidungsvermögen von Baltes und Lindenberger (1997), bestätigen einen solchen Zusammenhang. Einige andere Untersuchungen konnten nachweisen, dass verschiedene Wahrnehmungsphänomene, etwa visuelle Reize, bei höherer Intelligenz auch schneller erfasst werden (Neubauer 1997). Solche Experimente sind allerdings Mangelware.

Der Mainstream der Intelligenzforschung ist einer Bezugnahme auf körperliche Phänomene lange Zeit ablehnend gegenübergestanden. Die empirisch gefundenen Zusammenhänge zwischen Intelligenz und Sinneswahrnehmung wurden seltsamerweise lange Zeit sogar verleugnet (Deary 2004).

Mit dem Franzosen Binet (1857–1911), dem die Ehre zukommt, den ersten weithin akzeptierten Intelligenztest, die so genannte *Binet-Skala*, entwickelt zu haben, war schon zu Beginn des 20. Jahrhunderts eine frühe und folgenreiche Wende in der Geschichte der Intelligenzforschung eingetreten. Im Anschluss an Binet begann sich die Überzeugung durchzusetzen, dass sich Intelligenz besser durch die Beschränkung auf spezifische, rein geistige Phänomene und deren Beurteilung würde abbilden lassen. In den Hintergrund und lange Zeit fast in Vergessenheit geriet hingegen das, was ich als psychosomatische Orientierung der frühen Intelligenzforschung im Sinn der Beachtung des Zusammenhangs zwischen Intelligenz und Sinnesleistungen bezeichnen möchte. Die experimentelle Erforschung des Einflusses von Intelligenz auf körperliche Phänomene galt somit für lange Zeit als veraltet. Fortan konzentrierte sich die Intelligenzforschung auf geistige Phänomene, wie Gedächtnis, logisches Denken, verbale Fähigkeiten, Aufmerksamkeit und Vorstellungskraft, eine Entwicklung, die bis heute anhält.

Dieser kurze Rückblick auf die erste Phase der Geschichte der Intelligenzforschung sollte aufzeigen, dass die Vorstellung einer psychosomatischen Funktion der menschlichen Intelligenz bis in ihre Anfänge zurückreicht und eine bis heute anhaltende, wenn auch bescheidene, Tradition nach sich zog. Vor diesem historischen Hintergrund nimmt das Konzept Psychosomatischer Intelligenz für sich in Anspruch, auf Basis klinischer Erfahrungen und aktueller wissenschaftlicher Befunde an die Wurzeln der modernen Intelligenzforschung anknüpfen zu können.

Was ist PI?

Die Abkürzung *PI* steht für den neuen Fachbegriff *Psychosomatische Intelligenz*. Was also ist PI?

Psychosomatische Intelligenz ist eine spezielle intelligente Fähigkeit, die es erleichtert, Empfindungen – einschließlich leiblich vermittelter Gefühle – differenziert wahrzunehmen und deren Informationsgehalt gezielt zu nützen. Sie begünstigt eine gezielte Regulation psychosomatischer Vorgänge. Ebenso begünstigt sie das Zustandekommen persönlich passender Entscheidungen, und zwar insofern, als auch leibliche Signale adäquate kognitive Berücksichtigung finden.

Als intelligente Teilfähigkeit ist Psychosomatische Intelligenz in das bereits bekannte Pyramidenmodell von Intelligenz einzureihen (Abb. 10, S. 154). Wie jede andere spezielle intelligente Fähigkeit, etwa räumliche oder verbale Intelligenz, sollte sie *drei allgemeine Kriterien* erfüllen: PI sollte dazu befähigen,

- erstens eine bestimmte Art von Informationen aufzunehmen,
- zweitens die geistige Bearbeitung dieser Informationen unter Zuhilfenahme des eigenen Wissens zu ermöglichen und
- drittens sollte PI die Fähigkeit zur Umsetzung dieser Informationen in weiterführende Handlungen beinhalten.

Ist dies der Fall? Ich meine ja.

Erstens ermöglicht es PI, eine enorme Vielfalt an Empfindungen inklusive aller leiblich vermittelten Gefühle bewusst und differenziert zu registrieren. Wie wesentlich und umfassend diese Fähigkeit eigentlich ist beziehungsweise sein kann, wurde im ersten Teil des Buches angesprochen.

Zweitens ist auch das Kriterium der geistigen Bearbeitung dieser Informationen erfüllt. Unter Zuhilfenahme unseres körperbezogenen Erfahrungsschatzes und Wissens und damit der Kenntnis des eigenen leiblichen Seins registrieren wir ja unsere körperlichen Wahrnehmungen und Empfindungen nicht nur, sondern können sie gezielt zu Wahrnehmungen aus der Außenwelt und Denkprozessen in Bezug setzen. Die Informationen aus der Körpersphäre fließen auf diese Weise in unsere Selbstwahrnehmung und unsere Denkprozesse ein und werden dabei – mehr oder weniger gezielt – beachtet und als zusätzliche Informationsbasis kognitiv bearbeitet.

Das schon früher beschriebene Experiment, bei dem die Versuchspersonen ihre Hände in eiskaltes Wasser tauchten, ist dafür ein Beispiel (vgl. Rüegg 2001). Je nachdem, von welcher Einschätzung der gesundheitlichen Konsequenzen dieses Experimentes die einzelnen Versuchsteilnehmer ausgingen, erlebten sie ihre Empfindungen ganz unterschiedlich. Die einen glaubten, das Eintauchen der Hände in Eiswasser würde ihnen schaden, und erlebten dieses rasch als sehr schmerzhaft. Die anderen hingegen hielten ihre Hände für längere Zeit ins kalte Wasser und berichteten diesbezüglich über keine Schmerzen. Offenbar lag das daran, dass diese zweite Gruppe vom Versuchsleiter die Auskunft erhalten hatte, das Eintauchen der Hände hätte eine Abhärtung zur Folge, die ihrer Gesundheit förderlich wäre. Hier fand also ohne Zweifel eine unterschiedliche kognitive Bearbeitung beziehungsweise Bewertung der eingehenden Informationen aus der Körperperipherie statt, wie wir dies auch aus dem körperlichen Alltag kennen.

Das, was wir spüren, ist also nicht nur mit leiblicher Bedeutung geladen, sondern wird auch unterschiedlich geistig bewertet.

Selbst, wenn wir angenehme oder unangenehme Empfindungen verdrängen oder schlichtweg ausgeblendet haben, ist dies eine Form der Verarbeitung des jeweiligen Informationsgehalts, die allerdings dann unbewusst geschieht und daher nicht in den Bereich jener höheren geistigen Fähigkeiten fällt, die ja Bewusstsein voraussetzen.

Nun zum dritten Kriterium: Demnach sollte PI die Fähigkeit zur Umsetzung der Informationen in weiterführende Handlungen beinhalten. PI sollte es also erleichtern, mittels eines differenzierten Erlebens von *Stimmigkeit* (Kongruenz) oder Nicht-*Stimmigkeit* (Inkongruenz) gezielt auf das eigene Befinden reagieren zu können. Auf diese Weise kann PI meiner Erfahrung nach einen konstruktiven Umgang mit körperlichen oder psychosozialen Belastungssituationen fördern und deren Bewältigung begünstigen.

Eine bewusste und differenzierte leibliche Wahrnehmung dürfte sich aber auch im Alltag auswirken. Denn dadurch, dass *Unstimmiges* wahrgenommen und richtig zugeordnet wird, ist eine der Voraussetzungen erfüllt, dass ein bewusster Umgang mit dieser Situation gelingen kann. Welche Form des Umgangs dies ist, ist damit allerdings noch nicht gesagt. Insgesamt dürften aber Verhaltensweisen, die für den Gesamtorganismus vorteilhaft sind, bei hoher PI wahrscheinlicher werden. So dürften Menschen, die sich selbst gut kennen und auch ihre Bedürfnisse gut wahrnehmen, besser als andere mit sich umgehen und für sich sorgen. Daher scheint auch das dritte Kriterium erfüllt zu sein. Studien zum Vorteil von Selbstaufmerksamkeit hinsichtlich der Gesundheit sprechen jedenfalls auch für derartige Zusammenhänge (Suls und Fletcher 1985), wie später noch gezeigt wird.[14]

Einfache Schlussfolgerungen von bestimmten Verhaltensweisen auf eine bestimmte Psychosomatische Intelligenz, oder umgekehrt von einer solchen auf ein bestimmtes Verhalten, sind allerdings sicherlich fragwürdig. Tatsächlich scheiden sich ja gerade im Umgang mit den Wechselwirkungen zwischen Intelligenz und dem eigenen Körper beziehungsweise der eigenen Leiblichkeit die Geister, und das wohl in sehr komplexer Weise. Die Hintergründe für die unterschiedlichen Verhaltensmuster, die ich im Folgenden beispielhaft skizziere, lassen sich also sicherlich nicht nur auf Unterschiede in Bezug auf PI reduzieren:

Wie schon geschildert, dürften manche Menschen ihre Körpersignale über Jahr und Tag mit einer erstaunlichen und gleichzeitig erschreckenden Konsequenz ignorieren. Sie verhal-

[14] Siehe Kapitel 5: *Aus erster Hand.*

ten sich dann eventuell so, als wären ihre geistigen Fähigkeiten für das Wohlbefinden des Gesamtorganismus einfach nicht zuständig. Diese unserer Mitmenschen praktizieren in ihrem täglichen Leben eine oft fast perfekte Spaltung in Körper und Geist. Ohne dafür einen erkennbaren Grund zu haben, scheinen sie ihren Bedürfnissen und Empfindungen aus Gewohnheit, vielleicht aber auch aus Mangel an PI oder auch aus anderen Gründen, kaum Beachtung zukommen zu lassen.

Um es nochmals auf den Punkt zu bringen: Hinsichtlich ihres leiblichen Wohls schauen diese unserer Zeitgenossen nicht gut auf sich. Ihre Intelligenz kommt ihrem körperlichen Sein eventuell auch dann nicht zu Hilfe, wenn sie mit einer Erkrankung konfrontiert sind. Sie fühlen sich ihrem Körper ausgeliefert, und sehen sich dazu gezwungen, ihren Körper passiv zu erleiden und zu erdulden, ohne sich um ihr leibliches Wohl aktiv zu kümmern.

Oft fällt mir bei der Visite im Krankenhaus Ähnliches auf. Die Körperhaltung beispielsweise, die liegende Patienten in ihren Betten einnehmen, unterscheiden sich oft markant voneinander. Während die einen eine offensichtlich angenehme Liegeposition gefunden haben, verharren andere etwa in einer Kopfhaltung, die fast zwangsläufig zu Verspannungen in der Nackenmuskulatur führen muss. Manche Menschen neigen anscheinend dazu, wenn sie sich gerade in einer unangenehmen Position befinden, sei es beim Liegen, Sitzen oder Stehen, diese Haltung lange Zeit nicht zu korrigieren.

Selbst die Beachtung eigener körperlicher Grundbedürfnisse gelingt häufig nicht besonders gut, wie ich aus einzelnen Gesprächen schließe. So kommt es offenbar nicht selten vor, dass manche unserer Mitmenschen stundenlang ein Durstgefühl verspüren, ohne darauf zu reagieren, obwohl sie nur zwei Schritte zu gehen hätten, um sich ein Glas mit Wasser zu füllen und ihren Durst zu stillen.

Solche Gewohnheiten bestehen nun aber oft über Jahrzehnte. Wie gesagt, die Hintergründe für solche Verhaltensmuster sind sicher komplex. Eine Voraussetzung, frühzeitig unnötig belastende Verhaltensweisen zu ändern, ist allerdings, sich dieser bewusst zu sein. Dazu kann PI sicherlich beitragen. Dies ist von hoher Bedeutung. Denn Stunde für Stunde, Tag für Tag, Jahr für Jahr pflegen wir Verhaltensweisen, die dem Gesamtorganismus eher förderlich oder eher abträglich sind.

Nach diesen eher allgemeinen Überlegungen möchte ich das Konzept Psychosomatischer Intelligenz nochmals präzisieren. Bei dieser speziellen Intelligenz stehen Leiblichkeit, Empfindungsfähigkeit und Denkvermögen im Mittelpunkt.

Psychosomatische Intelligenz umfasst folgende fünf Bereiche:

1. ***PI fördert die Empfindungsfähigkeit:*** Psychosomatische Intelligenz verhilft dazu, Empfindungen – inklusive aller leiblich vermittelten Gefühle – differenzierend wahrzunehmen. Diese können auch sprachlich oder künstlerisch zum Ausdruck gebracht werden.
2. ***PI begünstigt Denkprozesse mit Ausrichtung auf den Gesamtorganismus:*** PI führt durch die bewusste Einbeziehung der leiblichen Wahrnehmungen und Empfindungen in einer symbolisierten Form zu einer bewussten Bezogenheit der Denkprozesse auf den Gesamtorganismus. Diese Bezogenheit auf den Gesamtorganismus kommt dadurch zustande, dass die Denkprozesse auch auf eine für den Gesamtorganismus relevante und insofern umfassende Informationsbasis gestützt sind. Somit besitzen diese Denkprozesse besondere Relevanz für den Gesamtorganismus und dessen Bemühen um eine adäquate Individuum-Umwelt-Passung.
3. ***PI vertieft das Verständnis des eigenen leiblichen Seins:*** PI trägt dazu bei, ein vertieftes Verständnis des eigenen leiblichen Seins zu entwickeln. Hohe Psychosomatische Intelligenz geht mit hoher Symbolisierungsfähigkeit leiblicher Phänomene einher. Damit verbunden ist ein entsprechend differenziertes und abrufbares Wissen um den eigenen Körper, eigene Intentionen, Bedürfnisse, Stimmungslagen und Empfindungen. Auf diese Weise fördert Psychosomatische

Intelligenz auch die Kenntnis der eigenen Individualität. Ebenso begünstigt sie die Kenntnis und das Verständnis der eigenen sozialen Umgebung.

4. ***PI erweitert die Regulationsfähigkeit psychosomatischer Vorgänge:*** Mittels PI können psychosomatische Vorgänge gezielt reguliert werden, und zwar umfassender und effizienter, als dies ohne PI möglich wäre. PI trägt beispielsweise dazu bei, sich gezielter erholen zu können und die eigene Belastbarkeit und deren Grenzen präziser einzuschätzen. Ebenso kann mittels eines gezielten Umgangs mit körperlichen Phänomenen, etwa einer bewusst herbeigeführten Veränderung der Atemfrequenz, eine Änderung der Befindlichkeit, etwa im Sinn einer Reduktion von Angst und Anspannung, erzeugt werden.
5. ***PI erleichtert es, „Unstimmiges" zu erkennen und als Information zu nützen: Was subjektiv ist und was subjektiv sein sollte, wird mittels PI leichter erkannt und analysiert:*** Mittels Spüren und Denken wird die aktuelle subjektive Befindlichkeit erfasst und bewertet. Spüren und Denken begleiten unsere Wahrnehmungen, Absichten und Handlungen (Abb. 11). Dabei kann Übereinstimmung, etwa mit den aktuellen Absichten, erlebt werden (Stimmigkeit beziehungsweise Kongruenz). Ebenso kann aber auch eine Diskrepanz zwischen dem, was ist, und dem, was angestrebt wird, wahrgenommen werden (Nicht-Stimmigkeit beziehungsweise Inkongruenz). PI erleichtert es, eine solche Inkongruenz differenziert wahrzunehmen und zu analysieren.

Die Fähigkeit zur gezielten *Inkongruenzanalyse* ist für die persönliche Entwicklung prinzipiell förderlich. Ebenso kann sie sich konstruktiv auf die Bewältigung von Belastungssituationen auswirken beziehungsweise den Bemühungen um Selbstregulation zugute kommen.

Der zuletzt genannte, fünfte Bereich von PI knüpft an die so genannte *Kontrolltheorie* nach Powers (1973) an. Demnach vergleichen Menschen ständig zwischen dem, was ist, und dem, was sein soll. Stellen sie dabei Abweichungen zwischen ihrer

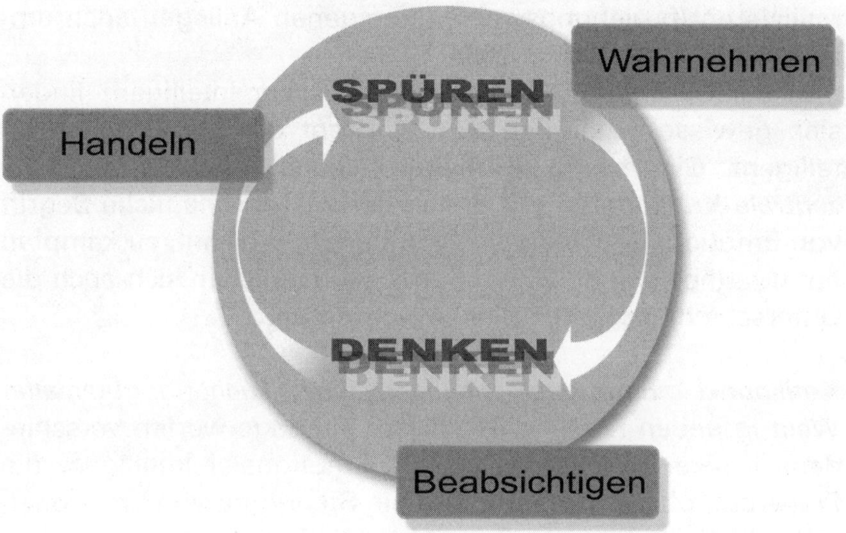

Abb. 11. Spüren und Denken. Unsere Wahrnehmungen, Absichten und Handlungen werden von Spüren und Denken begleitet und bewertet. Spüren und Denken repräsentieren zwei qualitativ unterschiedliche, einander sowohl ergänzende als auch beeinflussende Informationssysteme

subjektiven Wirklichkeit auf der einen Seite und ihren Zielen, Erwartungen und Überzeugungen auf der anderen Seite fest, empfinden sie *Unstimmigkeit* beziehungsweise *Inkongruenz* (vgl. Grawe 2004). Sind hingegen Spüren und Erleben in Einklang mit den eigenen Absichten, entsteht ein Empfinden von *Stimmigkeit*, das als *Kongruenz* bezeichnet wird. Hohe Psychosomatische Intelligenz sollte dazu beitragen, Kongruenz und Inkongruenz gut differenzieren zu können. Hohe Psychosomatische Intelligenz bedeutet, über diesbezüglich gute „Antennen" für ein entsprechendes Problembewusstsein zu verfügen. Dies sagt jedoch noch nichts darüber aus, wie mit *Unstimmigem* (Inkongruenzerleben) letztlich umgegangen wird.

Nach neueren Untersuchungen steht insbesondere ein anhaltendes Erleben von Inkongruenz mit schlechtem Wohlbefinden in deutlichem Zusammenhang. Dazu der Psychotherapieforscher Klaus Grawe: „Das Wohlbefinden hängt fast ganz davon ab, wieweit es einem gelingt, seine motivationalen Ziele zu realisieren (beziehungsweise die eigenen Anliegen auch umzusetzen)." (Vgl. Grawe 2004, S. 344).

In der Beschreibung Psychosomatischer Intelligenz finden sich gewisse Analogien zum Konzept der Emotionalen Intelligenz. Gleichzeitig beinhaltet PI auch *Antworten* auf *drei zentrale Kritikpunkte,* mit denen der wissenschaftliche Begriff von Emotionaler Intelligenz, wie bereits erwähnt, zu kämpfen hat (Matthews et al. 2004). Somit verdeutlichen sich auch die Unterschiede zwischen diesen Konzepten.

Kritikpunkt 1: Emotionale Intelligenz ist vielleicht nur guter, alter Wein in neuen Fässern. Mit dieser Aussage werfen verschiedene Kritiker des Konzeptes von Emotionaler Intelligenz die Frage auf, ob der Umgang und die Steuerung von Emotionen nicht eher von anderen Persönlichkeitsfaktoren des Einzelnen abhängig sind als von seiner Emotionalen Intelligenz. Dieser Kritikpunkt bezieht sich also darauf, dass es als fragwürdig erscheint, aus einem bestimmten Umgang mit Emotionen einfache Rückschlüsse auf den Grad Emotionaler Intelligenz zu ziehen.

Das Konzept von PI zieht solche Rückschlüsse nicht. Dieses Konzept erkennt die Bedeutung verschiedenster Persönlichkeitsfaktoren und der Gesamtsituation für das Verhalten an und geht daher auch nicht davon aus, dass sich bestimmte Verhaltensweisen schon allein aufgrund hoher Psychosomatischer Intelligenz, gewissermaßen automatisch, einstellen würden. Insofern ist das Konzept von PI in seinem Anspruch, bestimmte Verhaltensweisen vorhersagen zu können, wesentlich *bescheidener* als jenes von Emotionaler Intelligenz.

Kritikpunkt 2: Emotionen lassen sich von anderen Empfindungen nicht wirklich abgrenzen. Auch wenn die Bezeichnung Emotionen in der Literatur inhaltlich manchmal enger und manchmal weiter gefasst wird, *Emotionale Intelligenz bezieht sich auf Emotionen* und wird daher primär *nur* in Bezug auf emotionales Erleben erforscht. Hinsichtlich des Reichtums und der Dynamik menschlicher Empfindungen sowie ihrer leiblichen Grundlagen erscheint eine solche Beschränkung auf Emotionen bei genauerer Überlegung willkürlich und künstlich. Selbst für die eigene Person ist es ja bei bestem Wissen und Gewissen schon schwierig, zu entscheiden, inwiefern es *Emotionen oder auch andere Empfindungen* sind, die einen vielleicht gerade bewegen. Darüber hinaus berücksichtigt das Konzept Emotionaler Intelligenz körperlich vermittelte Gefühle, wie etwa Vitalitätsaffekte, überhaupt nicht, obwohl auch sie ganz wesentlich zu unserem Selbstempfinden beitragen.

Als spezifische Informationsgrundlage von PI dient hingegen die gesamte menschliche Gefühlswelt inklusive der Körperempfindungen. Dieses Verständnis von Psychosomatischer Intelligenz ist, was das Gefühlsleben betrifft, *umfassender* und daher auch weniger künstlich als das Konzept Emotionaler Intelligenz.

Emotionen sind zwar wichtige Träger von Informationen für den Organismus und leiten uns zu bestimmten Gedanken und Handlungen an, ihnen kommt aber im realen Leben wohl kein Exklusivanspruch als Bedeutungsträger innerhalb der Welt der Empfindungen zu.

Denken Sie nur an die menschliche Entwicklung im ersten Lebensjahr! Es sind bekanntlich die Körperwahrnehmungen, die für das Entstehen der Selbstempfindungen, etwa für das Empfinden eines Kern-Selbst, von entscheidender Bedeutung sind. Sie bleiben ein zentraler Bezugspunkt für die subjektive Befindlichkeit, für Lust und Unlust. Ebenso wie in den Emotionen sind auch in diesen Selbstempfindungen wie auch in anderen Gefühlen und Wahrnehmungen Motive für unser Verhalten verborgen. Um der Bedeutung der menschlichen Gefühlssphäre für den Gesamtorganismus gerecht zu werden, reicht es also nicht aus, sich in diesem Zusammenhang ausschließlich um den Bereich spezifischer Emotionen zu kümmern. *Denn die gesamte menschliche Gefühlssphäre ist wesentlicher Bestandteil des individuellen Bemühens um einen passenden Umgang mit dem Spannungsfeld Individuum–Umwelt.*

Dies erklärt auch das Bestreben des dänischen Forschers Reuven Bar-On, der sich ebenfalls mit Emotionaler Intelligenz befasst, Emotionen inhaltlich umfassender zu interpretieren, als dies Salovey and Mayer vertreten (Bar-On 2000).

Mit den bekannten Emotionen, die weltweit in gleicher Weise ausgedrückt und erkannt werden, wie etwa Fröhlichkeit, Überraschung, Wut, Ekel, Furcht, Traurigkeit und Verachtung, ist dieses Thema also nicht abzutun. Wenn aber der Begriff Emotionen zukünftig so breit verstanden werden würde, dass darunter ohnedies alle menschlichen Empfindungen einzuordnen wären, wäre der Begriff Emotionale Intelligenz eigentlich irreführend.

Kritikpunkt 3: Emotionale Intelligenz lässt sich schlecht messen. Diese Problematik am Konzept Emotionaler Intelligenz wird wohl von niemandem bestritten. Für dieses Faktum gibt es, wie schon im letzten Kapitel ausführlich erörtert, verschiedene Gründe. So etwa bleibt die Interpretation, wann eine Verhaltensweise als emotional intelligent zu bezeichnen ist und wann nicht, oft zu Recht umstritten. Trotz großer Bemühungen der in diesem Bereich tätigen Forscher, gültige Messmethoden zur Bestimmung von Emotionaler Intelligenz zu entwickeln, blieb deren Erfolg begrenzt.

Mit dem Konzept der Psychosomatischen Intelligenz eröffnen sich weit bessere Möglichkeiten der Messbarkeit. Diese ergeben sich daraus, dass sich PI gerade auch auf körperliche Phänomene bezieht, die für etablierte Messmethoden hervorragend zugänglich sind. Doch Achtung! Auch bei solchen Messungen wird man nicht um die Frage herum kommen, ob dabei wirklich eine spezielle höhere geistige Begabung gemessen wird oder etwa *nur* eine bestimmte Kompetenz. Auch andere Persönlichkeitsmerkmale, die Motivationslage, Lerneffekte, körperliche Eigenschaften oder situationsbedingte Einflüsse können derartige Messungen sicherlich beeinflussen.

Diese und ähnliche Überlegungen sind also zu berücksichtigen, wenn beispielsweise untersucht wird, ob höhere geistige

Fähigkeiten damit in Zusammenhang stehen, wie rasch und wie tief es jemandem gelingt, sich zu entspannen, oder umgekehrt, wie gut es dem Einzelnen gelingt, sich bei Bedarf zu aktivieren. Gibt es Personen, die dafür begabter sind als andere, die sich also auf geistigem Weg „an- oder auch abschalten" können? Gibt es etwa Menschen, die es auch unter Stress schaffen, sich auf diese Weise zwischendurch immer wieder gut zu erholen? Oder gibt es Personen, die auch unter extremem Stress die kognitive Leistung vollbringen, einen kühlen Kopf zu bewahren? Und ermöglicht eine spezielle Form effizienteren Denkens vielleicht sogar einen effizienteren und ökonomischeren Einsatz eigener Körperfunktionen? Ist Letzteres vielleicht etwa dann der Fall, wenn der betreffenden Person ein differenzierter Zugang zur eigenen Leiblichkeit zur Verfügung steht?

Und noch eine weitere, vielleicht höchst relevante Frage drängt sich in diesem Zusammenhang auf: Gibt es Menschen, die besser als andere spüren und wissen, was ihnen – als Gesamtorganismus – gut tut, und dies daher auch prinzipiell besser berücksichtigen können? Aufgrund meiner bisherigen beruflichen und privaten Erfahrungen bin ich jedenfalls davon überzeugt, dass dies der Fall ist!

Doch das ist zu wenig! Erst mit Hilfe experimenteller Untersuchungen können die aufgeworfenen Fragen Beantwortung finden. Das Konzept Psychosomatischer Intelligenz bietet im Unterschied zur Emotionalen Intelligenz den enormen Vorteil, dass es physiologische Parameter als Zielgrößen mit einbeziehen kann. So kann etwa die Tiefe einer bewusst herbeigeführten Entspannungsreaktion zum Beispiel durch die Veränderung des so genannten Hautwiderstandes oder der Herzfrequenz objektiv beurteilt werden.

Diese Möglichkeit, Teilbereiche des Konzeptes von PI experimentell überprüfen zu können, ist meines Erachtens von entscheidender Bedeutung. Denn erst durch die wissenschaftliche Überprüfung kann das Konzept Psychosomatischer Intelligenz allgemein Bestätigung finden. Um es mit Karl Popper zu sagen, PI ist also – zumindest in Teilbereichen – auch falsifizierbar.

Durch Psychosomatische Intelligenz angeregte Forschungsbemühungen sollten dazu führen können, die Bedeutung menschlicher Intelligenz in Richtung Leiblichkeit besser auszuloten. Wir verfügen über mächtige mentale Steuerungsmöglichkeiten in Bezug auf leibliche Abläufe des eigenen Organismus. Die Nachuntersuchung der Intelligenzstudie an schottischen Schulkindern (Scottish Mental Survey – SMS 1932) etwa deutet in diese Richtung (Gottfredson und Deary 2004). Sie wies unter anderem ja auf den Einfluss von Intelligenz auf die Lebenserwartung hin. Offensichtliche mentale Steuerungsmöglichkeiten stehen Auswirkungen von körperlichen Abläufen auf bewusste geistige Vorgänge, wie Spüren und Denken, gegenüber. Psychosomatische Intelligenz begünstigt es, dass sich solche Top-down- und Bottom-up-Mechanismen optimal ergänzen. Diese Zusammenhänge sind bisher allerdings weder ausreichend erforscht und schon gar nicht umfassend genützt!

Psychosomatische Genies

Mit einer theoretischen Beschreibung allein lässt sich zwar erahnen, wie ein Konzept, wie das der Psychosomatischen Intelligenz, gemeint sein dürfte, wirklich aufschlussreich im Sinn von anschaulich und verständlich sind solche Definitionen allerdings selten. Um die theoretische Aufzählung von Anwendungsbereichen psychosomatischer Intelligenz nun aber auch beispielhaft zu konkretisieren, könnte es sich lohnen, einen Blick auf jene Menschen zu werfen, die im Sinn des Konzeptes von PI wohl als diesbezüglich außergewöhnlich begabt anzusehen sind.

In allen Bereichen menschlicher Intelligenz gibt es außergewöhnliche Begabungen. Dies sollte auch für PI zutreffen. Gibt es sie, die psychosomatischen Hochbegabungen und die psychosomatischen Genies?

Als ich mich mit dieser Frage zu beschäftigen begann, wurde mir selbst noch einmal deutlicher bewusst, wie vielfältig eigentlich unsere intelligenten psychosomatischen Fähigkeiten sein dürften. Ich kann daher nur exemplarisch anhand einiger bekannter Persönlichkeiten darauf hinweisen, in welch unterschiedlichen Bereichen menschlichen Lebens psychosomatische Hochbegabung im Spiel sein kann und wozu sie letztendlich auch befähigt.

Einer der bekanntesten österreichischen Spitzensportler der Gegenwart ist sicher der Schirennfahrer Hermann Maier. Abgesehen von seiner so erfolgreichen Karriere – er ist in der Zwischenzeit insgesamt 3-facher Weltmeister, Doppelolympiasieger, 4-facher Gesamtweltcupsieger und 50-facher Einzelweltcupsieger – hat zu seiner Berühmtheit sicherlich auch sein spektakulärer Sturz bei der Olympiaabfahrt 1998 in Nagano beigetragen, den er zum Glück unbeschadet überstanden hat. Am

24. 8. 2001 allerdings schien seine Sportlerlaufbahn aufgrund eines folgenreichen Motorradunfalls ein jähes Ende genommen zu haben. Neben anderen schweren Verletzungen erlitt er dabei einen offenen Trümmerbruch des rechten Unterschenkels. Die Amputation stand im Raum. Erst zwei Tage später und nach einer siebenstündigen Operation waren die behandelnden Ärzte vorsichtig optimistisch, dass sein Bein erhalten werden könnte. Dennoch schien es lange Zeit äußerst fraglich, ob er je wieder Schirennen würde fahren, geschweige denn an die Weltspitze zurückkehren würde können. Doch zur Überraschung der Öffentlichkeit und der gesamten Fachwelt gelang Hermann Maier das scheinbar Unmögliche. 688 Tage nach seinem schweren Unfall kehrte der „Herminator" wieder auf die Siegerstraße zurück und gewann sein 42. Weltcuprennen. In der Schisaison 2003/2004 wurde er erneut Gesamtweltcupsieger. Wie war das möglich?

Während viele andere Menschen nach einem ähnlich folgenschweren Unfall vielleicht für den Rest ihres Lebens arbeitsunfähig bleiben und jedenfalls nachhaltig beeinträchtigt sind, gelingt es diesem Ausnahmesportler erneut, seine Konkurrenz hinter sich zu lassen. Gibt es neben der Persönlichkeit mitsamt ihrer Willensstärke, der genetischen Ausstattung, dem Bewegungstalent und dem behandelnden und dem betreuenden Team noch einen Zusatzfaktor, der zur Rückkehr von Hermann Maier an die Weltspitze beigetragen hat? Verfügt Hermann Maier vielleicht über eine psychosomatische Hochbegabung?

Der Schistar dürfte seinen eigenen Körper ausgesprochen differenziert wahrnehmen können. So dürfte er auch genau darüber Bescheid wissen, was er sich im Training zumuten darf, ohne sich körperlich zu überfordern und zu schädigen, und was er sich im Training zumuten muss, um seine sportlichen Ziele erreichen zu können. Hat also auch Psychosomatische Intelligenz dazu beigetragen, dass es Hermann Maier offensichtlich gelungen ist, sein Training in Bezug auf seine jeweilige körperliche Verfassung zu optimieren und die durch den Unfall verursachten Gewebsschäden auf diese Weise weitestgehend zu kompensieren? Hermann Maiers eigene Worte weisen jedenfalls in diese Richtung: „Viel zu oft wird in harten Trainingsphasen auf die notwendige Regeneration vergessen. Ich nehme mir maximal viel Zeit dafür und lehne mich zurück, wenn mir danach ist. ... Bei allem Team-Denken schaffe ich mir stets meine eigene Infrastruktur, lebe nach meinem Rhythmus und versuche, das durchzuziehen, was mein Körper braucht" (Maier und Okresek 2004, S. 281).

Diese Aussagen sprechen ebenfalls dafür, dass Hermann Maier neben allen anderen Vorzügen, die ihn als Spitzensportler auszeichnen, auch über eine hohe Psychosomatische Intelligenz verfügt. Eine solche ist wohl auch bei anderen sogenannten Ausnahmeathleten, wie etwa dem 7-fachen Tour-de-France-Sieger Lance Armstrong, anzunehmen.

Für einen ganz anderen Bereich psychosomatischer Intelligenz steht der Pantomime Samy Molcho. Er verwendet seine offensichtliche Hochbegabung des *Lesens und Empfindens* des Körpers dazu, alltägliche zwischenmenschliche Szenen der Kommunikation pantomimisch darzustellen und die Bedeutung der Körpersprache zu vermitteln. Samy Molcho verdeutlicht so auch die psychosomatische Einheit des Menschen. Der Zuseher wird gleichzeitig auf die eigene Fähigkeit, sich in den anderen einzufühlen, hingewiesen.

Bei einzelnen anderen Personen scheint wiederum die Fähigkeit, Körpersysteme auf geistigem Weg beeinflussen zu können, besonders ausgeprägt zu sein. So konnte etwa, wie bereits erwähnt, der berühmte Yogi Swami Rama seine Herzfrequenz bei körperlicher Ruhe fast beliebig anheben oder absenken (Rüegg 2001). Auch die Hauttemperatur seiner Hand konnte er nachweislich um bis zu 10 Grad verändern, indem er offenbar auf die durch das autonome Nervensystem gesteuerte Durchblutung seiner Hand Einfluss nahm. Höchstwahrscheinlich zählt auch Swami Rama zu den Kandidaten für eine Hochbegabung hinsichtlich Psychosomatischer Intelligenz.

Auf der Suche nach Menschen mit ausgesprochen hoher Psychosomatischer Intelligenz wird man aber sicherlich auch unter den Begründern von so genannten körpertherapeutischen beziehungsweise körperpsychotherapeutischen Verfahren fündig. Ein Beispiel dafür ist der amerikanische Arzt, Physiologe und Psychologe Edmund Jacobsen (1885–1976). Auf ihn geht die heute weltweit eingesetzte und weithin anerkannte so genannte *progressive Muskelrelaxation* zurück. Sie wird angewandt, um es Patienten auch in Stresssituationen zu ermöglichen, Entspannung und Ausgeglichenheit zu erreichen. Dabei erlernt der Patient, Spannungszustände in der Muskulatur aktiv zu vermindern und dadurch die drohende Stressreaktion abzuschwächen beziehungsweise Stresssymptomen vorzubeugen.

In den dreißiger Jahren des vorigen Jahrhunderts erkannte Edmund Jacobsen, dass eine Verringerung der Muskelanspannung zu einer Reduzierung von Nervosität und innerlicher Anspannung führt. Dieser Effekt verstärkt sich bei längerem Training dieses oder anderer Entspannungsverfahren und wird im Fachjargon als *affektive Indifferenz* bezeichnet, das heißt, Affekte und Emotionen lassen sich kaum noch provozieren. Außerdem stellte Jacobsen fest, dass eine bewusste Steuerung der Muskelanspannung am besten erlernt werden kann, indem erlebt wird, wie unterschiedlich sich Anspannung und Entspannung anfühlen. Die bewusste Entspannung bewirkt eine Aktivierung des Parasympathikus, also des Anteils des vegetativen Nervensystems, der für die Senkung des Blutdrucks, die Abnahme der Herzschlagrate, die Entspannung der Muskulatur, eine vertiefte und langsame Atmung und *insgesamt für Erholung und Regeneration* zuständig ist. Nach einer solchen Trainingseinheit tritt mentale Frische auf. Es stellt sich also nach dem Üben sowohl in körperlicher als auch in geistiger Hinsicht ein Gefühl des Ausgeruhtseins ein. Im Lauf der Übungen kommt es auch zu einer Erhöhung der Wahrnehmungsschwelle. Außenreize, wie Geräusche oder Veränderungen der Helligkeit eines Raumes, werden während des Übens kaum mehr wahrgenommen. Wie jüngste Untersuchungen zeigen, führt tiefe Entspannung, bei welcher der Parasympathikus dominiert, auch dazu, dass sich die Organsysteme des Körpers auf einen bestimmten Grundrhythmus einstellen[15] (Perlitz et al. 2004).

Die Person, die bei sich die progressive Muskelrelaxation zum Einsatz bringt, wirkt also über die Wahrnehmung und Veränderung der Muskelentspannung indirekt auf ihre Körpersysteme und die eigene Befindlichkeit ein. Wie das autogene Training beruht auch diese Methode auf dem psychophysiologischen Prinzip, dass sich körperliche und psychische Spannung gegenseitig beeinflussen: Entspannt sich die Muskulatur, fördert dies auch psychische Entspannung und umgekehrt. Beispielsweise sind massive Angst und tiefe Entspannung daher auch nicht miteinander vereinbar.

Ein anderer Begründer eines körperorientierten Behandlungsverfahrens, dem hohe Psychosomatische Intelligenz zugesprochen werden kann, ist wohl der russische Naturwissenschafter Moshe Feldenkrais (1904–1984). Aufgrund einer erlittenen, inoperablen Knieverletzung und der damit verbundenen Bewegungseinschränkung begann er sich mit eigenen Bewegungsmustern und deren aktiver Veränderbarkeit zu beschäftigen. Als wichtigste Voraussetzung von solchen Lernprozessen beschrieb Feldenkrais die Fähigkeit, zwischen verschiedenen Empfindungen, Möglichkeiten und Zuständen differenzieren zu können: „Nur wenn ich zwischen angenehm und unangenehm, zwischen leicht und anstrengend etc. unterscheiden kann, bin ich überhaupt in der Lage, die für mich bessere Möglichkeit auszuwählen" (vgl. Tümpel 2002, S. 604).

Aber auch andere Persönlichkeiten, wie die Tänzerin Elsa Gindler, die zur Begründerin der konzentrativen Bewegungstherapie wurde, stehen meiner Ansicht nach beispielhaft für hohe Psychosomatische Intelligenz. Ähnliches gilt wohl auch für Anne Middendorf, die Begründerin einer nach ihr benannten Form der Atemtherapie. Auch Milton Ericson wäre hier zu nennen. Obwohl er die meiste Zeit seines Lebens mit Ein-

[15] Dabei wirkt sich ein Rhythmus im Bereich von zirka 0,15 Hz koordinierend auf den gesamten Organismus aus und wird subjektiv angenehm erfahren (Perlitz et al. 2004).

schränkungen aufgrund einer Kinderlähmung zu kämpfen hatte, war er dem Leben und seiner psychotherapeutischen Tätigkeit höchst kreativ und lustvoll zugewandt.

Diese etwas willkürliche Auswahl einiger mehr oder weniger bekannter Persönlichkeiten, aus deren Lebensgeschichten sich hohe psychosomatische Begabung ablesen lässt, ist beispielhaft gedacht. Eine solche Auflistung ließe sich ohne Zweifel beliebig fortsetzen.

Hohe Psychosomatische Intelligenz begegnet mir auch unter meinen Patientinnen und Patienten. Es werden mir des Öfteren Patienten in Zusammenhang mit dramatischen Ereignissen, etwa nach schweren Unfällen, aus diagnostischen Gründen zugewiesen, die allerdings, wie sich im Gespräch rasch herausstellt, eine psychotherapeutische Begleitung gar nicht benötigen. Gerade auch diese Begegnungen haben mich dazu angeregt, mein Interesse in Richtung Psychosomatischer Intelligenz zu lenken. Oft gelingt es diesen Personen auf tatsächlich beeindruckende Weise, mit ihren akuten körperlichen Beeinträchtigungen einen Umgang zu entwickeln, der das gesamte medizinische Behandlungsteam in Erstaunen versetzt und der sich für diese Patienten, auch langfristig betrachtet, zu bewähren scheint. Auch wenn in diesem Zusammenhang Psychosomatische Intelligenz nicht die ganze Antwort auf die Frage sein wird, wie ein so erfolgreiches Bewältigen körperlicher Belastungen möglich ist, so könnte PI doch ein Teil der Antwort darauf sein. Um es nochmals pointiert zu formulieren: Diese Personen kommen sich in ihrer versehrten Leiblichkeit kognitiv so zu Hilfe, dass sie sich trotz körperlicher Einschränkungen auch leiblich relativ rasch wieder zurechtfinden.

Leben, ohne sich zu spüren

Es gibt aber auch das Gegenteil: Manche Menschen sind mit charakteristischen Einschränkungen hinsichtlich eines „Gut-für-sich-sorgen-Könnens" belastet. Zwei Beispiele dafür möchte ich anführen. Eines davon wird in der Medizin als *Alexithymie* bezeichnet. Das zweite ist das neurologische Krankheitsbild *Anosognosie*. Beide Beispiele können zum Verständnis dessen beitragen, worauf Psychosomatische Intelligenz beruht und wie sich Beeinträchtigungen ihrer Grundlagen auswirken können.

Alexithymie

Das Wort Alexithymie bedeutet, dass die Fähigkeit, Gefühle in Worte zu fassen, eingeschränkt ist. Die Bezeichnung *Alexithymie* wurde aus dem Griechischen abgeleitet, wobei *a* für *fehlen*, *lexis* für *Wort*, und *thymos* für *Gefühl* steht.

Alexithyme Personen zeichnen sich dadurch aus, dass sie einen wenig differenzierten Zugang zu ihrer Welt des Spürens und Fühlens haben, obwohl sie ansonsten keine geistigen oder neurologischen Auffälligkeiten zeigen. Diese Einschränkung führt zu erheblichen Konsequenzen und – sie ist nicht selten. Symptome von Alexithymie finden sich in der Allgemeinbevölkerung im Schnitt bei jeder 10. Person (Honkalampi 2000).

Richard D. Lane berichtet dazu von einem aufschlussreichen Patientengespräch. Einige Aussagen daraus möchte ich gerne wiedergeben, um die Problematik der Alexithymie ein wenig veranschaulichen zu können (Lane und Taitano 2003, S. 279 f.):

„Eine 54-jährige, verheiratete Patientin stellt sich in der Ambulanz eines Krankenhauses mit der Klage vor, sie könne keine Gefühle erleben. Sie habe von einem Psychiater erfahren, dass sie *alexithym* sei, und möchte nun wissen, ob es dafür Behandlungsmöglichkeiten gäbe.

Im Ambulanzgespräch berichtet die Patientin, sie habe sich selbst zeitlebens als *emotionale Eunuchin* empfunden. Bei Lebensereignissen, die geeignet sind, Gefühle auszulösen – wie der Collegeabschluss der Tochter oder das Begräbnis eines Familienmitglieds –, habe sie *nichts* gefühlt. Sie könne nicht verstehen, warum sich andere etwas aus Sex machen, denn sie selbst empfinde dabei kein Vergnügen. Lustgefühle seien ihr fremd. Sie sei niemals wegen irgendetwas aufgeregt oder leidenschaftlich engagiert gewesen. Auch künstlerische Neigungen habe sie nie gehabt. Sie arbeite jedoch erfolgreich in einer Managementposition, die sowohl mit Kundenkontakt wie mit der Anleitung von Angestellten verbunden sei. Als sie über ihre Ehe und die fehlende emotionale Verbindung zum Ehemann spricht, treten Tränen in ihre Augen. Der Untersucher hat den Eindruck, sie würde gleich weinen. Ihrer eigenen Aussage nach ist sie aber weder aufgeregt noch traurig. Sie erklärt, ihre Augen *täten dies* manchmal."

Bereits in der ersten Hälfte des 20. Jahrhunderts wurden die Symptome, die später als Alexithymie bekannt wurden, von verschiedenen Psychotherapeuten und Forschern, wie Sandor Ferenczi und Jürgen Ruesch, beschrieben und mit gehemmter persönlicher Entwicklung in Verbindung gebracht. Einige Jahrzehnte später beobachteten die beiden Forscher Sifneos und Nemiah bei solchen Patienten eine starre Körperhaltung, eine reduzierte Gestik und einen eingeschränkten mimischen Emotionsausdruck. Besonders aber waren sie von der deutlichen Schwierigkeit dieser Personen beeindruckt, ihre Gefühle in Worte zu fassen. Sifneos (1972) prägte daraufhin für dieses Phänomen das Wort Alexithymie, das folgende Merkmale aufweist (Nemiah et al. 1976).

Demnach haben alexithyme Personen

- Schwierigkeiten im Identifizieren und Beschreiben von Gefühlen;

- Schwierigkeiten, körperliche Empfindungen und Emotionen zu differenzieren, aber auch sie miteinander in Verbindung zu bringen;
- eine wenig entwickelte Vorstellungskraft und Phantasie;
- einen nach außen orientierten Denkstil.

Der nach außen gerichtete Denkstil alexithymer Personen weist darauf hin, dass ihr Denken tatsächlich anders als bei nicht alexithymen Personen abläuft. Ihr Denkstil ist in erster Linie rational, konkret und von äußeren Einflüssen geleitet, während ihr Spüren und Empfinden auf ihr Denken kaum Einfluss zu nehmen scheint: „Sie beschreiben sich und ihre Umwelt in einer äußerlich-technischen, emotionslosen Weise und gehen davon aus, dass andere prinzipiell gleichartig wie sie selbst denken und handeln" (Küchenhoff und Ahrens 2002, S. 399).

Alexithyme Personen neigen daher dazu, ihre Mitmenschen ebenso funktional und nüchtern zu sehen, wie sie das auch in Bezug auf sich selbst gewohnt sind, zu tun. Äußere Regeln bestimmen ihr soziales Leben. Das Lesen von Emotionen, etwa aus dem Verhalten und dem Gesichtsausdruck ihres Gegenübers, gelingt ihnen hingegen nur begrenzt.

Ein weiteres zur Alexithymie zählendes Merkmal ist ein eingeschränktes Fantasieleben. Alexithyme Personen können offenbar gar nicht anders, als im Konkreten zu bleiben. Dies findet sogar in ihren Träumen seinen Ausdruck. Auch bezüglich ihrer nächtlichen Träume berichten sie nicht über manchmal verwunderliche oder fantasievolle Szenen, sondern auch ihre Träume erscheinen eher nüchtern und inhaltlich eher eindeutig.

Welche Bedeutung haben diese typischen Merkmale alexithymer Personen nun aber für die Betroffenen selbst? Könnte es nicht sein, dass es durchaus seine Vorteile hat, ein eher wenig gefühlsintensives Leben zu führen und vielleicht auch nicht besonders differenziert zu spüren, was in einem vorgeht?

Die Nachteile von Alexithymie sind jedoch evident. Das Phänomen Alexithymie scheint zwar dazu zu führen, dass sich diese Personen im Vergleich zu ihren Mitmenschen einiges an innerem Aufruhr „ersparen“, indem sie ihre Empfindungen nur eingeschränkt wahrnehmen. Dies schränkt aber auch ihr Wissen und ihr Verständnis für sich selbst und für ihre Umgebung ein. Sie kennen zwar die allgemeinen gesellschaftlichen Spielregeln, doch ob bestimmte Entscheidungen oder Verhaltensweisen für sie persönlich passend sein könnten, scheinen sie kaum zu spüren. Der Informationsgehalt der Welt der Empfindungen steht ihnen nur eingeschränkt zur Verfügung. Alexithyme Personen bleiben so gezwungen, sich an der Außenwelt zu orientieren und sind dieser daher stark ausgeliefert. Ihre Fähigkeit zu persönlicher Autonomie ist eingeschränkt. Wenn ich vorhin unter den Fähigkeiten, die uns PI eröffnet, angeführt habe, dass sie es begünstigt, persönlich Unstimmiges (Inkongruenz) differenziert wahrnehmen und interpretieren zu können, dann dürften unsere alexithymen Mitmenschen gerade darin benachteiligt sein. Sie streben daher anscheinend das an, wovon sie glauben, dass dies alle möchten, ohne wirklich zu wissen, was sie selbst eigentlich bräuchten. Ihr begrenzter Zugang zu ihrer Befindlichkeit lässt sie wohl auch ihre Bedürfnisse nur mangelhaft registrieren.

Meiner Ansicht nach ist es daher wenig verwunderlich, dass Alexithymie auch einen Risikofaktor für die Gesundheit darstellt. Die Fähigkeit, sich differenziert spüren und wahrnehmen zu können, ist hingegen ein Schutzfaktor (Suls und Fletcher 1985). Tatsächlich haben alexithyme Personen für eine ganze Reihe von Erkrankungen ein erhöhtes Risiko. Dazu zählen Ess-Störungen wie Magersucht oder Übergewicht, Abhängigkeit von Suchtmitteln, Angststörungen, Magen-Darm-Erkrankungen oder hoher Blutdruck (Taylor et al. 1997).

Die Frage der eingangs zitierten 52-jährigen Patientin, ob es für alexithyme Personen Behandlungsmöglichkeiten gibt, ist prinzipiell mit *ja* zu beantworten. Im Rahmen einer psychotherapeutischen Behandlung, etwa auch körperpsychotherapeutischer Ansätze, kann es gelingen, sich mit dem eigenen Spüren und Empfinden besser vertraut zu machen.

Meist ist dies jedoch ein längerfristiges Unterfangen (Lane und Taitano 2003).

Während sich die Fachleute weitgehend darüber einig sind, welche charakteristischen Eigenschaften alexithyme Personen aufweisen, ist es weit weniger klar, wodurch Alexithymie zustande kommt. Handelt es sich dabei um ein Defizit in der frühen emotional-kognitiven Entwicklung? Liegt hier ein psychischer Schutzmechanismus vor? Oder stehen neurologische Besonderheiten ursächlich im Vordergrund?

Alexithymie ist jedenfalls ein Beispiel dafür, wie sich eine Beeinträchtigung der Fähigkeit, körperliche Empfindungen und Emotionen differenziert wahrzunehmen, auswirken kann. Ähnliche Konsequenzen könnten sich aus eingeschränkter Psychosomatischer Intelligenz ergeben.

Während Alexithymie häufig vorkommt und intensiv beforscht wurde, ohne dass dessen Ursache eindeutig geklärt wäre, ist dies beim folgenden Krankheitsbild genau umgekehrt.

Bei der *Anosognosie* handelt es sich um ein *klassisches neurologisches Krankheitsbild*, dessen mögliche Ursachen bekannt sind und das nur selten auftritt. Anosognosie ist besonders in Zusammenhang mit den neurobiologischen Grundlagen Psychosomatischer Intelligenz von Interesse.

Anosognosie

Können Sie sich vorstellen, dass jemand einen Schlaganfall erleidet, in der Folge gelähmt ist und – obwohl bei vollem Bewusstsein – seine Erkrankung nicht wahrnimmt?

Wohl kaum. Denn üblicherweise wissen wir genau Bescheid, wenn uns etwas zustößt. Wer sich mit dem Küchenmesser versehentlich in den kleinen Finger schneidet, spürt das, sieht das und weiß es ganz einfach. In allem, was wir tun, nehmen wir uns auch ständig wahr, ohne dass uns dies deswegen ständig bewusst sein müsste.

Das menschliche Gehirn wird ständig mit Körpersignalen versorgt, sodass die momentane leibliche Situation im Gehirn auch ständig repräsentiert ist[16]. Der Neurobiologe Antonio Damasio geht davon aus, dass dieser ständige Informationsfluss aus der Körperperipherie ins Gehirn dazu beiträgt, eine Vorstellung vom eigenen Selbst zu entwickeln. Auf diese Weise ist das Gehirn auch darüber informiert, wie sich unsere Wahrnehmungen und Handlungen auf uns selbst auswirken. Damasio spricht von einem *Körperbewusstsein des Gehirns*, das eine wichtige Grundlage dafür sei, sich seiner selbst bewusst zu sein.[17]

Dieses Bewusstsein des eigenen Selbst wird ständig neu gebildet, wobei die Körpersignale eben ständig mitverarbeitet werden. Im Sinn des Spürens und der Empfindungen werden sie uns auch bewusst. Aktuelle Veränderungen, wie eine kleine Schnittverletzung, werden also ständig registriert – das eigene Selbst ist betroffen.

Bei Patienten mit Anosognosie ist diese Fähigkeit des Gehirns, ständig über den eigenen körperlichen Zustand und damit über sich selbst Bescheid zu wissen, oft in erstaunlichem Ausmaß beeinträchtigt.

Antonio Damasio (2001, S. 98) erläutert dieses Krankheitsbild folgendermaßen: „Anosognosie – so der Name – ist eines der merkwürdigsten neuropsychologischen Krankheitsbilder. Die Bezeichnung, die sich aus den griechischen Wörtern nosos (Krankheit) und gnosis (Erkenntnis) zusammensetzt, beschreibt die Unfähigkeit, eine Krankheit an sich selbst zu erkennen.

[16] Daran sind die so genannten sensorischen Rindenfelder, sensorische und motorische Assoziationsfelder der Großhirnrinde, die Insel und subcorticale Kerngebiete, insbesondere Thalamus und Basalganglien, beteiligt.

[17] Eine weitere wesentliche Grundlage für dieses *Selbst* sind autobiographische Schlüsselereignisse, Lebenserfahrungen also, die einen geprägt haben und die in eine persönliche Geschichte eingebettet sind. Auch jüngste Ereignisse und aktuelle Bezüge tragen zu dieser Vorstellung vom Selbst bei: „Wo wir leben und arbeiten, was genau wir an unserem Arbeitsplatz tun, wie wir und wie unsere Freunde und Angehörigen heißen, welchen Namen die Stadt trägt, in der wir leben, das Land, in der sie liegt, und so fort." Schließlich sind es auch Pläne und imaginierte Ereignisse, zu deren Realisierung wir beitragen wollen oder von denen wir erwarten, dass sie geschehen, die unser Selbst konstituieren (vgl. Damasio 2001).

Stellen Sie sich das Opfer eines schweren Schlaganfalls vor, linksseitig völlig gelähmt, unfähig, Hand und Arm, Bein und Fuß zu bewegen, die Hälfte des Gesichts unbeweglich, nicht in der Lage, zu stehen oder zu gehen. Und nun malen Sie sich aus, dass dieser Mensch das ganze Problem nicht zur Kenntnis nimmt, berichtet, dass ihm nichts fehle, und auf die Frage, wie er sich fühle, mit einem ehrlichen *gut* antwortet. ... Wer mit der Anosognosie nicht vertraut ist, könnte denken, diese Krankheitsverleugnung könnte psychologisch motiviert sein, ein Versuch, sich der Situation anzupassen. Ich kann mit Gewissheit sagen, dass dies nicht der Fall ist."

Tatsächlich tritt Anosognosie meist in Verbindung mit einer linksseitigen Lähmung auf. Ist hingegen die rechte Körperhälfte vom Schlaganfall betroffen, haben die Patienten in der Regel volle Einsicht in ihre Erkrankung. Anosognosie ist der Ausdruck einer Schädigung einer bestimmten umschriebenen Hirnregion, die offenbar zum Verlust einer bestimmten Gehirnfunktion führt. Die betroffene Gehirnregion ermöglicht es normalerweise, Empfindungen aus dem Körperinneren und von der Körperoberfläche wahrzunehmen. Es ist eine Region, die uns nach Damasios Ansicht über den jeweils aktuellen Körperzustand informiert und so das Erleben des eigenen Selbst mitgestaltet. Wird also im Rahmen eines Schlaganfalls dieses Gehirnareal geschädigt, können die betroffenen Patienten ihre Krankheit nicht erkennen. Ihre aktuelle Vorstellung vom eigenen Selbst bezieht sich trotz des Schlaganfalls nach wie vor auf ihr „früheres Selbstverständnis." Für rehabilitative Maßnahmen sind Patienten mit Anosognosie daher oft nur begrenzt motivierbar.

Dieses Phänomen der Anosognosie ist in der Neurologie schon seit langem bekannt und wurde vielfach beschieben. Unter anderem aufgrund der Analyse dieses Phänomens kommt der Neurologe Damasio zum Schluss, dass sich bei gesunden Menschen mit Hilfe der bei Anosognosie betroffenen Hirnregionen die Körperwahrnehmung von Augenblick zu Augenblick zu einem Selbst verdichtet.

Diese Beschreibung erinnert ein wenig an Daniel Sterns Begriff des *Kern-Selbst* (Stern 1992). Der Entwicklungspsychologe Stern und der Neurologe Damasio beschreiben, ohne aufeinander Bezug zu nehmen, eigentlich mehrmals etwas sehr Ähnliches – ich möchte es so zusammenfassen: *Über das, was wir leiblich spüren, bildet sich eine Vorstellung vom Selbst und verankert sich unser Bezug zur Realität.*

Bitte, messen Sie meinen P-IQ!

Lässt sich Psychosomatische Intelligenz zukünftig vielleicht auch messen? Die Voraussetzungen dafür sind jedenfalls günstig. Meiner Ansicht nach sind alle Bereiche Psychosomatischer Intelligenz der Messbarkeit prinzipiell zugänglich, allerdings mit unterschiedlichem Aufwand. Die bei hoher Psychosomatischer Intelligenz postulierte gezielte *Regulationsfähigkeit psychosomatischer Vorgänge* könnte für diese Bemühungen Ausgangspunkt wie auch Mittelpunkt sein.

Was ist damit gemeint? Bis in die 60er-Jahre des 20. Jahrhunderts wurde angenommen, dass das sogenannte *vegetative* oder *autonome* Nervensystem willentlich kaum oder nicht beeinflussbar sei. Die Möglichkeiten, Abläufe im eigenen Körper auf geistigem Weg beeinflussen zu können, wurden völlig unterschätzt. Der Funktionszustand der meisten Körpersysteme ist nämlich nachweislich gezielt beeinflussbar.

Beispielhaft möchte ich die folgenden, auf mentalem Weg modulierbaren körperlichen Funktionen und physiologischen Parameter anführen:

Muskelspannung
Herzrate
Blutdruck
Schweißdrüsenaktivität
Haut- und Körpertemperatur
Elektrophysiologische Prozesse des Gehirns
Durchblutung in Armen und Beinen
Darmtätigkeit
Atemfunktionen und vieles mehr (vgl. Rief und Birbaumer 2000)

Unsere prinzipielle Fähigkeit, Körpersysteme zu beeinflussen, wird unter anderem im Bereich der *Biofeedback-Therapie* genützt (Rief und Birbaumer 2000). Diese Behandlungsmethode wird etwa bei sogenannten *Spannungskopfschmerzen*, aber auch bei einigen anderen Krankheitsbildern mit Erfolg eingesetzt. Der Patient erhält mittels optischer oder akustischer Signale kontinuierlich Rückmeldung über den Funktionszustand des zu beeinflussenden Körpersystems. Beim Spannungskopfschmerz lernt der Patient auf diese Weise, den Spannungszustand der Gesichts-, Nacken- und Schultermuskulatur besser wahrzunehmen und selbst zu beeinflussen. Die Häufigkeit des Auftretens solcher Kopfschmerzen kann so zurückgehen (Rief und Birbaumer 2000).

Ein Ansatz, die individuelle mentale Regulationsfähigkeit körperlicher Systeme zu erforschen beziehungsweise zu messen, könnte sich der Biofeedback-Methode bedienen. Denn psychosomatisch besonders intelligente Personen sollten gemäß dem Konzept von PI auf ihre körperlichen Funktionen auch gezielter und effizienter als andere Einfluss nehmen können.[18]

Doch auch etwas andere Fragestellungen, wie gut es beispielsweise gelingt, sich bei Bedarf zu entspannen, vielleicht sogar das eigene Denken abzuschalten oder sich andererseits auf mentalem Weg körperlich zu aktivieren, könnten mit ähnlichen Messmethoden wie beim Biofeedback untersucht werden.

Aus dem Bereich der Stressforschung ergeben sich weitere Fragestellungen: Sind Menschen mit hoher Psychosomatischer Intelligenz vielleicht auch besser dazu im Stande, unter Belastung einen kühlen Kopf zu bewahren? Menschliches Versagen ist die häufigste Ursache von so genannten Großkatastrophen, wie etwa bei Flugzeugabstürzen oder Zusammenstößen in der Schifffahrt, wobei sich die handlungsentscheidenden Personen

[18] Auf den Bereich der Placebo-Wirkungen möchte ich in diesem Zusammenhang nur hinweisen. Gibt es vielleicht Menschen, die auf jene Mechanismen, die zur Placebo-Wirkung führen, intelligenterweise auch autosuggestiv Zugriff haben?

unter den plötzlich auftauchenden, besonderen Umständen oft in eine Reihe von scheinbar unerklärlichen Fehlreaktionen verstricken.

Mit dem Konzept Psychosomatischer Intelligenz im Hintergrund ist auch diesbezüglich eine ergänzende Forschungsperspektive eröffnet.

Kapitel 5
Geheimnisvolle Gesundheit

In den folgenden beiden Kapiteln werden mögliche Vorteile Psychosomatischer Intelligenz *beispielhaft* aufgezeigt, und zwar anhand des Umgangs mit Gesundheit beziehungsweise des Umgangs mit der eigenen Persönlichkeit. *Aus der Wahl dieser Beispiele sollte allerdings nicht abgeleitet werden, dass bestimmte geistige Fähigkeiten, wie etwa PI, auch schon bestimmte Verhaltensweisen mit sich bringen müssten.*

Schließlich möchte vielleicht gar nicht jeder von uns hundert Jahre alt werden! Ebenso arbeiten manchmal auch Personen mit extrem hohem IQ in ganz durchschnittlichen Berufen, in denen ihre außergewöhnliche Intelligenz nicht unbedingt zum Tragen kommt. Auch das ist natürlich mehr als nur legitim. Menschen setzen ihre Prioritäten eben unterschiedlich. PI sollte persönlich richtige Entscheidungen begünstigen. Was aber für den einen psychosomatisch intelligentes Verhalten ist, muss es deswegen noch lange nicht für den anderen sein. *Psychosomatische Intelligenz ist eine Fähigkeit und keine Verhaltensdoktrin.* Und das ist meiner Ansicht nach auch gut so!

Tatsächlich dürfte es aber viele Menschen geben, denen ihre Gesundheit sehr am Herzen liegt und die *ihre* Psychosomatische Intelligenz gerade auch in diesem Sinn für sich nützen möchten. Einige Überlegungen dazu, vor welche Herausforderungen dieses Anliegen den Einzelnen stellen kann und was die Umsetzung dieses Anliegens begünstigt, kommen im Folgenden zur Sprache.

Aus erster Hand

„Im Kern unseres Erlebens gibt es ein unmittelbares Gefühl für die Qualität „heil", „ganz", „integriert". Dieses Gefühl überwacht vom ersten Augenblick unseres Daseins die Einheit des Überlebens aus Organismus und Umwelt."

Gregory Bateson

In der Begegnung mit bislang fremden Menschen kommt es bekanntlich öfters vor, dass man nach seinem Beruf gefragt wird. In der Regel beantworte ich eine solche Frage kurz und bündig damit, dass ich Arzt bin. Manchmal, so habe ich zumindest den Eindruck, löst diese Antwort eine Spur Wohlwollen und Anerkennung aus. Häufig schließt sich daran aber eine zweite, oft mit noch etwas größerem Interesse gestellte, Frage an: „Was sind Sie denn für ein Arzt?" oder „Was machen Sie genau?" Meine Antwort – „Ich arbeite an einer Universitätsklinik für Medizinische Psychologie und Psychotherapie" – führt bei meinem Gegenüber jedoch häufig zu einer merkbaren Veränderung des Gesichtsausdrucks. Ein Anflug von Irritation ist darin des Öfteren unschwer zu lesen.

Eine solche nonverbale Reaktion hat wahrscheinlich damit zu tun, dass sich kaum jemand vorstellen kann, was ein Arzt tut, der an einer Klinik für Medizinische Psychologie tätig ist. Manchmal, aber nicht immer, holt mein Gegenüber daher noch zu einer nächsten Frage aus: „Heißt das, dass Sie mit Ihren Patienten nur sprechen?" Oder die Frage kann auch lauten: „Heißt das, dass Sie als Psychologe arbeiten?"

Ich bin darüber nicht wirklich erstaunt, wenn mir in einer solchen Situation aufgrund meines spezifischen Berufsfeldes manchmal auch eine Spur Verunsicherung, vielleicht sogar eine Spur Skepsis, entgegengebracht wird. Solche Reaktionen kennen wahrscheinlich viele meiner Kolleginnen und Kollegen, die sich mit der Psyche des Menschen befassen.

Was auch immer im Einzelfall der Hintergrund sein mag, wenn Psychosomatiker, Psychiater, Psychotherapeuten oder Psychologen ein wenig Verunsicherung oder Skepsis auslösen, an eines möchte ich kurz erinnern: Die Sorge mancher Menschen, von einer Fachperson aus dem Psycho-Bereich gleich „durchschaut" werden zu können, ist zwar keineswegs ganz selten, aber natürlich unberechtigt. Auch Vertreter der Psycho-Fächer haben natürlich nur die Fremdperspektive auf ihr Visavis zur Verfügung, und sie sind sich der Einzigartigkeit jedes Menschen außerdem wohl bewusst.

Wie schon erwähnt, verfügt jedes menschliche Gehirn über geschätzte *hundert Milliarden Nervenzellen,* sodass jede Person eben einzigartig ist (Ratey 2001). Daher ist jede und jeder von uns letztlich dazu herausgefordert, auch selbst darauf zu achten, was für sie oder für ihn von den allgemeinen Erkenntnissen psychologischen Fachwissens persönlich passende Orientierung bieten könnte. Er oder sie sollten dabei den eigenen, besonderen *Expertenstatus* bezüglich dieser und ähnlicher Fragen nicht vergessen! Denn, wie bereits früher betont, zur Ich-Perspektive hat nur ein *Ich* direkten Zugriff und sonst niemand!

Auf diesen Expertenstatus der eigenen Person weise ich daher auch manchmal hin, wenn mich Patienten fragen, wie sie selbst dazu beitragen können, wieder gesund zu werden. Es gibt dazu aber auch hoch interessante, allgemeine Erkenntnisse aus der Medizinischen Psychologie wie der Psychologie insgesamt, die leider oft nur im engen Kreis von Fachleuten bekannt sind. Gerade aber solche Fragen, wie wir selbst im Allgemeinen dazu beitragen können, gesund zu bleiben, betreffen uns alle. Einige diesbezügliche Erkenntnisse möchte ich gerne im Folgenden vorstellen. Vorerst aber will ich anhand eines Beispiels verdeutlichen, wie sehr wir eigentlich darauf angewiesen sind, *Experten für das eigene Leben zu sein und diese Expertise auch zu nützen.*

Erst vor wenigen Tagen hatte ich mit Gerhard, einem freundlichen und kompetenten, zirka 35-jährigen Filialleiter einer

Versicherung, geschäftlich zu tun. Im Wissen um meinen beruflichen Hintergrund als Medizinpsychologe kam er nach der Erledigung des geschäftlichen Teils unserer Begegnung auch auf ein privates Anliegen zu sprechen.

Er möchte, wenn ich damit einverstanden bin, einfach meine Meinung dazu hören und setzte schmunzelnd fort: „Während ich früher immer oben bei den Schultern breiter war als unten, befürchte ich, langsam wird es umgekehrt. Deswegen wollte ich jetzt mit dem Laufen beginnen. Die einzige Tageszeit, wo das für mich geht, ist in der Früh. Wenn ich von der Arbeit nach Hause komme, möchte ich bei meiner Frau und meinen Kindern sein. Also geht es nach der Arbeit einfach nicht wirklich gut. Auch im Buch von einem Lauf-Guru habe ich gelesen, dass es das Beste wäre, gleich in aller Früh zu laufen. Ich habe es probiert. Einmal, zweimal. Aber auf die Dauer, das schaffe ich nicht!" Mit einem betroffenen Gesichtsausdruck setzte er fort: „Ich habe das Gefühl, gerade in der Früh brauche ich den Schlaf so dringend. Es gelingt mir bisher einfach nicht, früh genug für das Laufen aufzustehen. Ich weiß jetzt nicht, was ich tun soll. Müsste ich mich mehr überwinden? Was meinen Sie? Das würde mich wirklich interessieren!"

„Ich kann Ihnen nur mitteilen, welchen Eindruck ich von Ihrer Schilderung bekommen habe, und was ich mir dazu denke."

„Ja, bitte, gerne", meinte Gerhard.

Ich bemerkte, dass ich einen tieferen Atemzug nahm und antwortete mit Nachdruck: „Also *mich* haben Sie überzeugt, dass Sie den Morgenschlaf wirklich brauchen! *Ich* nehme an, Ihr Gefühl täuscht Sie da nicht. Auch was Gurus sagen, stimmt erstens nicht immer und zweitens nicht für jeden. Vielleicht kommen Sie ja in einem Gespräch mit Ihrer Frau auf eine kreative Lösung, die sich für alle als gut erweist und mit Ihrem jetzigen Schlafrhythmus vereinbar ist."

„Aha", bemerkte Gerhard nachdenklich: „Vielleicht haben Sie Recht."

„Vielleicht haben *Sie* Recht", gab ich zurück. Gut gelaunt verabschiedeten wir uns, wohl beide ein wenig von diesem ungewöhnlichen Austausch über eine spezielle Art von *Versicherungsgeheimnis* überrascht.

Gerhard hatte mir persönliche Überlegungen anvertraut, die ihn offenbar gerade beschäftigten. Primär war er davon ausgegangen, dass er sich nur überwinden und die Empfehlung des Lauf-Experten befolgen müsste, um sein Ziel zu erreichen. Doch die Umsetzung seiner Absicht, morgens laufen zu gehen, wollte einfach nicht funktionieren. Er spürte, wie sehr er seinen Morgenschlaf, zumindest derzeit, benötigte.

Ich hätte ihn gar nicht beraten können, dafür wusste ich über ihn und seine Situation viel zu wenig. Das war aber auch nicht meine Absicht. Er hatte mich nur nach meiner Meinung gefragt. Durch meine Reaktion regte ich ihn allerdings dazu an, sich als *Experten für sich selbst* ernst zu nehmen. Dies würde vorerst einmal bedeuten, das ernst zu nehmen, was er derzeit spürte, etwa, wie sehr er seinen gewohnten Schlafrhythmus für sein derzeitiges Wohlbefinden benötigte. Nur Gerhard selbst hat ja als *Beobachter 1. Ordnung* direkten Zugang zu seinem Erleben. Nur *er* kann spüren, wie sehr sein Wohlbefinden darunter leidet, wenn er sich morgens aufquält, um die Idee vom Morgensport umzusetzen. Alle anderen, wie seine Familie, können hier bestenfalls aus Sicht der Fremdbeobachtung zu einer Meinung finden. Schließlich hatte ich Gerhard vorgeschlagen – ich kenne ihn als einen engagierten, einsatzfreudigen und kreativen Menschen – sich seiner geistigen Fähigkeiten zu besinnen und nach einer anderen Lösung Ausschau zu halten. Warum sollte es ihm eigentlich nicht möglich sein, einen besser passenden Umgang für sein sich abzeichnendes Figurproblem zu finden?

Über weite Strecken der Gestaltung unseres Lebens können und brauchen wir nicht auf fremde Experten vertrauen. Tatsächlich, davon bin ich überzeugt, ist es gut, allgemeinen Empfehlungen, wie „Laufen in den Morgenstunden ist besonders effizient", mit einer gesunden Portion Vorsicht zu begegnen. Vorausgesetzt, wir verfügen über eine durchschnittliche psychische Gesundheit, dürfen, können und sollen wir uns als Experten für das eigene Leben ernst nehmen. Dies gilt auch dann noch oder sogar gerade dann, wenn wir auf eigene Verletzlichkeiten und Schwächen stoßen und vor kleineren oder größeren Problemen stehen, ohne schnell eine Lösung zur Hand zu haben. Das berühmte *Bauchgefühl* mag uns in solchen Situationen in eine bestimmte Richtung lenken. Ein Handlungsimpuls wird verspürt. Er mag richtig sein oder auch nicht. Was ist der Informationsgehalt, was ist die Kernbotschaft einer solchen intuitiven Einschätzung? Was sagt sie über mich und was über die Situation aus? Die Expertin oder der Experte für uns ist gefragt – und die erfahrenste und direkteste Expertise besitzen in erster Linie wir selbst für uns. Jedenfalls sind es ein solches Bauchgefühl und der entsprechende Handlungsimpuls – zumindest bei wichtigen Anliegen – wert, wahrgenommen und kritisch überdacht und bewertet zu werden. *Spürend und denkend erleben wir uns selbst und unsere Umwelt und sollten versuchen, unter Einbeziehung dessen, was wir bemerken, ein persönlich möglichst stimmiges Ganzes zu gestalten.*

Psychosomatische Intelligenz *kann* uns dabei behilflich sein, Wege einzuschlagen, die uns selbst und der aktuellen Situation als angemessen erscheinen und damit wohl dem Gesamtorganismus zugute kommen. Gerhard hat für sich übrigens einen solchen Weg gefunden, eine Lösung aus erster Hand sozusagen, – doch dazu später[19].

Die Bereitschaft, für sich im Sinn der angesprochenen Expertenrolle Verantwortung zu übernehmen, ist sicher nicht immer angenehm, längerfristig aber wohl vorteilhaft.

Ebenso kann es fast nur von Vorteil sein, über einige Erkenntnisse aus der Psychologie Bescheid zu wissen, etwa darüber, wie Menschen und ihr Umfeld dazu beitragen können, gesund zu bleiben. Auch zwischen einzelnen dieser Erkenntnisse und dem Konzept Psychosomatischer Intelligenz gibt es beachtenswerte Querverbindungen.

Die Grundfrage, wie es Menschen gelingt, trotz verschiedenster Belastungen gesund zu bleiben, hat insbesondere

[19] Siehe Abschnitt *Kreativ und konsequent* in diesem Kapitel.

Aron Antonovsky (1987) mit dem Modell der so genannten *Salutogenese* aufgeworfen. Während das Augenmerk in der Medizin bekanntlich meist auf Krankheit gerichtet ist und wie diese entsteht, ist Antonovsky dafür eingetreten, sich ebenso intensiv mit der Frage zu befassen, wie Gesundheit entsteht. Daran anschließend stellt sich die ebenso ungewohnte Frage: *Wie erzeugen Menschen ihre Gesundheit?*

Dazu ist unter anderem Folgendes bekannt: Naheliegenderweise ist es für die Gesundheit eines Menschen von Vorteil, sozial gut eingebunden zu sein und *soziale Unterstützung* zu erleben. In Belastungssituationen kann eine solche Unterstützung beispielsweise dazu beitragen, mit den eigenen Gefühlen besser zurechtzukommen, allein schon dadurch, dass man jemanden hat, mit dem man über alles reden kann. Dies beinhaltet auch die Möglichkeit, eine andere Sichtweise auf bestehende Probleme kennen zu lernen und so zu einer besseren Einschätzung einer Belastungssituation zu kommen. Soziale Unterstützung kann aber auch ganz direkt zur Bewältigung oder Beseitigung einer Belastung beitragen (Aymanns 1992; Schwarzer und Leppin 1989). Vor allem aber ist es für uns als soziale Wesen wohl einfach schöner und lebenswerter, sich in Gemeinschaft zu wissen.

Körperliche Zähigkeit (toughness) und *psychische Widerstandsfähigkeit* (resilience) sind zwei weitere gesundheitsfördernde Aspekte. Mit körperlicher Zähigkeit ist eine gewisse körperliche Fitness gemeint. Stress wird bei körperlicher Fitness offenbar besser verkraftet (Dienstbier 1992). Auch die so genannte Widerstandsfähigkeit puffert offensichtlich Stress. Als besonders widerstandsfähig gelten solche Personen, die Belastungen in erster Linie als Herausforderung interpretieren, dabei ein Gefühl von Kontrolle über die Situation bewahren können und zusätzlich vom Wert der eigenen Person und dessen, was sie tun, überzeugt sind (Orr und Westman 1990). Solche Menschen neigen zur Überzeugung, dass Veränderungen einfach zum Leben gehören. Sie interpretieren diese daher nicht von vorneherein als besonders stressreich, sondern können darin auch einen Ansporn für persönliche Weiterentwicklung sehen. Das

Konzept der Widerstandsfähigkeit ist übrigens eng mit dem oben erwähnten Modell der Salutogenese verbunden. Im Rahmen des salutogenetischen Modells hat Aron Antonovsky nämlich schon auf ähnliche Punkte hingewiesen. Er hat betont, dass es für die Gesundheit auch bedeutsam ist, sich die eigenen Lebenserfahrungen ein Stück weit erklären zu können, das eigene Leben als sinnerfüllt wahrzunehmen und sich den Anforderungen des Lebens gewachsen zu wissen (vgl. Schüffel et al. 1998).

Interessanterweise hat die psychologische Forschung schon vor 25 Jahren weitere Zusammenhänge aufgezeigt, die ebenfalls für das Konzept Psychosomatischer Intelligenz sprechen. Das dazugehörige Stichwort heißt *private Selbstaufmerksamkeit*. Diesbezügliche Forschungsergebnisse (Mullen und Suls 1982; Suls und Fletcher 1985; Filipp und Aymanns 2003) fanden aber erstaunlicherweise keine besondere Beachtung. Wenn sich selbstaufmerksame Personen belastenden Ereignissen gegenübersehen, sind sie sich ihrer emotionalen und körperlichen Empfindungen stärker bewusst und leiten daher auch eher gesundheitsbezogene Handlungen ein als Menschen mit niedriger Selbstaufmerksamkeit. Hohe Selbstaufmerksamkeit führt unter Belastung aber nicht nur zu verstärkten Bewältigungsanstrengungen, sie kann auch Gefühle der Hoffnungslosigkeit verringern helfen und zu einer Steigerung des Selbstwertgefühls und des Wohlbefindens beitragen (Filipp et al. 1993). Selbstaufmerksame Personen können auf diese Weise sogar den Ausbruch von Krankheit vermeiden, wie Mullen und Suls (1982) zeigten. In einer weiteren Studie konnten Suls und Fletcher (1985) ebenso nachweisen, dass die Ausbildung psychosomatischer Symptome nach der Konfrontation mit belastenden Lebensereignissen nur bei Personen mit geringer Selbstaufmerksamkeit, nicht aber bei Personen mit hoher Selbstaufmerksamkeit auftrat. Diese Fähigkeit erfordert es keineswegs, dass diese Personen ihrer Umwelt aufgrund ihrer Selbstaufmerksamkeit keine Aufmerksamkeit schenken, ganz im Gegenteil. Um adäquat reagieren zu können, müssen sie ihre Umwelt und Innenwelt *gemeinsam* und *gezielt* beachten.

Während die Alexithymie, die für eine mangelnde Wahrnehmungsfähigkeit der eigenen Gefühle steht und mit einer starken Orientierung an der Außenwelt einhergeht, einen Risikofaktor für die Gesundheit bedeutet, stellen ein differenziertes Verständnis der eigenen Person als auch private Selbstaufmerksamkeit offenbar einen wichtigen Schutzfaktor für die seelische und körperliche Gesundheit dar.

Eine gewisse Form der Selbstaufmerksamkeit, ich würde sagen, ein bewusster Umgang mit Spüren und Denken, erscheint als ein intelligentes Potenzial, und zwar insofern, als im Fall von Belastungen adäquat reagiert und die eigene Gesundheit besser geschützt werden kann. Die Fähigkeit zur privaten Selbstaufmerksamkeit wird aber gesellschaftlich bisher kaum gefördert. Eher das Gegenteil ist der Fall. So wird beispielsweise innerhalb der modernen Medienlandschaft und der Werbeindustrie – vielleicht notgedrungenerweise? – mit (fast) allen Mitteln um die Aufmerksamkeit des potenziellen Konsumenten konkurriert. Dies dient ohne Zweifel nicht der Förderung der Selbstaufmerksamkeit des Einzelnen, sondern die Fremdaufmerksamkeit ist das Ziel: Die Aufmerksamkeit des Einzelnen wird auf hunderte, ja tausende Produkte – also nach außen – gelenkt. Welche Produkte dies auch immer sein mögen, der Konsumgedanke wird gefördert und stimuliert – und die Selbstbesinnung?

Als ich begann, dieses Buch zu schreiben, war ich mit den genannten Untersuchungen zur Selbstaufmerksamkeit noch gar nicht vertraut. Ich kannte sie schlichtweg nicht. Sie erscheinen mir allerdings als sehr bedeutsam. *Denn sie bestätigen eigentlich, dass es hinsichtlich der eigenen Gesundheit tatsächlich vorteilhaft ist, sich gut wahrzunehmen und Spüren, Denken und Handeln miteinander zu verbinden.* Dies begünstigt es offenbar auf der Verhaltensebene, im Interesse der eigenen Person und in geeigneter Resonanz zur aktuellen Situation psychosomatisch intelligent zu handeln, wenn Gesundheit und Wohlbefinden persönliche Ziele sind. *Zugleich ist mit diesen Untersuchungen zur Selbstaufmerksamkeit ein weiterer Weg zur Erforschung Psychosomatischer Intelligenz aufgezeigt.*

Macht Kränkung krank?

„Was kränkt, macht krank."

Erwin Ringel

Mit seiner ihn so auszeichnenden, großen Leidenschaft wies der österreichische Psychoanalytiker, Psychosomatiker und Medizinpsychologe Erwin Ringel immer wieder darauf hin, dass das, was uns kränkt, die Gefahr in sich birgt, uns auch real erkranken zu lassen. Kränkungen aller Art können, vor allem, wenn sie keine bewusste, innere Bearbeitung finden, die Gesundheit in vielerlei Weise beeinträchtigen und körperliche Erkrankung mitverursachen (Ringel 1969). Dies fängt bei Verhaltensweisen an, die vielleicht Ausdruck einer akuten Reaktion auf kränkende Umstände sind, zum Beispiel in Form übermäßigen Alkoholkonsums aus Liebeskummer. Solche Kränkungen können bekanntlich aber bis zu Selbstmordhandlungen führen, und das gelegentlich schon aus – für Außenstehende – nichtigen Anlässen. So kann als Auslöser für eine solche autoaggressive Handlung sogar schon der Umstand ausreichen, das eigene Auto zu Schrott gefahren zu haben. Derart extreme Reaktionen auf scheinbar geringe Kränkungen, die das Selbstverständnis und das Selbstwertgefühl treffen, treten sicher eher dann auf, wenn das eigene seelische Gleichgewicht schon länger deutlich instabil ist. Dann können sie aber zum berühmten *Tüpfelchen auf dem i* werden.

In Zusammenhang mit Verlusterlebnissen wird Erwin Ringels Annahme, dass Kränkung krank machen kann, drastisch bestätigt beziehungsweise noch übertroffen. Kränkende Lebensereignisse, wie der Verlust eines geliebten Menschen, können offenbar sogar zum Tod führen: An der berühmten „Broken-Heart-Studie" von Parkes et al. aus dem Jahr 1969 beteiligten sich über 4000 Witwer. Die Sterblichkeit dieser

Witwer lag innerhalb der ersten 6 Monate nach dem Tod der Ehefrau um 40% über der für eine entsprechende Altersgruppe zu erwartenden Quote (Parkes et al. 1969).

Ingesamt können Kränkungen jedenfalls zu unzähligen, natürlich auch weniger schwerwiegenden, psychosomatischen Reaktionen führen, auf deren medizinisch-psychologische Grundlagen ja schon hingewiesen wurde: Zu den diesbezüglich wesentlichsten Körpersystemen zählen etwa die Stressachse, das vegetative Nervensystem und das Immunsystem. Über diese Systeme werden letztlich alle anderen Körpersysteme ebenfalls erreicht und beeinflusst. Daher rief Erwin Ringel auch immer wieder dazu auf, dem psychischen und dem leiblichen Erleben wie dem eigenen Gesundheits- und Krankheitsverhalten die ihnen gebührende Beachtung zu schenken und diese Wahrnehmungen bewusst zu reflektieren.

Wie häufig es eigentlich der Fall ist, dass sich keine ernsten und fassbaren organischen Ursachen als Erklärung für Krankheitssymptome finden lassen, zeigt eine aufschlussreiche Studie von Kroenke und Mangelsdorff (1989). Bei dieser wurden 1000 ambulante Patienten einer amerikanischen Klinik untersucht und deren Symptome aufgelistet. Die zehn häufigsten Symptome, die dabei gefunden wurden, sind in Abb. 12 dargestellt. Nun sind die Autoren der Frage nachgegangen, wie häufig sich diese Symptome aufgrund einer nachweisbaren organischen Erkrankung erklären lassen. Der Anteil an gesicherten organischen Ursachen erwies sich als überraschend niedrig. Nur bei durchschnittlich 16% dieser körperlichen Beschwerden konnte auch eine organische Ursache festgestellt werden. Auch in einem Beobachtungszeitraum von drei Jahren änderte sich an dieser Verteilung der Ursachen im Wesentlichen nichts (siehe Abb. 12). Für die weit überwiegende Zahl beklagter Symptome ließ sich auch weiterhin keine organische Ursache finden. Kroenke und Mangelsdorff gingen schließlich aber auch noch der Frage nach, ob es Faktoren gibt, die den weiteren Verlauf der Beschwerden vorhersagen können. Wiederum war das Ergebnis überraschend. Jene Beschwerden, bei denen ein

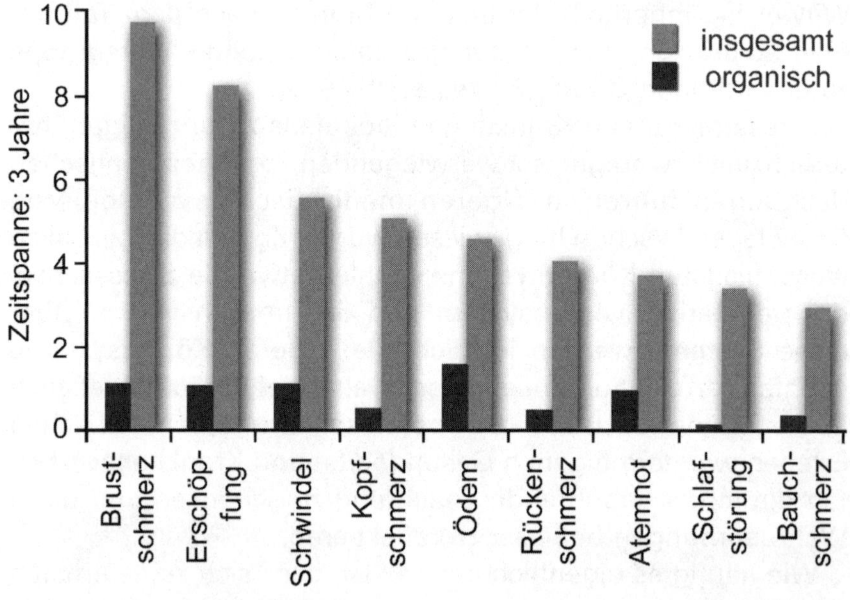

Abb. 12. Häufige Symptome und ihre Ursachen (nach Kroenke und Mangelsdorff 1989). Die 10 häufigsten Symptome von 1000 Patienten und der Anteil wahrscheinlicher organischer Ursachen (schwarz dargestellt). Die organische Abklärung erfolgte wiederholt innerhalb von drei Jahren

organischer Hintergrund gefunden werden konnte, wiesen hinsichtlich ihrer Heilungschancen eine bessere Prognose auf als jene Beschwerden, bei deren Abklärung keine organische Erkrankung festgestellt werden konnte. Diese Ergebnisse sind in zweifacher Hinsicht bedeutsam.

Erstens zeigen sie, wie häufig so genannte funktionelle Beschwerden eigentlich sind – Beschwerden also, bei denen kein organisch krankheitsrelevanter Befund festgestellt werden kann. *Zweitens* zeigen diese Ergebnisse auch, dass die gegenwärtige Medizin im Umgang mit organischen Erkrankungen erfolgreicher ist als mit den funktionellen Störungsbildern, *denen sie allerdings auch vergleichsweise nur geringe Aufmerksamkeit und Aufwendung zukommen lässt.* Anders formuliert lässt sich diese Situation auch so beschreiben: Wenn es mittels der medizinischen Untersuchungen zu keinem Nachweis einer organischen Störung kommt, bleibt der Patient im Umgang mit seinen leidvollen leiblichen Erfahrungen oft weitgehend sich selbst überlassen. Glücklicherweise geht ein großer Teil der sogenannten funktionellen Beschwerden wieder von selbst zurück. Ist das allerdings nicht der Fall, ja, was dann?

In ihrem Lehrbuch *Neurosenlehre, Psychotherapeutische und Psychosomatische Medizin* kommen Hoffmann und Hochapfel (1999) auch auf eine zweite wichtige Möglichkeit einer deutlichen Diskrepanz zwischen subjektivem Erleben und objektivem körperlichem Befund zu sprechen. Diesmal allerdings sind die Vorzeichen umgekehrt. Im Gegensatz zur geschilderten Situation zeigt sich im Rahmen von bildgebenden Untersuchungen der Lendenwirbelsäule bei *subjektiv* völlig beschwerdefreien Personen eine große Zahl an *objektiv* vorhandenen Bandscheibenvorfällen! Bei einem Drittel aller unter 60-jährigen und sogar der Hälfte aller über 60-jährigen Personen lassen sich im Computertomogramm (CT) oder mittels Magnetresonanztomographie (MR) objektive Beeinträchtigungen feststellen, von denen die Betroffenen nichts ahnen. Denn subjektiv erleben diese Personen ja keine Beschwerden. Auch in diesem Fall kann also von einer häufigen und oft erstaunlichen Diskrepanz zwischen einem *objektiven Befund* und dem *subjektiven Befinden* gesprochen werden, allerdings eben unter anderen Vorzeichen als in der Studie von Kroenke und Mangelsdorff.

Die deutschen Psychosomatiker und Psychoanalytiker Hoffmann und Hochapfel (1999, S. 3 f.) fassen die Ergebnisse der genannten Untersuchungen so zusammen:

„Also gesichert ist,

1. weder hat die Mehrheit der Patienten mit häufigen körperlichen Beschwerden auch einen körperlichen Befund, der diese Beschwerden ausreichend erklärte, noch brauchen
2. Patienten mit einem eindeutig pathologischen organischen Befund notwendigerweise die dazugehörige klinische Symptomatik aufweisen. Sie sind also im engeren Sinne gar nicht Patienten, d. h. Leidende."

Wie sind diese verwirrenden Zusammenhänge zu verstehen? Am Beispiel der Wahrnehmung von und des Umgangs mit *chronischen Rückenbeschwerden* sollen einzelne dieser Zusammenhänge näher beleuchtet werden.

Wenn von *schmerzlichem Erleben* die Rede ist, ist nicht von vorneherein klar, ob damit körperliche oder seelische Schmerzen gemeint sind. Diese doppelte Bedeutung des Begriffs Schmerz dürfte auch bei einem beträchtlichen Teil chronischer Rückenschmerzen oder der ähnlich häufigen Nackenschmerzen eine wichtige, jedoch oft unerkannte Rolle spielen.

Vorweg möchte ich noch auf die wichtige Unterscheidung zwischen akutem und chronischem Schmerz hinweisen. Der Psychosomatiker Gerhard Schüssler (2005, S. 106) schreibt dazu Folgendes: „*Akuter Schmerz* hat meist eine gut definierbare Ursache, ist in der Regel gut lokalisierbar und bestimmten Organgebieten zuordenbar. Er hat Signalwirkung, indem er eine drohende Gefahr für die leibliche Integrität anzeigt und motorische Reflexe und vegetative Reaktionen auslöst, die den Organismus schützen und auf die Bedrohung aufmerksam machen. Zusätzlich zwingt akuter Schmerz verletzte oder kranke Menschen zu Ruhe und Schonung (Rehabilitationsfunktion). Diese sinnvollen biologischen Funktionen lassen sich für *chronische Schmerzen* nicht beschreiben."

Allerdings ist bei chronischen Schmerzen ebenfalls zwischen solchen zu unterscheiden, bei denen organische Ursachen ganz im Vordergrund stehen, und solchen, bei denen dies offensichtlich nicht der Fall ist. Von den *Zweiteren* soll nun die Rede sein.

Bei repräsentativen Umfragen in der Allgemeinbevölkerung geben durchschnittlich 2 von 10 Personen an, zum Zeitpunkt der Befragung starke Kreuzschmerzen zu verspüren (Woolf und Pfleger 2003). 7 von 10 Personen leiden zumindest einmal im Leben an ausgeprägten Schmerzen im Rücken. Bei unkompliziertem Verlauf akuter Rückenschmerzen, und dieser ist in 80–95% gegeben, bilden sich diese Beschwerden innerhalb von 6 Wochen auch ohne eingreifende Behandlung wieder vollständig zurück.

Bei etwa 5% entwickelt sich jedoch in der Folge ein *chronisches Rückenleiden*. „In den entwickelten Industrieländern sind Rückenschmerzen neben Herz-Kreislauf-Erkrankungen der zweithäufigste Grund für eine vorzeitige Berentung" (Schüßler 2005, S. 113). Bei vielen dieser chronischen Kreuzschmerzen ist der organische Befund weitgehend unauffällig. Und der Konsum an Schmerzmitteln ist hoch. „Nach Schätzungen im Rahmen der Schmerz-Enquete der deutschen Bundesregierung leiden 3 Millionen Menschen in Deutschland an chronischen Schmerzen und werden jährlich *1000 Tonnen Analgetika* (Schmerzmittel) verbraucht. Bis chronische Schmerzpatienten den Weg zu einer psychosomatischen Untersuchung finden, vergehen in der Regel mehrere Jahre" (Schüßler 2005, S. 106).

Es ist daher zu hinterfragen, wie die Chronifizierung in diesen Fällen, denen keine organischen Leiden zugrunde liegen, erklärt werden kann und welche Möglichkeiten zur Besserung der Beschwerden zur Verfügung stehen.

Ohne dieses Thema hier umfassend behandeln zu können, möchte ich doch zu einer zentralen therapeutischen Überlegung hinführen, welche die psychosomatischen Zusammenhänge berücksichtigt. Es ist nämlich eine Reihe von psychischen und sozialen Faktoren bekannt, die eine Chronifizierung von Rückenschmerzen begünstigen können (vgl. Schüßler 2005, S. 113 f.).

Dazu zählen unter anderem:

- Schwere körperliche Arbeit bei unphysiologischer Haltung (z. B. einseitiges oder gebücktes Heben, langes Sitzen, Vibrationen).
- Unzufriedenheit mit der Arbeit (Monotonie, geringe Qualifikation, Konflikte am Arbeitsplatz).
- Passive Lebenseinstellung (wenig Bewegung, Schwächung der Rumpfmuskulatur).
- Passives Bewältigungsverhalten (Hilflosigkeit, Katastrophendenken, Schonhaltung, sozialer Rückzug).

- Förderung der Passivität des Patienten durch das Verhalten der Umwelt.
- Chronischer Partnerkonflikt/Scheidung.

Hinsichtlich dieser Zusammenhänge fasst Schüßler zusammen: „Depressivität, Schonhaltung und sozialer Rückzug sind häufige Folgen lang dauernder Rückenschmerzen und verstärken wiederum eine passive Lebenseinstellung, lösen berufliche Probleme (Arbeitslosigkeit, vorzeitige Berentung) und familiäre Konflikte aus und wirken damit im Sinn eines Circulus vitiosus wieder als Risikofaktoren" (Schüßler 2005, S. 115).

Der schon beschriebene Teufelskreis des Schmerzes (vgl. Rüegg 2001; Abb. 4), bei welchem eine erhöhte Anspannung der Rückenmuskulatur ein entscheidendes Moment darstellt, kann also durch psychosoziale Einflüsse, insbesondere Passivität und Rückzug, weiter genährt und perpetuiert werden. Im Hintergrund einer solchen Entwicklung können frühere oder aktuelle seelische Schmerzen oder Kränkungen eine erhebliche Rolle spielen.

Welche Rolle könnte nun PI dabei zukommen? PI kann dazu beitragen, zu erkennen, welche Bereiche des eigenen Lebens eigentlich wenig zufriedenstellend verlaufen oder früher verlaufen sind. Eigene Anliegen und Möglichkeiten der Veränderung eigener Verhaltensmuster können spürend und denkend ausgelotet werden, anstatt sich – vielleicht auf Dauer – schmerzlich zurückzuziehen und nur den Schmerzen das Kommando über das eigene Leben zu überlassen. PI sollte es auch begünstigen, ein entsprechend gezieltes Training der Rückenmuskulatur effizient und persönlich passend zu gestalten.

All dies ist sicherlich leichter gesagt als getan: Gezielte Aktivität statt Rückzug und Passivität mag der intuitiven Einschätzung der Situation sogar zuwiderlaufen, eröffnet aber die Möglichkeit, den Teufelskreis des Schmerzes zu durchbrechen. Es wird wohl auch nicht immer gelingen können, eventuell nötige Veränderungen selbst einzuleiten. Wozu aber gibt es die vorhin indirekt angesprochenen Bereiche der Psychotherapie und der Physiotherapie? Warum nicht auch professionelle Hilfe in Anspruch nehmen?

Jedenfalls könnte es hohe PI bei chronischen Rückenbeschwerden begünstigen, passive Verhaltensweisen und sozialen Rückzug, die sich wahrscheinlich ohnedies als wenig heilsam erwiesen haben, probeweise einmal auszusetzen und an ihre Stelle gezielte, aktive Strategien treten zu lassen. Diese sollten – ganz im Sinn von PI – auch mit realen, persönlichen Anliegen in Verbindung stehen. Dieser letzte Punkt gilt prinzipiell auch für den Umgang mit zwei weiteren Beispielen von häufigen Erkrankungen, die allerdings ebenso wie chronische Rückenbeschwerden auch mit jeweils spezifischen Problemen konfrontieren: Das eine sind Herz-Kreislauf-Erkrankungen, das andere Beispiel ist das sogenannte *Burn-out-Syndrom*.

Flexible Herzen

„Genau genommen leben
Nur wenige Menschen
Wirklich in der Gegenwart.
Die meisten haben
nur vor, einmal richtig zu leben."

Jonathan Swift

Kein zweites Organ des Menschen ist in unserem Kulturkreis mit einer so hohen symbolischen Bedeutung geladen wie das Herz. Unzählige Bilder, Liedtexte oder Redensarten zu dieser Symbolik sind uns allen bekannt. Der Rocksänger Joe Cocker schmettert „Unchain my heart". Und William Shakespeare lässt in Macbeth (4. Aufzug, 3. Szene) Malcolm zu Macduff, der gerade von der Ermordung seiner Familie erfahren musste, sagen: „Gib Worte deinem Schmerz: Gram, der nicht spricht, presst das beladene Herz, bis dass es bricht." Das menschliche Herz steht für *Liebe, Zuneigung,* eben für *Herzensangelegenheiten,* es ist aber auch ein Symbol für *Leben.*

Tatsächlich stehen Herz und Psyche nicht nur symbolisch in enger Verbindung zueinander. Viele, wenn nicht die meisten, kennen aus eigener Erfahrung, dass einem nicht nur bei körperlicher Anstrengung, sondern auch bei emotionaler Aufregung und Freude das Herz höher schlagen kann. Ebenso kann einem auch bang ums Herz werden, wiederum nicht nur im übertragenen Sinn, sondern auch ganz massiv im Rahmen der sogenannten *Panikattacken.* „Bei etwa 30% jener Menschen, die als Notfall mit Verdacht auf Herzinfarkt in die Klinik eingewiesen werden, entpuppt sich der vermeintliche Herzanfall zur großen Erleichterung aller Betroffenen schnell als – psychogene – Panikattacke, verbunden mit Todesangst, Beklemmung, rasendem Puls und Atemnot" (Rüegg 2001, S. 52).

Wie kommen solche und viele andere bekannte Wechselwirkungen zwischen Psyche und Herz zustande? Es sind die bereits beschriebenen Verbindungen zwischen dem Mandelkern, der ja als *Sitz* der Emotionen gilt, dem Hypothalamus, der verschiedene unbewusste Körperfunktionen, etwa die Körpertemperatur, steuert, und dem vegetativen Nervensystem, die auch auf *Herz und Psyche* Einfluss nehmen (siehe Abb. 6, 7 und 8). Sympathikus und Parasympathikus, die zwei einander ergänzenden „Gegenspieler" des vegetativen Nervensystems, wirken hierbei vermittelnd. Sie ermöglichen es, dass sich Puls und Blutdruck den jeweiligen Bedürfnissen des Organismus anpassen und so die Pumpleistung des Herzens modifizieren. Diese kann sich bei Bedarf bis zu verfünffachen, wobei der Blutdruck entsprechend steigt (Rüegg 2001).

Bei diesen Wechselbeziehungen zwischen Psyche und Herz ist auch das Großhirn beteiligt:

Einerseits wird der Grad unserer Aufmerksamkeit, aber auch jener von ängstlicher Wachsamkeit und Reizbarkeit, durch Nervenfasern des vegetativen Nervensystems beeinflusst, die in der Großhirnrinde enden und dort die Stresshormone Noradrenalin und Adrenalin freisetzen können. Neue und ungewohnte alarmierende Situationen, die Furcht und Schrecken einjagen, erhöhen die Aktivität dieser Nervenzellen des vegetativen Nervensystems und führen zur vermehrten Ausschüttung von Stresshormonen im Gehirn (Ashton-Jones et al. 1984). Dadurch ist man alarmiert, aufgeregt, aber auch hellwach. Bei chronischem Stress verstärkt sich vermutlich die Intensität dieser Signalübermittlung von tiefer liegenden Gehirnanteilen zum Stirnhirn[20] (Nisenbaum und Abercrombie 1993). Dies bewirkt allerdings, dass sich statt der ursprünglich erhöhten Wachheit bei Gefahr nun eine erhöhte Gereiztheit, Nervosität und Schreckhaftigkeit ausbildet. Das körpereigene

[20] Dies betrifft die noradrenerge Signalübermittlung vom Locus coeruleus im Hirnstamm zum Frontalhirn, aber auch im Hippocampus (Nisenbaum und Abercrombie 1993).

Alarmsystem, das geistige Wachheit erzeugt, ist „überdreht" (Bremner et al. 1996). Dies kann dazu führen, dass man schon auf Alltagsbelastungen mit Furcht oder Ärger beziehungsweise mit starker Abwehr oder Alarm reagiert, so als handle es sich dabei um Notfälle (vgl. Ruegg 2001).

Andererseits kann innerhalb der Großhirnrinde die Freisetzung von Stresshormonen offenbar auch gehemmt werden.[21] Es wird vermutet, dass bei Panikstörungen eine solche Hemmung zeitweise nicht ausreichend gelingt (Goddard und Charney 1997).

Wie leicht wir auch auf indirekte Weise Einfluss auf den eigenen Herzschlag nehmen können, zeigen schon sehr einfache körperliche Aktivitäten. Es genügt beispielsweise, einen Arm nach oben zu strecken. Automatisch vertieft sich dadurch die Atmung, und diese Veränderung wirkt sich wiederum auf den eigenen Herzrhythmus aus, weil Atmung und Herzrhythmus sich ebenfalls gegenseitig beeinflussen. Eigentlich verfügen wir über hoch flexible und anpassungsfähige Herzen, zumindest, solange wir uns guter Gesundheit erfreuen.

Tatsächlich wird eine flexible und reaktionsbereite Herzaktivität auch als Hinweis auf die Gesundheit des Herzens gewertet. Dies wurde in Zusammenhang mit der Erforschung der so genannten *Herzfrequenzvariabilität* erkannt. Ich möchte kurz ausführen, was mit diesem Fachbegriff gemeint ist, weil ihm eine gesundheitliche Bedeutung und auch eine diesbezügliche Symbolik innewohnt. Bei körperlicher Ruhe beträgt die durchschnittliche Frequenz des Herzschlags etwa 60 bis 80 Schläge pro Minute. Moderne Messverfahren der Herzfrequenz und viele weitere körperliche Parameter haben ergeben, dass eine sehr stabile Herzfrequenz, wie hoch oder niedrig sie auch immer sein mag, nicht unbedingt für eine gute körperliche Verfassung spricht.

Hingegen wird es als ein Zeichen von Gesundheit aufgefasst, wenn die Herzfrequenz ständig eine gewisse Variabilität zeigt,

[21] Die weitere Freisetzung von Noradrenalin wird mittels negativer Rückkoppelung gehemmt (vgl. Rüegg 2001).

sodass das Herz auch in völliger Ruhe einmal schneller und kurz danach wieder langsamer schlägt. Wenn diese Variabilität hoch ist, die Herzfrequenz also variiert, ist dies offenbar ein Hinweis darauf, dass das Herz in der Lage ist, sich auf veränderte Anforderungen jederzeit flexibel einzustellen und dabei selbst flexibel und autonom zu bleiben. In diesem Sinn gelten flexible Herzen als gesund.

Dies erinnert an jene Auffassung von Gesundheit, die darunter die Fähigkeit eines Menschen versteht, mit der Unverlässlichkeit des Lebens und den damit verbundenen unterschiedlichsten Anforderungen einigermaßen flexibel zurechtzukommen und dabei eine gewisse Autonomie zu bewahren. „Im Zustand der Gesundheit befinden sich die biologischen und psychologischen Systeme eines Individuums in einem harmonischen Gleichgewicht. ... Das gesunde Individuum verfügt über Reserven und Ressourcen (Potenzial), die es ihm erlauben, ein gestörtes Gleichgewicht innerhalb der erwähnten Systeme wiederherzustellen" (Heim 1986, S. 286; vgl. Merl 1998).

Dieser Überlegung folgend, bedeutet Gesundheit nicht die Abwesenheit von Problemen, sondern die Fähigkeit des Organismus, mit Problemen körperlicher, psychischer oder sozialer Art umzugehen. Auch Intelligenz, gerade auch Psychosomatische Intelligenz, kann zu dieser Fähigkeit beitragen. Die Eigenheit gesunder Herzen, um einen gewissen Frequenzbereich herum über ausreichend Spielraum zu verfügen, erscheint für ein solches Verständnis von Gesundheit als treffendes Symbol.

Während die beschriebenen Zusammenhänge zwischen der *Flexibilität des Herzens* und der Gesundheit eher wenig bekannt sind, sind die Risikofaktoren für Herz-Kreislauf-Erkrankungen vielen Menschen vertraut. Sie wissen, dass für das Herzinfarktrisiko neben genetischen Einflüssen, Alter und Geschlecht auch Lebensstilfragen, wie Ernährungsgewohnheiten, körperliche Bewegung oder Nikotin, von hoher Bedeutung sind. Obwohl wir bezüglich des eigenen Lebensstils über einen gewissen Gestaltungsspielraum verfügen, bleibt dieser oft sogar trotz bereits eingetretener Erkrankung auch innerhalb der Medizin weitgehend unbeachtet.

Ähnliches gilt häufig bezüglich des Umgangs mit *Bluthochdruck und seinen Hintergründen*. Die Rede ist von jener Form des hohen Blutdrucks, für den primär keine organische Ursache zu finden ist, nämlich der so genannten *essenziellen Hypertonie*. Sie ist mit etwa 90% für die allermeisten Fälle von hohem Blutdruck verantwortlich. Diese Erkrankung nimmt in der westlichen Zivilisation mit dem Alter an Häufigkeit zu, während dies auf andere Kulturen nicht unbedingt zutrifft. In jenen Inseln im Südpazifik etwa, die vor dreißig Jahren noch weniger von der westlichen Zivilisation beeinflusst waren, nahm der Blutdruck im höheren Alter normalerweise sogar ab. Bei uns hingegen ist unter den über 65-Jährigen über ein Drittel der Bevölkerung davon betroffen (Lamprecht 2002). Nach Schätzung einiger Autoren sterben dreimal mehr Menschen an den Folgen der Hypertonie als an Krebs (Herrmann et al. 1996).

Doch der hohe Blutdruck wird meist nicht direkt gespürt. Dies führt dazu, dass viele Menschen über ihren zu hohen Blutdruck gar nicht Bescheid wissen und viele von jenen, die ihren Bluthochdruck kennen, dennoch keine Gegenmaßnahmen zu ergreifen bereit sind. Der hohe Blutdruck hat vonseiten des subjektiven Erlebens sogar gewisse Vorteile. Wenn sich der Blutdruck nämlich aufgrund therapeutischer Maßnahmen zu normalisieren beginnt, wird dies subjektiv oft unangenehm wahrgenommen. Für einige Wochen treten dann möglicherweise mehr Müdigkeit und Schlafbedürfnis auf, und eine depressive Stimmungslage kann sich verstärken. Nach einiger Zeit gewöhnt sich der Organismus aber wieder an das neue und der Gesundheit förderliche, niedrigere Blutdruckniveau, und die genannten Symptome verschwinden.

Zu viele Menschen bleiben unbehandelt. Dies gilt sowohl für die medikamentöse Behandlung als auch für psychotherapeutische Zugänge. Auch diverse Möglichkeiten der Lebensstiländerung bleiben oft ungenützt. Alles in allem genommen ist es daher auch kein Wunder, dass diese Volkskrankheit Nummer 1 im Englischen als *silent killer* bezeichnet wird (Lamprecht 2002).

Hypertonie spielt als Risikofaktor für die Entstehung der so genannten *koronaren Herzerkrankung,* bei der die Gefäßversorgung des Herzens selbst eingeschränkt ist und die zu einem Herzinfarkt führen kann, eine bedeutsame Rolle. Doch auch andere, psychosoziale Risikofaktoren sind für die Entstehung einer koronaren Herzerkrankung bekannt (Lamparter und Stuhr 2002):

- Beruflicher und privater Stress
- Depression
- soziale Verlusterlebnisse
- Neigung zu Feindseligkeit
- unterdrückter Ärger.

Viele der genannten Faktoren können auch günstig beeinflusst werden, sodass sich die Prognose der koronaren Herzerkrankung deutlich verbessert (Linden et al. 1996). Am besten gelingt dies übrigens, wenn neben eventuellen psychosozialen Belastungsmomenten auch die klassischen Risikofaktoren, wie Rauchen, Bewegungsmangel und Hypertonie, vermindert werden.

Auch auf die Entwicklung eines anderen häufigen Gesundheitsproblems können wir prinzipiell erheblich Einfluss nehmen. Dabei hätten die betroffenen Personen dank ihres Spürens gute Karten in der Hand, um frühzeitig einer problematischen persönlichen Entwicklung entgegenzusteuern. Doch gerade das will ihnen oft nicht gelingen.

Abkühlen oder ausbrennen

„Nur wer sich ändert, bleibt sich treu."

Wolf Biermann

Zufolge Untersuchungen aus dem Jahr 1996 befinden sich in Deutschland bis zu 25% der insgesamt etwa 36 Millionen Erwerbstätigen in einer gesundheitlichen Situation, die der New Yorker Arzt und Psychoanalytiker Herbert J. Freudenberger (1974) erstmals als *Burn-out-Syndrom* bezeichnet hat (Emnid-Befragung 1996; im Auftrag des Ministeriums für Arbeit, Gesundheit und Soziales 1996). *Burn-out* ist ein schwer fassbarer, schillernder Begriff. Das damit gemeinte Burn-out-Syndrom ist durch emotionale Erschöpfung, eine gefühllose, gleichgültige oder zynische Haltung Klienten und Kollegen gegenüber, eine negative Einschätzung der eigenen Leistungskompetenz sowie durch eine breite Palette an möglichen psychosomatischen Beschwerden charakterisiert. Erwerbstätige mit Burn-out-Syndrom können so etwa an Schlafstörungen, chronischen Schmerzen ohne organischen Befund, funktionellen Herz-Kreislauf-Beschwerden sowie unspezifischen Beschwerden des Magen-Darm-Traktes leiden. „Auch wenn zu bezweifeln ist, ob der für deutsche Arbeitnehmer in der genannten Umfrage gefundene hohe Prozentsatz von Burn-out-Betroffenen von 25% dem entspräche, was sich im Rahmen einer klinischen Untersuchung im Einzelfall bestätigen würde, ist von einem signifikanten arbeitsmedizinischen Problem auszugehen" (vgl. Bauer 2003, S. 213; Emnid-Befragung 1996).

Zu den Burn-out-Spitzenreitern zählen Lehrpersonen an Schulen, gefolgt von Menschen, die im Gesundheitswesen tätig sind. Insbesondere Pflegekräfte und Ärzte auf Krebs- und Intensivstationen tragen ein beträchtliches Burn-out-Risiko. Einzelne Untersuchungen fanden eine Burn-out-Häufigkeit unter Ärzten – und zwar bei besonders stark belasteten Arztgruppen – von 15 bis 30%. Unter Pflegekräften auf AIDS-, Krebs- und Intensivstationen fand sich sogar ein voll entwickeltes Burn-out-Syndrom bei 30 bis 40%, wie Bauer (2003) zusammenfasst. Aber auch ganz andere Berufsfelder, etwa Bankangestellte oder Telefonisten in Callcentern, sind betroffen.

Die Hintergründe des Burn-out-Syndroms werden unterschiedlich gedeutet. Einige Autoren (Freudenberger 1974) betonen den Einfluss individueller Faktoren auf die Entwicklung von Burn-out, während andere (Maslach und Leiter 2001) die Hauptursache für die Häufigkeit von Burn-out im Arbeitsprozess den Arbeits- und den gesellschaftlichen Rahmenbedingungen zuschreiben.

„Als Ursachen des Burn-out-Syndroms werden generell diskutiert:

- Hohe Belastung und Eintönigkeit bei gleichzeitig geringer Möglichkeit zur Einflussnahme auf den Arbeitsprozess.
- Geringe Anerkennung bei starkem persönlichem Einsatz.
- Fehlende soziale Unterstützung durch Vorgesetzte und Kollegen sowie im persönlichen Umfeld." (Vgl. Bauer 2003, S. 216.)

Jedenfalls führen bei der Entwicklung von Burn-out belastende Arbeitsplatzbedingungen und persönliche Faktoren dazu, dass in einem phasenhaften Verlauf die eigene Kraft und die Energiereserven zunehmend aufgebraucht werden, bis es zur völligen Erschöpfung kommt.

Freudenberger (1974) hat hierbei die folgenden Phasen beschrieben: Ein anfänglich hoher Einsatz würde demnach zu einer subtilen Vernachlässigung eigener Bedürfnisse führen. Es wird in der Folge zum höchsten Ziel, Leistung zu erbringen, sodass nun auch in der Freizeit ganz selbstverständlich weitergearbeitet wird. Erste körperliche Symptome können auftreten. Diese Warnsignale, etwa ständige Müdigkeit oder Migräne, werden jedoch möglichst ignoriert und in den Hintergrund gedrängt. Nun allerdings beginnen die Betroffenen zu bemerken, dass sie nicht mehr so intensiv arbeiten können, wie sie es eigentlich von sich erwarten und gewohnt sind. Dies löst eine Krise aus, führt zu Verunsicherung und oft auch zu sozialem Rückzug. Von ihrer beruflichen Tätigkeit sind die Betroffenen eventuell wie besessen, und ihr Privatleben erscheint ihnen vergleichsweise bedeutungslos. Es ist nun eigentlich bereits eine Haltung automatisiert, die keine wirklichen Erholungsmöglichkeiten mehr vorsieht. Das morgendliche Aufstehen wird immer schwieriger, Teilnahmslosigkeit und innere Leere, oft auch depressive Gestimmtheit, machen sich bemerkbar. Die Stresshormone sind konstant auf einem unnatürlich hohen Niveau, bis schließlich der Organismus einen Zustand völliger Erschöpfung erreicht – und äußerste Verzweiflung kann die Folge sein.

Es ist schon einige Jahre her, als die 48-jährige Gerda wegen unklarer körperlicher Beschwerden zu mir in die Ambulanz unserer Klinik kam. Sie wirkte teilnahmslos, erschöpft, klagte über Schlafstörungen und Nackenschmerzen, ansonsten kam ihr anfänglich kein Wort zu viel über die Lippen. Organisch war nichts gefunden worden, was ihre chronische Müdigkeit und Erschöpfung erklären hätte können. In vorwurfsvollem Ton berichtete sie mir, wie sie darunter leide, wegen ihrer ärgerlichen unklaren Erkrankung nicht leistungsfähig zu sein: „Seit drei Wochen bin ich nun schon im Krankenstand, und *nichts* hat sich seither gebessert! Dabei würde ich beruflich dringend gebraucht werden. *Das* belastet mich!"

Sie war als Sekretärin in einer großen Anwaltskanzlei tätig. Offenbar quälte sie schlechtes Gewissen wegen des derzeitigen Krankenstandes. Nur wegen ihrer eingeschränkten Leistungsfähigkeit schien sie auch um ihren Gesundheitszustand wirklich in Sorge zu sein. Auf meine Nachfrage hin erzählte sie mir, dass die Arbeitsbelastung in den letzten Jahren immer mehr zugenommen hätte und auch immer mehr an Verantwortung an ihr hängen geblieben wäre.

Ich versuchte daraufhin zu eruieren, ob sie selbst einen Zusammenhang zwischen ihrer Arbeitsbelastung und ihrer körperlichen Erschöpfung vermutete: „Das klingt nach immer mehr Arbeit, die da auf Sie zugekommen ist."

Wortlos nickte sie und hob gleichzeitig kurz die Schultern, als wollte sie damit sagen: Na und?

Trotz ihrer nonverbalen Signale fragte ich: „Könnte es nicht sein, dass Ihre derzeitige Erschöpfung und Müdigkeit auch etwas mit Ihrem hohen Arbeitspensum zu tun haben, das Sie schon seit langem leisten?"

Prompt kam ihre Antwort: „So schwer habe ich gar nicht zu arbeiten. Ich habe ja nur geistige Dinge zu erledigen. Warum sollte sich das auch auf meinen Körper auswirken? Nein, so etwas glaube ich nicht! Wenn Sie so etwas bei mir annehmen, dann täuschen Sie sich."

Gerda hatte mit meiner Frage offensichtlich keine Freude. Obwohl ich erst wenig von ihr wusste, hatte mich ihr klinisches Erscheinungsbild, vor allem ihre sichtbare Erschöpfung, und ihre geringe Selbstsorge, die sich in erster Linie auf ihre berufliche Leistungsfähigkeit zu beziehen schien, an *Burn-out* denken lassen.

Doch Gerda setzte gleich verteidigend fort: „Wenn es so wäre, wie Sie vermuten, dann hätte ich mich ja schon längst wieder erholen müssen. Ich arbeite jetzt ja nichts. Ich sitze jetzt ja nur zu Hause herum. Da hätte sich der Körper längst wieder erholt!"

„Und wie lange fühlen Sie sich eigentlich schon so erschöpft?" erkundigte ich mich interessiert.

„Wirklich erschöpft fühle ich mich seit 10 Monaten. Aber die Schlafstörung habe ich schon seit 5 Jahren."

Ein Zusammenhang zwischen der Arbeitssituation und ihrer beeinträchtigten Befindlichkeit erschien mir zwar weiterhin plausibel, ich wechselte aber das Thema, um ein umfassenderes Bild von Gerda gewinnen zu können.

Es zeigte sich, dass Gerda bereits seit fast 20 Jahren mit existenziellen Sorgen als allein erziehende Mutter belastet war. Ihr einziges Kind, eine Tochter, hatte inzwischen zwar schon mit einem Hochschulstudium begonnen, lebte aber noch zu Hause.

Seit knapp 20 Jahren war Gerda auch ohne Partnerschaft. Die Tochter und die Arbeit waren zu ihrem zentralen Lebensinhalt geworden. Die Anerkennung im Beruf war ihr immer wichtig gewesen. In ihrer Freizeit betreute sie seit mehreren Jahren nun auch ihre kranke Mutter und kümmerte sich um deren Wohnung und Haushalt. Ihr Vater war vor einigen Jahren verstorben. Geschwister hatte Gerda keine. Anscheinend hatte sie auch keinen Freundeskreis.

In den letzten Monaten hatte sie bemerkt, dass sie innerhalb der Arbeitszeit ihr Aufgabenpensum kaum mehr erledigen konnte. Im Unterschied zu früher schlichen sich nun auch kleinere Fehler bei ihrer Arbeit ein. Seit einem Jahr waren außerdem jüngere Kolleginnen in der Anwaltskanzlei aufgenommen worden. Sie hatte deswegen zwar nicht weniger Arbeit, aber sie erhielt weniger Anerkennung als früher. Dennoch blieb sie nun zunehmend länger im Büro, manchmal bis in die Nacht hinein, bis die Arbeit möglichst perfekt erledigt war. Gerda hielt dies alles für ganz selbstverständlich und normal. Sie schien sich allerdings dafür zu genieren, offenbar nicht mehr so leistungsfähig wie früher zu sein.

Gerda kam trotz ihrer Skepsis anfangs einmal pro Woche zu mir. Jedes Mal eröffnete sie mir zu Beginn des Gespräches, dass sie sich ihren Zustand nicht erklären könne und dass dieser jedenfalls sicher nichts mit ihrer Arbeitssituation zu tun habe. Gemeinsam forschten wir daher auch nach anderen möglichen Ursachen ihrer Beschwerden, doch diesbezüglich ohne Ergebnis: Mir wurde durch diese Gespräche allerdings verständlich, dass Gerda sich psychosomatische Zusammenhänge ganz generell nicht wirklich gut vorstellen konnte. Auch psychosomatische Alltagserfahrungen, wie vermehrtes Schwitzen bei körperlicher Anstrengung und psychische Einflüsse auf die Darmtätigkeit, hatte sie bisher nie weiter beachtet. Meine Erläuterungen zum Burn-out-Syndrom mussten sie daher sehr verwundern. Ich glaube, sie konnte sich die Möglichkeit von Zusammenhängen zwischen psychischer beziehungsweise geistiger Belastung und körperlichen Auswirkungen längere

Zeit tatsächlich nicht vorstellen. Ich gab ihr daraufhin eine Broschüre mit, in der das Burn-out-Syndrom in einfachen Worten ausführlich beschrieben war. Einerseits war es für sie anscheinend hilfreich, alles schwarz auf weiß zu lesen, andererseits aber auch belastend. Im darauf folgenden Gespräch meinte sie: „Wissen Sie, am liebsten wäre es mir, ich könnte meinem Chef sagen, ich habe diese oder diese körperliche Erkrankung, werde nun operiert, falle für drei weitere Monate aus und stehen Ihnen dann mit Sicherheit wieder voll zur Verfügung."

Für Gerda war es tatsächlich sehr kränkend, mit einem Problem konfrontiert zu sein, das sie schließlich als *Burn-out* erkannte und in dieser Phase auch als ein persönliches Versagen erlebte. Nur langsam gelang es ihr, diese Annahme einer persönlichen Schuld wieder zu relativieren. Sie bemerkte, dass sie sich in den letzten Jahren selbst dann noch zusätzliche Aufgaben aufbürden hatte lassen, wenn sie schon nicht mehr gewusst hatte, wie sie die ohnedies anstehenden Aufgaben bewältigen sollte. Obwohl Gerda in solchen Situationen sehr wohl registriert hatte, dass sie sich dadurch selbst in Bedrängnis brachte, hatte sie keine Möglichkeit gesehen, hier entgegenzusteuern. Schließlich wurde es ihr aber auch deutlich, dass sie eigentlich nie gelernt hatte, über ihre Gefühle zu sprechen. Auch den hohen Grad ihrer Erschöpfung und Verzweiflung hatte sie lange Zeit nicht gewagt, sich selbst, geschweige denn ihrem Umfeld, einzugestehen. So war sie tapfer den einmal eingeschlagenen Weg bis zum völligen Zusammenbruch weitergegangen. „Auch bei uns zu Hause", meinte sie einmal nachdenklich und ein wenig traurig, „hätte es so etwas nicht gegeben, dass man etwas einfach nicht tut, weil es zu viel ist. Gefühle haben da keine Rolle gespielt. Und über Gefühle reden, das habe ich bei meinen Eltern eigentlich nie erlebt."

Gerda haderte auch immer wieder damit, dass sie sich selbst nur langsam erholte. Ich erinnerte sie mehrmals daran, dass ihr Zustand sich über Jahre entwickelt hatte: „Dann darf es schon eine Zeit dauern, bis Sie sich insgesamt wieder halbwegs regeneriert haben und wieder über Energiereserven verfügen, meinen Sie nicht? Es hat auch lange gedauert, bis Ihre Erschöpfung Sie schließlich dazu gezwungen hat, der Sache näher auf den Grund zu gehen."

Nach mehreren Monaten im Krankenstand kehrte Gerda wieder zur Arbeit zurück. Es fiel ihr nach wie vor schwer, sich von zusätzlichen Arbeitsaufträgen abzugrenzen, doch auch dies gelang ihr schließlich. „Dass es so etwas gibt, dass sich seelische Belastungen körperlich so auswirken können, das hätte ich mir nie gedacht!", betonte sie nochmals in unserem letzten Psychotherapiegespräch.

Untersuchungen dazu, wie einer Entwicklung in Richtung Burn-out vorgebeugt werden kann, weisen übrigens darauf hin, wie wichtig es ist, mit den eigenen Kräften und Ressourcen gut umzugehen und individuelle Stärken zu erkennen und zu nützen (Kernen 1997). Eine richtige subjektive Belastungseinschätzung ist nach Kernen ein entscheidender Schutzfaktor dafür, dass es gar nicht erst zu einer Entwicklung in Richtung Burn-out kommt. Wiederum sind also Spüren und Denken gefragt. Diese *inneren Faktoren* haben sich als stärker prophylaktisch wirksam erwiesen als die Aktivierung *äußerer, institutioneller Faktoren*, wobei allerdings auch diese Beachtung finden sollten.

Im Gesundheitssektor wird übrigens etwa im Rahmen von so genannten *Balint-Gruppen* ein bewusster und reflektierter Umgang mit dem eigenen Arbeitsfeld und sich daraus ergebenden Fragestellungen angestrebt. Die Idee der Balint-Gruppe geht auf den ungarischen Arzt und Psychoanalytiker Michael Balint (1896–1970) zurück, der die hohe Bedeutung der Beziehungsqualität zwischen Arzt und Patient erkannte und in den Mittelpunkt seiner Forschungstätigkeit rückte (Balint 1965). „Die Teilnehmer der ursprünglichen Balint-Gruppe waren niedergelassene Ärzte, inzwischen gibt es Balint-Gruppen jedoch in allen ärztlichen Bereichen sowie für Pflegepersonal, Hebammen, Theologen, Pädagogen und für Medizinstudenten. Ziel der Gruppenarbeit ist es, Problemsituationen in therapeutischen Beziehungen zu klären und damit den Ansatz zu Lösungen zu schaffen. Bedeutsam dabei ist, dass unangenehme Gefühle des Arztes gegenüber Patienten, wie z. B. Ärger, Trauer oder Hilflosigkeit, nicht als Störung, sondern als Chance für ein tiefer gehendes Verständnis der Problematik des Patienten gesehen werden" (Bähr und Köllner 1998, S. 271). Auch wenn durch solche Gesprächsrunden eine eventuelle Unzufriedenheit des einzelnen Teilnehmers mit der eigenen Arbeits-, vielleicht auch mit der eigenen Lebenssituation zuerst sogar noch zunehmen kann, weil sie eben bewusster wird, beinhaltet dies doch auch die Chance, etwas dagegen zu unternehmen (vgl. Bauer et al. 2003).

Manchmal ist wohl die wirksamste Art, einer drohenden Überforderung *vorzubeugen, sich zurückzulehnen, innerlich wie äußerlich*. Eine entsprechende Grundregel der Burn-out-Prophylaxe fasst die diesbezüglichen individuellen Möglichkeiten so zusammen (vgl. Ramirez et al. 1995): *Reduziere übermäßige Belastung, teile dich mit, nimm gegebenenfalls Unterstützung und Hilfe in Anspruch und achte auf die Balance zwischen eigenen Ansprüchen und eigenen aktuellen Möglichkeiten*. Dies ist meiner Ansicht nach nichts anderes als eine Aufforderung, die eigene Psychosomatische Intelligenz zu nützen. Wenn das alles so einfach wäre, meinen Sie? – Sie haben sicherlich Recht.

Kreativ und konsequent

*„Es ist von großem Vorteil,
die Fehler, aus denen
man lernen kann,
recht frühzeitig zu machen."*

Winston Churchill

Tatsächlich ist es alles andere als leicht, gewohnte Denk- und Verhaltensmuster zu verändern – selbst wenn man dies wirklich will. Dazu zählt insbesondere all das, was unter dem Begriff *Lebensstil* zusammengefasst wird. Dies sind Ernährungsgewohnheiten ebenso, wie das Kommunikationsverhalten, Freizeitgewohnheiten und vieles, vieles mehr.

Zwar stehen uns auch für den Fall, dass wir ein bestimmtes Verhaltensmuster verändern möchten, Spüren und Denken als Informationsträger, Bewertungs- und Reflexionsmöglichkeit zur Verfügung. Doch selbst, wenn die Karten für die angepeilte Verhaltensänderung besonders gut sind, weil die betreffende Person bei sich unumstößlich beschlossen hat, dass er oder sie diese geplante Veränderung wirklich schaffen möchte, ist es meist noch ein langer und oft steiniger Weg bis zu deren dauerhaften Umsetzung. Dies dürfte zumindest in aller Regel dann der Fall sein, wenn die angestrebte Veränderung mit lange gepflegten und daher gut etablierten Gewohnheiten kollidiert, wenn etwa jemand seit Jahrzehnten raucht und nun damit aufhören will.

Denken Sie nur an die vielen guten Vorsätze, die von Millionen von Menschen alljährlich zum Jahreswechsel mit großem Ernst gefasst werden! Bekanntlich ist der Erfolg solcher Vorsätze meist äußerst bescheiden. Ausnahmen bestätigen allerdings auch diese Regel.

Zwei Forscher namens Prochaska und Di Clemente haben sich eingehend damit beschäftigt, warum es oft so immens schwierig

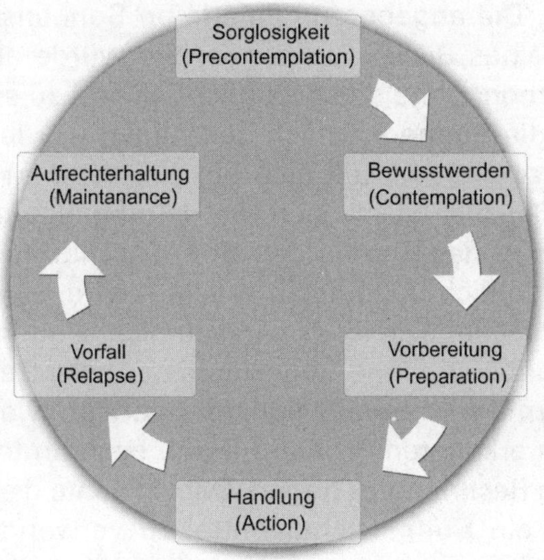

Abb. 13. Schritte der Veränderung (*Stages of change* nach Prochaska et al. 1993)

ist, bestimmte eigene Verhaltensweisen zu verändern. Sie haben dabei modellhaft nachgezeichnet, wie es Menschen gelingt, das, was sie an Verhaltensmodifikation für sich anstreben, auch wirklich umzusetzen (Prochaska et al. 1993). Die Autoren fanden heraus, dass jemand üblicherweise sechs verschiedene Stadien, die eine wachsende Bereitschaft zur Verhaltensänderung mit sich bringen, durchläuft, bevor die angepeilte Zielsetzung schließlich erreicht wird (siehe Abb. 13). Dieses Modell hat sich bisher schon in verschiedensten Bereichen der Lebensstiländerung und der Prävention bewährt, etwa bezüglich Ernährungsgewohnheiten oder Nikotinkonsum.

Anfänglich, so Prochaska und Di Clemente, ist die betreffende Person einem bestimmten Thema gegenüber überhaupt noch indifferent. Sie hat also noch kein Anliegen in Richtung einer Einstellungs- oder Verhaltensmodifikation. Nehmen wir nun etwa das Beispiel Sonnenschutz!

Stadium 1: Eine Person, die sich im ersten *Stadium der Sorglosigkeit* befindet, würde über Sonnenschutz gar nicht nachdenken. Die angebotene Palette an Sonnenschutzmitteln würde sie keines Blickes würdigen. Sie würde also ein Sonnenbad nehmen, ohne diesbezüglich besorgt zu sein, dass die Haut durch die Sonne ernstlich geschädigt werden könnte.

Im *Stadium 2* entwickelt sich ein *Problembewusstsein*. Im genannten Beispiel würde sich die Haltung also derart verändern, dass nun das Thema des Sonnenschutzes zunehmend auch als persönlich bedeutsam erachtet wird, etwa nach dem Motto: „Wahrscheinlich ist es wirklich nicht klug, mich hier am Meer der Sonne so lange ungeschützt auszusetzen."

Im *Stadium 3* wird bereits konkret überlegt, wie es gelingen könnte, dem erkannten Problem durch bestimmte Verhaltensmaßnahmen Rechnung zu tragen. Dabei könnte die Überlegung auftauchen, ein Sonnenschutzmittel zu verwenden oder die pralle Mittagssonne zu vermeiden oder einen schattigen Platz für das Sonnenbad aufzusuchen. Im Stadium 3 werden also bereits persönlich passende *Vorbereitungen* getroffen. Der konkrete Umgang mit dem Problem, das schon als persönlich relevant eingestuft worden ist, wird also nunmehr auch im Sinne eines persönlichen Lösungsansatzes vorbereitet.

Danach beginnt das *Stadium 4*, die erste Phase der Umsetzung. Diese *Handlung* ähnelt aber oft einer Art Probehandlung. Sonnenschutzmittel und Sonnenschirm werden eingesetzt. Erste Erfahrungen mit der neuen Verhaltensweise werden gewonnen.

Im *Stadium 5* geht es nun bereits darum, das neue, bereits erprobte Verhalten, sofern es als richtig und wichtig erlebt wird, zu einem fixen Bestandteil des eigenen Verhaltensrepertoires werden zu lassen, etwa nach dem Motto: Immer, wenn ich mich für längere Zeit der prallen Sonne aussetze, achte ich darauf, dass ich auch ein entsprechend starkes Sonnenschutzmittel verwende. Gerade dieses Stadium 5 hat aber seine Tücken. Denn die alten Verhaltensmuster sind wesentlich vertrauter als das neue Verhalten. Daher kann es auch sein, dass sich, entgegen den eigenen Absichten, alte Verhaltensmuster erneut in den Vordergrund spielen. Neurobiologisch betrachtet sind die gewohnten Verhaltensmuster in Form von neuronalen Netzwerken auch besser verankert und funktionieren daher eher automatisiert. In Bezug auf neue Verhaltensmuster müssen sich solche Netzwerke erst bilden beziehungsweise etablieren. Dies begünstigt *Rückfälle* in alte Gewohnheiten. Jedenfalls sollte man sich durch solche Rückfälle nicht wirklich irritieren lassen, vor allem, wenn man weiterhin der Meinung ist, die angestrebte Verhaltensänderung ist einige Anstrengung wert und würde sich lohnen. Frei nach dem eingangs zitierten Ausspruch von Winston Churchill kann man solche Rückfälle auch als *Vorfälle* betrachten, welche die Chance beinhalten, daraus zu lernen. Statt in Selbstvorwürfen zu schwelgen, wäre dann also eher die Frage angebracht: „Was könnte ich zukünftig anders machen, um die Wahrscheinlichkeit zu erhöhen, dass sich mein neues Verhaltensmuster durchsetzt und nicht schon wieder das alte?" Stadium 5 kann lange dauern. Im Zusammenhang mit bestimmten Suchterkrankungen, etwa der Alkoholkrankheit, muss angenommen werden, dass selbst nach jahrelanger Abstinenz eine gewisse Gefährdung, wieder in alte Muster zurückzufallen, auch das weitere Leben hindurch bestehen bleibt.

Im *Stadium 6* ist die Veränderung so weit vollzogen, dass nunmehr die *Aufrechterhaltung* des neuen Verhaltensmusters mühelos erfolgt. Das neue Verhalten ist zur Gewohnheit geworden. Das Sonnenschutzmittel wandert also etwa ebenso selbstverständlich in die Badetasche wie Bikini oder Badehose. Es ist keine Überlegung mehr wert, ob es Sinn macht, sich vor der Sonne zu schützen, und die eigene Aufmerksamkeit ist schon wieder mit viel Spannenderem beschäftigt. Unsere Fähigkeit, Gewohnheiten zu etablieren und bestimmte Abläufe zu automatisieren, ist also prinzipiell sehr nützlich und wertvoll.

Wie am Beispiel Sonnenschutz gezeigt, bedarf es also meist der genannten Schritte, bis sich ein neuer Umgang mit einem *Problembereich* etablieren kann. Veränderung ist also kein leichtes und meist auch kein schnelles Unterfangen. Sich dessen bewusst zu sein, kann unnötige Enttäuschungen ersparen und zu einer gewissen Konsequenz motivieren.

Manchmal braucht es aber zusätzlich zur nötigen Konsequenz auch besonders kreative Lösungen, um das gewünschte Ziel, sofern es realistisch ist, wirklich erreichen zu können.

Sie erinnern sich vielleicht noch an Gerhard, jenen Leiter einer Versicherungsfiliale, der mich privat in seine Sorgen hinsichtlich seines Figurproblems und dem missglückten Versuch, deswegen frühmorgens regelmäßig zu joggen, eingeweiht hatte. Ich hatte ihn ermutigt, sich selbst als Experte für sein Leben ernst zu nehmen, und ihn auf eine eventuell mögliche, kreative Lösung seines Anliegens angesprochen. Tatsächlich sind er und seine Frau in der Zwischenzeit auf eine erstaunlich kreative Idee gekommen. Er scheint damit wirklich zufrieden zu sein, wie er mir freudig berichtete: „Ich habe meiner Frau von unserem Gespräch erzählt. Und wir sind auf eine Möglichkeit gekommen, wie ich regelmäßig zu Hause trainieren kann und daher auch morgens nicht früher aufstehen muss."

Ich war gespannt und bat ihn, mir mehr darüber zu erzählen.

„Wir haben uns ein Trampolin gekauft. Es ist vier mal fünf Meter groß. Es steht im Garten. Nach der Arbeit gehe ich nun regelmäßig für eine gute halbe Stunde auf das Trampolin. Wenn man die richtige Technik verwendet, kann man damit auch gut trainieren. Und meine Kinder sind in meiner Nähe und haben ihren Spaß dabei. Sie spielen herum, während ich trainiere. Es geht mir damit viel besser. Wenn Sie wollen, schreiben Sie doch in Ihrem Buch darüber. Es würde mich freuen."

Gerhard war sichtlich und hörbar stolz auf die kreative Lösung, die er gemeinsam mit seiner Frau entwickelt hatte. „Im Herbst und Winter werde ich mir allerdings wieder etwas anderes einfallen lassen müssen, aber vorläufig bin ich mit dieser Variante sehr zufrieden", fügte er noch hinzu.

Seine Einschätzung, eine erste Teillösung für sein Problem gefunden zu haben, erschien mir als treffend. Sein Vertrauen in die eigenen kreativen Fähigkeiten zur Entwicklung weiterer, passender, konkreter Schritte in Richtung seines Ziels freute mich.

Er war dank seines Spürens und Denkens, und ich würde auch sagen, dank seiner Psychosomatischen Intelligenz und mit Unterstützung seiner Frau zu einem für ihn überraschenden Zwischenergebnis gekommen. Er war nach dem Modell von Prochaska und Di Clemente in ein neues *Stadium 4* eingetreten. Es würde sich also erst bewähren müssen.

Im vorgestellten Modell der Stadien der Veränderung geht es mehrfach darum, Spüren und Denken intelligent zu nützen. Um eine angepeilte Verhaltensänderung persönlich passend anpacken und umsetzen zu können, dürfte es jedenfalls hilfreich sein, gut einschätzen zu können, welche Verhaltensoptionen persönlich umsetzungswürdig und umsetzbar sein dürften. Während der Phase der Erprobung eines neuen Verhaltens ist es ebenfalls vorteilhaft, wenn der Hauptakteur auch spürend und denkend präsent ist. Gerhard erkannte auf diese Weise, dass es mit dem frühmorgendlichen Laufen wohl nicht recht funktionieren wird, ebenso wurde er im bewussten Erleben des Trainings mit dem Trampolin, im Beisein seiner Kinder, darin bestärkt, diesen Weg weiterzugehen.

Psychosomatische Intelligenz sollte gerade aber auch dann hilfreich sein können, wenn *alte Gewohnheiten* sich wieder in den Vordergrund drängen. Solche Rückfälle beziehungsweise Vorfälle können berechtigterweise dazu führen, erneut zu prüfen, ob die angestrebte Veränderung den Aufwand überhaupt wert ist. Derartige innere Konflikte können öfters auftauchen, als einem lieb ist. Psychosomatische Intelligenz kann hinterfragen helfen, welcher Weg der persönlich passendere sein dürfte, und so auch zu einer vertieften Kenntnis der eigenen Person beitragen.

In diesem Zusammenhang möchte ich nochmals Folgendes betonen: Ich verstehe Psychosomatische Intelligenz als eine hoch bedeutsame persönliche Fähigkeit, die potenziell auch im Bereich des eigenen Gesundheitsverhaltens hilfreich ist. Denn PI beinhaltet die Chance, sich besser bewusst zu werden, worin die persönliche und damit auch die leibliche Einzigartigkeit besteht und wie diese in Begegnung und Auseinandersetzung mit dem eigenen Umfeld konstruktiv gestaltet und genützt werden kann. Wie jede und jeder diese Fähigkeit für sich anwenden will, ist eine Frage souveräner, persönlicher Entscheidung. Logisches Denkvermögen zwingt nicht zu logischem Verhalten. Ebenso wenig führt Psychosomatische Intelligenz automatisch zu gesundheitskonformem Verhalten. Umgekehrt bedeutet psychosomatisch intelligentes Verhalten nicht gleich automatisch hohe Psychosomatische Intelligenz. Ein solches Verhalten kann ja durchaus auch andere Ursachen haben. Würden intelligentes Verhalten und intelligente Fähigkeit miteinander gleichgesetzt werden, wäre dies nicht nur eine Fehlinterpretation des Konzeptes von PI, sondern auch von menschlicher Intelligenz.

Kapitel 6
Persönliche Freiheitsgrade

Das Anliegen, ein Leben zu führen, das dazu beiträgt, auch gesund zu bleiben, wird von vielen Menschen geteilt. Die mögliche Bedeutung von PI in diesem Zusammenhang ist nunmehr bereits zur Sprache gekommen. Doch ist dies der wichtigste Anwendungsbereich von Psychosomatischer Intelligenz? Die Antwort darauf wird von Person zu Person unterschiedlich ausfallen.

PI kann jedenfalls auch dazu beitragen, sich der eigenen Individualität deutlicher bewusst zu werden. Die eigene Persönlichkeit bestimmt wesentlich die täglichen sozialen Erfahrungen und prägt auch sonst unser Leben. Unsere zwischenmenschlichen Begegnungen und Beziehungen erleben wir ebenfalls spürend und denkend. Dabei erfassen und bewerten wir die zwischenmenschliche Dynamik mehr oder weniger differenziert und umfassend. Einige der hier nur angedeuteten Zusammenhänge zwischen Merkmalen der Persönlichkeit, zwischenmenschlichen Beziehungen und Psychosomatischer Intelligenz möchte ich im Folgenden näher beleuchten.

Wenn du so bist wie dein Lachen

„Das Große ist nicht, dies oder das zu sein, sondern man selbst zu sein."

Sören Kierkegaard

Wie auch immer Sie dazu stehen mögen! Auch wenn Sie viele Wahrnehmungen, Gefühle, Einstellungen und Verhaltensmuster mit anderen Menschen gemeinsam haben, es ist so: Einen Menschen wie *Sie* gibt es kein zweites Mal, hat es nie gegeben und wird es auch nie mehr geben!

Die Einzigartigkeit *Ihrer* Person ist angesichts der etwa 100 Milliarden Nervenzellen garantiert, die sich bei jedem Einzelnen in vielfältigster Weise miteinander vernetzen (Ratey 2001). Dies ist keine Übertreibung. Die *individuellen Unterschiede in der Ausformung der neuronalen Netzwerke* sind weit komplexer und beeindruckender als etwa die individuellen Unterschiede im *Aussehen* oder hinsichtlich der *Fingerprints* oder des *genetischen Codes*. Tatsächlich ist mit den Worten von Kluckhohn und Murray (1953, S. 53) jede Person in gewisser Hinsicht:

„a) wie jede andere,
b) wie manche andere,
c) wie keine andere."

Ich teile daher Martin Bubers Ansicht, in jedem von uns sei etwas Kostbares, das in keinem anderen ist. Gilt es, dieses Individuelle und Kostbare zu erkennen und in unser Leben und damit auch in die soziale Gemeinschaft einzubringen?

Jedenfalls stand schon im antiken Griechenland am Tempel des Apoll in Delphi für alle sichtbar der markante Ausspruch: Gnothi seauton – Erkenne dich selbst! In eine ähnliche Richtung zielt wohl das Zitat des Philosophen Sören Kierkegaard, am Anfang dieses Abschnitts.

Sich gut zu kennen und authentisch zu sein, wird im Allgemeinen, beruflich wie privat, hoch geschätzt. Doch ist es überhaupt immer so klar, wer man seinem Wesen nach wirklich ist? Und wie kommen diese Vorstellungen zur eigenen Person und zu dem, was einem entspricht, überhaupt zustande?

Unsere leiblichen und sozialen Erfahrungen spielen dabei jedenfalls eine Schlüsselrolle. Diese prägen bereits sehr früh unser Leben (Stern 1992). Dabei unterscheiden sich schon Neugeborene voneinander beträchtlich, berichten die Persönlichkeitsforscher Thomas und Chess (1977, S. 3 f.) nicht zuletzt aus eigener Erfahrung: „Wie unzählige andere Eltern waren wir davon verblüfft, in welchem Ausmaß sich unsere Kinder bereits in ihren ersten Lebenswochen voneinander unterschieden. Das betraf den Rhythmus biologischer Funktionen wie Schlaf und Hunger, die unterschiedliche körperliche Aktivität, die Intensität von Lachen und Weinen, die Reaktion auf neue Reize und die unterschiedliche Leichtigkeit, mit der diese Reaktionen beeinflussbar waren."

Wenn manche Neugeborene viel weinen, leicht irritiert und missgestimmt sind und sich schwer beruhigen lassen, während andere frühzeitig lächeln und Freude ausstrahlen, so liegt das am unterschiedlichen Temperament. Mit der Bezeichnung *Temperament* sind anlagebedingte Unterschiede gemeint, die zu den geschilderten gegensätzlichen Grundstimmungen, aber etwa auch zu unterschiedlichem Bewegungsdrang, führen[22].

Die mit dem eigenen Temperament und mit der jeweiligen sozialen Resonanz aus der Umwelt verbundenen Lebenserfahrungen bilden die Basis für die weitere Entwicklung der Persönlichkeit. Die leiblichen und sozialen Erfahrungen bleiben auch nach dem Spracherwerb für die persönliche Entwicklung bestimmend (Stern 1992). Bereits im Alter von zweieinhalb bis

[22] Die Lehre von den unterschiedlichen Temperamenten geht übrigens auf Hippocrates (5. Jh. v. Chr.) zurück. Im Zuge von moderner Säuglingsforschung und Neurobiologie findet sie in neueren Versionen wieder zunehmend Beachtung (Cloninger et al. 1993).

fünf Jahren kann das Kleinkind beziehungsweise Vorschulkind sehr konkrete, beobachtbare Züge des Selbst beschreiben. „Das Selbst wird durch Merkmale dargestellt, die entweder körperlich sind (ich habe blaue Augen), Aktivitäten kennzeichnen (ich fahre gern Rad), soziale Beziehungen beschreiben (ich habe zwei Schwestern) oder manchmal psychologische Merkmale beinhalten (ich bin lustig)" (Oerter und Montada 2002, S. 215). Ich erwähne dies deswegen, weil auch diese Beispiele zeigen, wie prägend sich die leiblichen und sozialen Lebenserfahrungen auf die Vorstellungen auswirken, welche wir schließlich in zunehmend differenzierter Form von uns selbst entwickeln.

Um unsere Medizinstudentinnen und -studenten für die anlagebedingten, individuellen Unterschiede, wie sie eben auch im Temperament zum Ausdruck kommen, zu sensibilisieren, verwenden wir einen einfachen Test auf Basis der Abb. 14. Wir weisen die Medizinstudentinnen und -studenten darauf hin, dass die meisten Menschen Anteile von jedem der vier Temperamente in sich tragen, aber eben in jeweils unterschiedlich starker Ausprägung, und laden sie dann dazu ein, sich bezüglich ihres Temperaments selbst einzuschätzen. Den meisten fällt es nicht sonderlich schwer, eine solche Einschätzung vorzunehmen, und sie füllen diesen Bogen mit Interesse und Neugier aus. Dabei wird ihnen oft deutlicher bewusst, dass sie selbst, aber auch die anderen – und damit auch ihre zukünftigen Patienten – mit jeweils unterschiedlichen Temperamenten ausgestattet sind und dass diese wiederum mit spezifischen, biologisch verankerten Neigungen im Gefühlsleben und einem bestimmten Denkstil einhergehen (Cloninger et al. 1993).

Das, was für den einen vielleicht gemütlich und schön ist, ist für den anderen vielleicht unerträglich langweilig. Das, was für den einen zu schnell ist, ist für den anderen zu langsam. Und das, was für den einen ein Problem ist und ihn zur Vorsicht mahnt, ist für den anderen Spiel und Einladung zu Risikofreude. Natürlich sind die Temperamente nicht alles. Aber sie bilden eine wesentliche Ausgangsbasis für die sich entwickelnden Merkmale der Persönlichkeit (Pervin 1993). Als Goldstandard

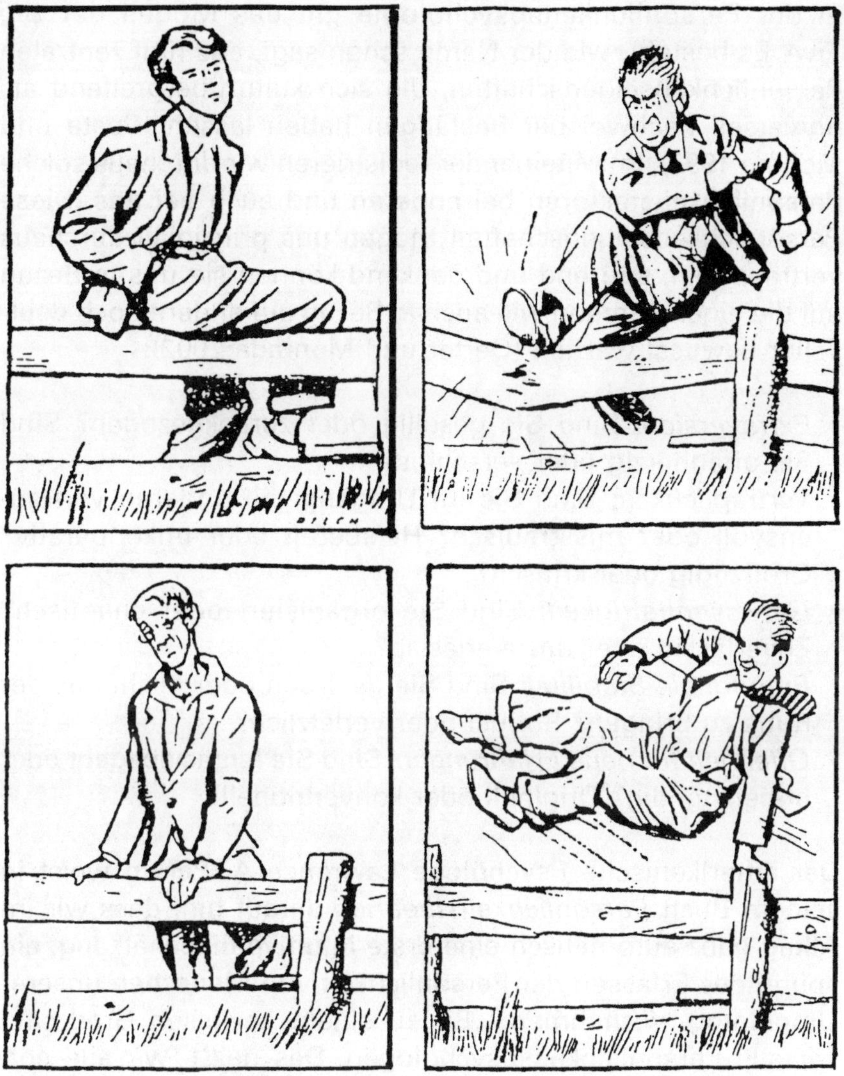

Abb. 14. Temperamente (nach Bamberger et al. 1952). Hippokrates hat vier unterschiedliche Temperamente beschrieben, die auch in der modernen Forschung in ähnlicher Form Beschreibung finden (Cloninger et al. 1993): Das *phlegmatische* (gelassen, beharrlich), das *cholerische* (aufbrausend, interessiert), das *melancholische* (schwermütig, Schaden vermeidend) und das *sanguinische* Temperament (lebenslustig, gefallen wollend)

in der Persönlichkeitspsychologie gilt das Modell der *Big Five*. Es besteht, wie der Name schon sagt, aus fünf zentralen Persönlichkeitseigenschaften, die sich kulturübergreifend als universell nachweisbar bestätigen haben lassen (Costa und McCrae 1992). Im Miteinander registrieren wir durchaus solche Persönlichkeitsfaktoren bei anderen und auch bei uns. Diese Persönlichkeitseigenschaften mögen uns prinzipiell durchaus vertraut sein, spürend und denkend können sie uns in Bezug auf die eigene Person wie auch in Bezug auf andere noch deutlicher bewusst werden (Oerter und Montada 2002):

- *Extraversion*: Sind Sie gesellig oder zurückgezogen? Sind Sie offenherzig oder verschlossen?
- *Verträglichkeit*: Sind Sie im Umgang mit anderen vertrauensvoll oder misstrauisch? Hilfsbereit oder unkooperativ? Großzügig oder kritisch?
- *Gewissenhaftigkeit*: Sind Sie organisiert oder chaotisch? Zuverlässig oder unzuverlässig?
- *Emotionale Stabilität*: Sind Sie gelassen oder leicht aus der Ruhe zu bringen? Robust oder verletzlich?
- *Offenheit für neue Erfahrungen*: Sind Sie fantasiebegabt oder bodenständig? Originell oder konventionell?

Der amerikanische Psychologe Lawrence A. Pervin weist in seinem Buch *Persönlichkeitstheorien* darauf hin, dass wir im Alltag ganz automatisch eine erste intuitive Einschätzung, ein spürendes Erfassen der Persönlichkeit von Menschen unserer Umgebung, vornehmen: „Bis zu einem gewissen Grad sind wir alle Persönlichkeitspsychologen. Das heißt, wir alle entwickeln Vorstellungen über Menschen im Allgemeinen und finden Begriffe, um Menschen zu beschreiben und voneinander zu unterscheiden, sowie Regeln, um das Verhalten anderer verstehen und vorhersagen zu können. Selten werden wir uns dieser Vorstellungen und Regeln bewusst, aber sie gehen in unser Denken ein und beeinflussen unser Verhalten. Menschen, denen wir begegnen, beschreiben wir in Bezug auf ihre

Persönlichkeit. Und auf der Grundlage unseres Eindrucks von ihnen urteilen wir schnell darüber, ob sie uns sympathisch sind oder nicht. Unser Umgang mit anderen Menschen wird, zumindest teilweise, davon bestimmt, was wir meinen, auf der Grundlage unserer Einschätzung ihrer Persönlichkeit von ihnen erwarten zu können. Dies gilt für kleine Entscheidungen ebenso wie noch viel mehr, wenn es sich darum handelt, bedeutsame Lebensentscheidungen im Verhältnis zu anderen Menschen zu treffen. Den Rahmen, in dem wir uns dabei bewegen, machen wir uns weder bewusst noch öffnen wir ihn für eine ernstere Überprüfung. Im Alltag werden unsere Persönlichkeitstheorien gelebt, aber nicht wissenschaftlich überprüft" (Pervin 1993, S. 16).

Das Bauchgefühl ermöglicht also eine solche erste Einschätzung. Diese beruht auf einer Vielzahl an gespeicherten, emotionalen Vorerfahrungen, an Lebenserfahrung in kondensierter Form. Ohne uns der genauen Hintergründe bewusst zu sein, haben wir auf diese Weise einen groben Raster zur Verfügung, der uns erste Orientierung vermittelt. Diese Fähigkeit ist wertvoll, weil sie eine Einschätzung verschiedenster, auch neuartiger Situationen ermöglicht. Wenn die aktuelle Situation danach verlangt, nützt unser Gehirn schon minimale Anhaltspunkte, um Verbindungen zu unbewussten Vorerfahrungen herzustellen. Dieses intuitive Erfassen ist schnell und benötigt unsere Reflexion nicht. Doch bewährt sich dieses Bauchgefühl auch? Ja und nein.

Damasios Glücksspielexperimente etwa zeigen, dass Intuition dem analytischen Verstand durchaus überlegen sein kann und wir gut beraten sind, Intuition nicht einfach zu übergehen. Intuitive Reaktionen verdienen es durchaus, registriert und ernst genommen zu werden[23]. Gerade in Bereichen, in denen wir über einen hohen Erfahrungsschatz verfügen, wird Intuition oft ausgezeichnete Ergebnisse liefern können. Fachleute in einem gewissen Bereich können hierbei erstaunliche Fähigkeiten

[23] Siehe Abschnitt *Schnell und mühelos* im Kapitel 2.

entwickeln. So kann etwa der Tennistrainer Vic Braden beim Beobachten des Aufschlags eines Tennisspielers erkennen, ob es zu einem Doppelfehler kommen wird oder nicht – und das nämlich, noch ehe der Schläger den Ball berührt. Sobald der Tennisspieler den Ball hochwirft und die Ausholbewegung des Armes einleitet, weiß Vic Braden schon Bescheid. Einmal, bei einem Turnier in Indian Wells, beschloss Braden, eine Strichliste zu führen, und stellte fest, dass er sechzehn von siebzehn Doppelfehlern richtig vorhersagen konnte. „Eine Zeit lang war ich so gut, dass ich es fast mit der Angst zu tun bekam. Von 20 Möglichen hatte ich 20 Richtige – und wir reden hier über Profis, die kaum Doppelfehler machen" (Gladwell 2005, S. 55).

Die Intuition kann aber auch in die Irre führen. Denken Sie nur daran, was geschieht, wenn Menschen aufgrund eines äußeren Merkmals, vielleicht der Haarfarbe oder der Hautfarbe, intuitiv beurteilt werden! Das Denken steht dabei, vielleicht aufgrund von Vorerfahrungen oder einfach von bestimmten Zuschreibungen, schon unter dem Einfluss eines vorgefassten Urteils, eines Vorurteils also. In der Begegnung mit einer wildfremden Person, die dieses bestimmte Merkmal aufweist, wird uns unsere Intuition in Richtung des Vorurteils *beraten* und möglicherweise alles Weitere entsprechend beeinflussen. Solche Vorurteile wirken natürlich auch in die positive Richtung. So werden etwa optisch attraktiven Personen eher positive Eigenschaften zugeschrieben, wie eine Studie von Dion et al. (1972) zeigte: Sowohl Männer als auch Frauen stuften attraktive Personen als freundlicher, stärker, interessanter und fürsorglicher ein als unattraktive Personen. Auch hier ist also ein gewisses kritisches Denkvermögen gefragt, um sich nicht einzig von alten Erlebnismustern beziehungsweise etablierten Assoziationen leiten zu lassen, sondern deren Gültigkeit für die aktuelle Situation prüfen zu können. Dies erhöht jedenfalls die Wahrscheinlichkeit, sich auf neue Erfahrungen wirklich einlassen zu können, Vorurteile als solche zu erkennen und gegebenenfalls auch zu korrigieren. *Nicht zufällig verfügen wir sowohl über Bauchgefühl als auch Verstand. Das Bauchgefühl ermöglicht es, komplexe Situationen schnell und einfach auf den Punkt zu bringen. Unser Empfindungs- und Denkvermögen kann solche Schnellschüsse erfassen, ernst nehmen und prüfen.*

Unser Empfindungs- und Denkvermögen kann aber potenziell noch wesentlich mehr. Es kann mit Hilfe Psychosomatischer Intelligenz dazu beitragen, sich der eigenen Individualität deutlicher bewusst zu werden und so in symbolisierter Form auch ein zunehmend vertieftes Verständnis der eigenen Person zu entwickeln. Ebenso ermöglicht es, Stärken und Schwächen bei sich und bei anderen zunehmend differenziert wahrzunehmen und zunehmend auch jene Anliegen zu beachten und ernst zu nehmen, die dem eigenen Wesen entsprechen.

Licht und Schatten

„Wir alle wissen mehr als das,
wovon wir wissen, dass wir es wissen.“

Thornton Wilder

Kann es aber auch Umstände geben, die es erschweren oder gar verunmöglichen, das eigene psychosomatisch intelligente Potenzial wirklich zu nützen? Tatsächlich kann dies der Fall sein. Zwei Beispiele dafür möchte ich im Folgenden näher erläutern. Zum einen kann eine negative Einschätzung der eigenen Fähigkeiten dazu führen, dass diese gar nicht genützt werden. Zum anderen kann aber auch eine beeinträchtigte psychische Befindlichkeit die Aussagekraft der eigenen geistigen Fähigkeiten überschatten. Wenden wir uns nun dem ersten Beispiel zu!

Wie wir mit all unseren Fähigkeiten letztlich umgehen, hängt ganz wesentlich davon ab, was wir uns davon versprechen, sie einzusetzen. Sie erinnern sich vermutlich an Gerhard, den Filialleiter einer Versicherungsgesellschaft. Er hatte es sich anfangs gar nicht zugetraut, dass er selbst auf eine gute Lösung für sein „Figur- und Trainingsproblem“ kommen könnte. Schließlich ist ihm und seiner Frau dann aber doch die kreative Idee mit dem Trampolin eingefallen. Tatsächlich halten es viele Menschen in verschiedensten Lebenssituationen oft irrtümlicherweise gar nicht für möglich, sich selbst wirklich helfen zu können. Dies gilt leider wohl auch für jene, die sich in Richtung Burn-out bewegen.

Der Verhaltenspsychologe Albert Bandura hat sich im Rahmen der von ihm entwickelten, so genannten *sozialkognitiven Persönlichkeitstheorie* (1986) ausführlich mit dieser Problematik befasst. Er hat dabei den Fachbegriff *Selbstwirksamkeit* entscheidend mitgeprägt und diesen ganz in den Mittelpunkt seiner Überlegungen gestellt (Bandura 1997).

Der Begriff *Selbstwirksamkeit* steht für die eigene Überzeugung, ein bestimmtes angestrebtes Ziel erreichen zu können und über die dafür erforderlichen Fähigkeiten zu verfügen. Menschen schätzen ihre Möglichkeiten, die eigenen Anliegen aufgrund ihrer Fähigkeiten auch umsetzen zu können, ganz unterschiedlich ein. Bandura geht davon aus, dass sich diese Einschätzung der Selbstwirksamkeit auf das eigene Verhalten entscheidend auswirkt. Wie er zu dieser Überzeugung gekommen ist, berichtet er in einem erst kürzlich erschienenen Artikel (Bandura 2004): Im Rahmen eines Forschungsprojekts wurde eine Reihe von Personen psychotherapeutisch behandelt, die an Schlangenphobie, also einer besonders ausgeprägten Angst vor Schlangen, litten. Nachdem bei allen Klienten die psychotherapeutische Behandlung erfolgreich abgeschlossen werden konnte, erhielt, nach einem Zufallsprinzip ausgewählt, die eine Hälfte der Personen eine Art Nachbehandlung, natürlich auf freiwilliger Basis. Diese *Nachbehandlung* bestand nun darin, in einer von den Versuchspersonen selbst zu steuernden Form, mit Schlangen tatsächlich in direkten Kontakt zu kommen.

Der Erfolg dieser selbstgesteuerten, neuen Erfahrung war verblüffend: Nicht nur, dass der bereits vorher erzielte therapeutische Effekt stabilisiert wurde, diese Erfahrung wirkte sich auch erstaunlich positiv auf *andere Lebensbereiche* aus, die keine offensichtliche Verbindung zur Schlangenphobie hatten. Bestimmte Züge der Persönlichkeit der Versuchspersonen veränderten sich. Sie waren fortan sozial weniger ängstlich, insgesamt wagemutiger und hatten erstmals das Gefühl, ihr Leben selbst unter Kontrolle zu haben. Immerhin hatten sie die Erfahrung gemacht, dass sie ihren Fähigkeiten, eine Situation zu meistern, selbst dann vertrauen können, wenn es sich um Bereiche ihrer größten Angst handelt.

Bandura erforschte in der Folge, was dazu beiträgt, von der eigenen *Selbstwirksamkeit* überzeugt zu sein. Vier prinzipielle Möglichkeiten führt er diesbezüglich an (Bandura 2004):

- Eine große Rolle spielen dabei, wie das soeben geschilderte Beispiel zeigt, die *eigenen Erfahrungen.* Wer merkt, dass er auch schwierige Ziele erreichen kann, wird in der Überzeugung der eigenen Selbstwirksamkeit gestärkt. Dazu trägt auch bei, Rückschläge als bewältigbar zu erleben. Wer sich hingegen als scheiternd erlebt, verliert auch Vertrauen in die eigene Selbstwirksamkeit.
- Wer direkt miterlebt, wie eine andere Person aus dem eigenen Umfeld schwierige Aufgaben bewältigt, sieht sich ebenfalls eher in der Lage, ein solches Ziel selbst auch zu erreichen. Dies entspricht einem *Lernen am Modell.*
- Menschen können aber auch durch ihre soziale Umgebung positiv oder negativ beeinflusst werden. Sie können davon überzeugt werden, über die erforderlichen Fähigkeiten zur Bewältigung einer bestimmten Aufgabe zu verfügen. In diesem Fall trägt also direkte oder indirekte *Überzeugungsarbeit* zur positiven Einschätzung der Selbstwirksamkeit bei. Wem hingegen andere nichts zutrauen, der wird Gefahr laufen, sich auch selbst weniger zuzutrauen.
- Schließlich schätzt nach Ansicht Banduras jeder seinen aktuellen körperlichen und psychischen Zustand, seine aktuelle Leistungsfähigkeit und Befindlichkeit ein, um daraus auch auf die derzeitige Selbstwirksamkeit zu schließen. Menschen beachten in diesem Zusammenhang etwa ihre Anspannung, Müdigkeit, Energie und Stimmungslage. Auch dies ist offenbar ein Bereich, bei dem Spüren und Denken gefragt sind und mit bedeutsamen Konsequenzen einhergehen.

Jene Personen, die sich generell als wenig selbstwirksam einstufen, verzichten leider oft frühzeitig auf Anliegen, die ihnen eigentlich wichtig wären. Wenn sie dennoch versuchen, diese Ziele zu erreichen, lassen sie sich relativ rasch von Schwierigkeiten frustrieren und kommen so bald zur Überzeugung, dass ihre Anstrengungen ja ohnedies vergeblich seien. Dies schwächt wiederum ihre Erwartung von Selbstwirksamkeit.

Auch hier gibt es also eine Art *Teufelskreis.* Im Gegensatz dazu erreichen Personen, die sich für selbstwirksam halten, ihre Ziele eher und nicht nur das: Sie lernen auf diese Weise auch ihre eigenen Fähigkeiten und Grenzen zunehmend besser kennen und diese realistisch einzuschätzen.

Die Einschätzung der eigenen Selbstwirksamkeit ist daher ein wesentlicher persönlicher Faktor, wie wir mit unseren Fähigkeiten, etwa auch mit Psychosomatischer Intelligenz, konkret umgehen. Das, was in der Neurobiologie als *use it, or lose it* bezeichnet wird, gilt tendenziell, wenn auch nicht so radikal, generell für den Umgang mit unseren Fähigkeiten. Auch PI benötigt Beachtung und Training, um sich gut entfalten und entwickeln zu können.

Ich möchte nun noch ein zweites Beispiel dafür anführen, wie bestimmte psychische Faktoren es erschweren oder gar verunmöglichen können, das eigene psychosomatisch intelligente Potenzial wirklich zu nützen. So kann etwa eine stark beeinträchtigte psychische Befindlichkeit so dominierend werden, dass die eigenen geistigen Fähigkeiten dadurch überschattet werden, wie Sarahs Geschichte eindrucksvoll zeigt.

Als die 27-jährige Sarah zu mir an die Klinik für ein ambulantes Erstgespräch zugewiesen wurde, hatte sie soeben einen Krankenhausaufenthalt mit einer Reihe von körperlichen Untersuchungen hinter sich. In diesem ersten Gespräch berichtete mir Sarah Folgendes: Sie sei Engländerin und in England aufgewachsen. Bis vor sieben Jahren habe sie auch in England gelebt, bevor sie nach Österreich gekommen sei, um in Wien darstellende Kunst zu studieren. Seit zwei Jahren sei sie glücklich verheiratet. Vor drei Monaten allerdings seien Beschwerden aufgetreten, die sie sehr beunruhigten. Der Beginn dieser Beschwerden fiel mit einer Reihe von Impfungen zusammen, die sie als Vorbereitung auf eine mehrwöchige Afrika-Reise habe durchführen lassen. Vor allem das zeitweilige Auftreten von Muskelzuckungen, die sie nicht kontrollieren könne, ängstige sie zutiefst. Neben diesen Muskelzuckungen beklagte sie auch Störungen der Sensibilität im Bereich ihrer Unterarme.

„Das ist nicht normal, wie sich mein Arm anfühlt", meinte sie dazu. Seit einer Woche hatte sich zusätzlich auch noch ihr Sehvermögen verschlechtert. „Von meinen Kopfschmerzen will ich gar nicht viel sprechen, weil die habe ich schon seit vielen Jahren, aber auch deren Häufigkeit und Intensität haben in letzter Zeit zugenommen."

Ich war bereits von der zuweisenden ärztlichen Kollegin darüber informiert worden, dass sich aus neurologischer Sicht kein Hinweis auf eine nachweisbare organische Erkrankung ergeben hatte. Ich berichtete Sarah also von meinem Gespräch mit der zuweisenden Ärztin und der Information, die ich erhalten hatte, dass zumindest bislang offenbar keine organische Erkrankung diagnostiziert worden war.

Sarah wusste das natürlich bereits, doch es schien für sie keine Bedeutung zu haben. Ich fragte sie daher, wie sie sich selbst ihre Symptome, die sie offensichtlich sehr beunruhigten, erklären würde.

„Ich bin mir ziemlich sicher, dass ich mit BSE infiziert bin." Sie wartete auf meine Reaktion.

Die Rinderseuche BSE, die vor einigen Jahren weite Teile Europas in große Aufregung versetzt hatte, kann zwar bekanntlich auch auf den Menschen übertragen werden, in Österreich war aber bisher kein solcher Fall bekannt. Ich nickte ihr mit einem erstaunten und interessierten „mhm" zu und lud sie auf diese Weise, mehr non-verbal als verbal, dazu ein, von ihrer Vermutung, was ihre Symptome verursachte, weiter zu erzählen.

Es brach aus ihr hervor: „Ich denke jede Sekunde an BSE! Ich kann es mir nicht anders erklären."

„Und wie erklären Sie es sich eigentlich, dass Sie sich mit BSE infiziert haben?"

„Ich habe doch früher in England gelebt. Es dauert ja jahrelang, bis die Seuche ausbricht. Ich denke an alles, was ich damals gegessen habe. Es gibt tausend Möglichkeiten, wie ich mich damals angesteckt haben könnte. Es ist nicht nur das Rindfleisch, es sind die Gelees, die Suppen und vieles mehr.

„Aber auch in England sind nur ganz wenige Menschen erkrankt", versuchte ich dagegenzuhalten.

„Aber ich habe die Symptome! Oder können Sie es mir sonst erklären, warum ich diese unkontrollierbaren Zuckungen habe? Oder können Sie mir vielleicht garantieren, dass ich nicht BSE habe?" fragte sie aufgewühlt und mit Nachdruck.

„Nun, bisher jedenfalls erbrachten die Untersuchungen des Nervensystems und die Blutbefunde keine Hinweise darauf, dass Sie an einer solchen Erkrankung leiden."

„Heißt das, Sie können mir garantieren, dass ich nicht BSE habe und dass ich nicht an BSE sterben werde? Vielleicht ist die Erkrankung ja gerade im Ausbrechen, und es wurde deshalb noch nichts gefunden." Sarah schien sehr besorgt, nervös, verzweifelt.

„Derzeit ist nicht anzunehmen, dass Sie BSE haben. Ich werde diesbezüglich aber nochmals mit Ihrer Neurologin Rücksprache halten. Eine Garantieerklärung, dass Sie niemals Symptome von BSE entwickeln werden, kann ich Ihnen natürlich nicht geben, da haben Sie schon Recht."

Sarah stimmte der von mir geplanten Rücksprache mit ihrer Neurologin zu.

Ich setzte fort: „Um nicht nur in eine Richtung zu denken, möchte ich Ihnen vorschlagen, dass wir uns in einem nächsten Gespräch auch über andere mögliche Ursachen Ihrer Beschwerden unterhalten. So können wir dann auch alle Behandlungsmöglichkeiten ausschöpfen."

Sarah war zwar mit dieser Planung vorerst einverstanden, wirkte aber skeptisch und sprach dies auch aus: „Sehr viel erwarte ich mir von einem solchen Gespräch nicht."

Aber immerhin, sie war bereit, ein weiteres Gespräch mit mir zu vereinbaren. Nachdem noch einige Laborbefunde von Seiten ihres stationären Aufenthaltes ausständig waren, setzten wir den Termin für das nächste Gespräch so an, dass dann bereits alle noch ausständigen Laborergebnisse vorliegen würden.

Ich war mir damals zwar nicht sicher, ob Sarah überhaupt noch einmal zu mir in die Ambulanz der Medizinischen Psychologie kommen würde, aber sie hielt diesen Termin schließlich ein. Die noch ausstehenden Laborbefunde waren ebenfalls unauffällig gewesen, und ihr Zustand hatte sich weiter verschlechtert.

Im diesem zweiten Gespräch schilderte mir Sarah ausführlich, wie sich ihre Beschwerden genau anfühlten. Speziell die zeitweiligen Muskelzuckungen beschäftigten sie weiterhin sehr und sie fügte hinzu: „Ich bilde mir das sicher nicht ein." Ich glaubte ihr auch, dass es diese Zuckungen ganz real gab, auch wenn sie während des Gesprächs mit ihr nicht auftraten. Ich hatte sie nämlich gebeten, mich darauf sofort aufmerksam zu machen, falls diese Zuckungen auftreten würden. Am Ende dieser Stunde vereinbarten wir weitere fünf Gespräche als vorläufigen zeitlichen Rahmen.

Bei unserer dritten Begegnung erzählte mir Sarah, dass sie fest daran glaubte, nur mehr ungefähr ein Jahr leben zu können. In diesem Zeitraum würde sie ihrer Vorstellung nach beginnen, sich immer unkontrollierter zu bewegen, eben genau so, wie dies im Fall einer BSE-Infektion beschrieben ist, sie würde zunehmend ihr Gedächtnis verlieren, das bereits jetzt schon beeinträchtigt wäre, und schließlich würde sie ins Koma fallen und eben an dieser Erkrankung versterben.

Ich fragte sie daraufhin, ob sie glaube, dass sie etwas dagegen tun könne, um eine solche schreckliche Entwicklung noch aufzuhalten?

„Ich glaube, dagegen ist nichts zu machen", war ihre kurze und ernste Antwort.

Ich spürte ihre Betroffenheit und vermutete, dass sie die beschriebenen konkreten Vorstellungen, wie es mit ihr weitergehen würde, bisher kaum jemandem so ausführlich mitgeteilt hatte.

Gegen Ende dieses Gesprächs versuchte ich zusammenzufassen, was sie mir erzählt hatte, und teilte ihr meinen Eindruck von ihrer derzeitigen Situation mit: „Das muss sehr schlimm für Sie sein, wenn Sie davon ausgehen, in so jungen Jahren so schrecklich erkrankt zu sein und so sterben zu müssen, ohne dass Ihrer Ansicht nach eine Aussicht besteht, dagegen etwas tun zu können."

Sie stimmte zu. Nach einer Pause setzte sie fort: „Ich habe große Angst. *Ich hatte immer schon Angst vor Sachen, die zu spät sind.*"

Dieser letzte Satz ließ mich aufhorchen. Ich notierte ihn mir und nahm mir vor, beim nächsten Termin nachzufragen, was sie damit genau gemeint hatte. Beim nächsten Gespräch erzählte mir Sarah, worauf sich diese Aussage bezogen hatte. Ich erfuhr von einer Reihe von tief gehenden Verunsicherungen, die sie bereits während ihrer Kindheit und Jugend erlebt hatte. So war neben anderen Lebensereignissen etwa auch eine lebensbedrohliche Erkrankung ihrer Mutter für die jugendliche Sarah äußerst beängstigend gewesen. Die Mutter hatte diese Erkrankung schließlich gut überstanden und erfreute sich seit vielen Jahren guter Gesundheit. Bei Sarah hingegen hatte diese Zeit der Sorge um ihre Mutter allerdings offensichtlich tiefe Spuren hinterlassen. Die Eltern hatten damals mit der 15-jährigen Sarah lange Zeit über die Krankheit der Mutter nicht gesprochen, um sie nicht zu beunruhigen. Doch Sarah war damals wegen der Krankenhausaufenthalte der Mutter sehr beunruhigt gewesen. Nächtelang war sie wach gelegen. Als es schließlich zum Gespräch zwischen Mutter und Tochter kam, hätte ihre Mutter ihr gegenüber versucht, das Ausmaß der Bedrohung herunterzuspielen. Sarah dürfte dies damals so erlebt haben – zumindest ihrer jetzigen Erinnerung nach. Sie blieb mit ihren Vorstellungen, Fantasien und Ängsten, wie es mit der Mutter wirklich weitergehen würde, wohl weiterhin weitgehend allein.

Beim fünften Gespräch teilte mir Sarah überraschenderweise mit, dass sie erstmals seit langer Zeit wieder Gewicht zugenommen habe. Sie fragte mich, ob es sein könnte, dass ihre Vorstellung, an BSE erkrankt zu sein, so etwas wie eine fixe Idee sei. Ich war erfreut. Erstmals schien Sarah mehr inneren Abstand zu ihrer Angst vor BSE zu erleben. Ein erster für mich wahrnehmbarer Wendepunkt hinsichtlich ihrer Befindlichkeit war eingetreten.

Wodurch dies möglich geworden ist, ist allerdings nicht einfach zu sagen. Aus der Psychotherapieforschung sind mehrere so genannte Wirkfaktoren bekannt, welche die positive Wirkung von Psychotherapie zum Teil erklären können: Die Qualität der Beziehung zwischen Klient und Therapeut dürfte jedenfalls von zentraler Bedeutung sein. Hierbei sind wohl auch die Spiegelneurone am Werk, die es uns ja ermöglichen, sich in den anderen einzufühlen, aber auch Resonanz zu erleben. Hilfreich ist es sicherlich auch, die Problembereiche bewusst an sich heranzulassen und das „Problem" besser verstehen zu lernen. Bei Sarah mögen alle diese Faktoren ein wenig dazu beigetragen haben, dass es ihr nunmehr besser ging. Vielleicht lag dies aber auch daran, dass sie sich einfach meiner Unterstützung sicher fühlte und bemerkte, dass ich zwar *sie* als Person ernst nahm, mich aber von ihrem Problem nicht besonders beeindrucken ließ. Vielleicht waren letztlich aber auch noch ganz andere Gründe daran beteiligt, dass sie ihr Problem derzeit mit ein wenig mehr Distanz sehen konnte und laut überlegt hatte, ob es sich bei ihrer Furcht vor BSE möglicherweise *nur* um eine fixe Idee handeln könnte. Ihr bisher von dieser Furcht ganz dominiertes Denken begann sich jedenfalls, wieder ein wenig davon zu emanzipieren.

Sarah wollte die Therapie nunmehr auch über die vereinbarten fünf Stunden hinaus fortsetzen. Ihre Symptome wurden kurz danach allerdings schon wieder schlechter, und sie war erneut sehr verzweifelt. Sie ließ sich nochmals von Kopf bis Fuß durchuntersuchen. Auch diesmal ergab sich daraus kein krankheitswertiger, organischer Befund. Danach besserte sich ihr Zustand allerdings im Verlauf der nächsten Wochen zunehmend, und ihr Muskelzucken trat seltener auf, ihre Sehstörungen verschwanden völlig.

Wir setzten die psychotherapeutischen Gespräche noch eine Zeit lang fort. Als die Therapie aus beiderseitiger Sicht zu Ende ging, zog Sarah für sich eine Art Zwischenbilanz: „Ich wusste, dass ich nicht verrückt bin und dass ich mir das alles nicht nur einbilde. Daher war ich überzeugt, es muss sich bei mir um eine organische Erkrankung handeln. Weil ich sonst in so vielen Lebensbereichen sehr mutig bin, kam ich gar nicht auf den Gedanken, dass ich in Bezug auf Gesundheit eben ein sehr besorgter Mensch bin. Und wenn ich Angst habe, dann reagiert mein Körper offenbar sehr stark, und dann achte ich auch sehr auf meinen Körper. Ich suche dann immer Erklärungen für meine Angst. Außerdem war mir bisher gar nicht bewusst, dass ich schon öfter im Leben mit Angst vor dem Tod konfrontiert war. Ich werde diesbezüglich wohl immer ängstlich bleiben."

Sarahs Ängste, an BSE zu leiden, waren eine Zeit lang so ausgeprägt gewesen, dass alles andere ganz davon in Beschlag genommen war. Ihre Angst vor BSE hatte sich als so mächtig erwiesen, dass auch ihr Spüren und Denken von dieser Angst wie versklavt waren. Ihre Muskelzuckungen und ihre Sehstörungen waren sicherlich keine Einbildung gewesen. Ihr vegetatives Nervensystem war eben außer Balance geraten, wobei der Mandelkern sicherlich das Seine dazu beigetragen hatte. Aufgrund ihrer übergroßen gesundheitlichen Sorgen, die eigentlich mehrere lebensgeschichtliche Hintergründe hatten, interpretierte sie aber ihre körperlichen Symptome anders, als diese von ihrem Mann und von ihren behandelnden Ärztinnen und Ärzten interpretiert worden waren.

Mit fremder Hilfe konnte sie sich schließlich zu ihrer Erleichterung versichern, dass sie weder verrückt war noch an BSE litt. Sie erkannte sich als einen Menschen mit besonders mutigen und besonders ängstlichen Seiten. Ihr Spüren und Denken war einige Zeit hindurch von der alles überschattenden Furcht vor BSE bestimmt gewesen. Unter solchen Umständen kann fremde Hilfe, etwa im Sinn von Psychotherapie, wertvolle Orientierung bieten und die eingeengte persönliche Freiheit im Umgang mit sich selbst und seiner Umgebung wieder erweitern.

Sarah geht es schon lange wieder gut. Leidvoll hatte sie in der Zeit ihrer Krise erfahren, dass eine Übereinstimmung von Spüren und Denken nicht unbedingt einem Wahrheitsbeweis gleichkommen muss. Gerade, wenn die eigene Befindlichkeit stark beeinträchtigt ist und sich auch besorgte Signale aus dem eigenen Umfeld zu häufen beginnen, kann es sehr wohl ratsam sein, sich nicht nur auf die eigenen Wahrnehmungen und Interpretationen zu verlassen und eventuell auch fremde Hilfe in Anspruch zu nehmen.

Erfreuen wir uns hingegen einer durchschnittlichen psychischen Verfassung, können wir unserem Spüren und Denken in aller Regel durchaus vertrauen und unsere Psychosomatische Intelligenz auch im Alltag ganz in Eigenregie nützen.

PI im Alltag

„Erlebend sind wir Angeredete; denkend, sagend, handelnd, hervorbringend, einwirkend vermögen wir Antwortende zu werden."

Martin Buber

Als ich es erstmals schwarz auf weiß las, konnte und wollte ich es im ersten Moment gar nicht glauben: Einem renommierten wissenschaftlichen Journal entnahm ich, dass Menschen mit Diabetes (Zuckerkrankheit) *99%* aller für sie gesundheitsrelevanten Entscheidungen selbst treffen! Nur 1% all ihrer gesundheitsbezogenen Entscheidungen kommt im direkten Kontakt mit dem Gesundheitswesen zustande. Erst nach näherer Überlegung konnte ich mir die Richtigkeit dieser Aussage auch wirklich vorstellen.

Der Alltag von Menschen mit einem so genannten insulinpflichtigen Diabetes[24] ist voller kleiner Entscheidungen, die selbst zu treffen sind und sich allesamt auf die eigene Stoffwechselsituation beziehungsweise den Blutzuckerspiegel auswirken.

Diese Entscheidungen betreffen die *Ernährung* und beginnen mit dem Frühstück, beziehen sich auf den Einkauf von Lebensmitteln, die Zubereitungsart der Speisen, die Anzahl der Mahlzeiten pro Tag und den Zeitpunkt der letzten Mahlzeit vor dem Schlafengehen. Aber auch ganz andere Bereiche spielen eine Rolle. Ohne dies hier umfassend erörtern zu wollen, wirkt sich

[24] Bei Menschen mit insulinpflichtigem Diabetes mellitus wird auch von einem Diabetes Typ I gesprochen. Diese Personen benötigen die Zufuhr von Insulin zur Regulation des Blutzuckerspiegels. In eigenen Diabetes-Schulungsprogrammen erlernen sie, ihren zusätzlichen Insulinbedarf mittels Blutzuckerbestimmungen zu kontrollieren und sich das für sie lebensnotwendige Medikament oft mehrfach täglich zu verabreichen.

beispielsweise körperliche Bewegung dahingehend aus, dass der Energieumsatz beziehungsweise der Verbrauch an Energie ansteigt und sich der Blutzuckerspiegel entsprechend senkt. Daher ist auch die Summe der vielen kleinen Entscheidungen hinsichtlich der eigenen *körperlichen Aktivität* im Zusammenhang mit Diabetes von einer gewissen gesundheitlichen Bedeutung. Ob für den Weg in das nächste Geschäft oder zur Arbeit das Fahrrad oder das Auto genommen wird oder ob für den Weg in den dritten Stock der Lift oder die Stiege benützt wird, all dies wirkt sich, wenn auch nur geringfügig, in Summe jedoch deutlich messbar auf die Stoffwechselsituation aus. Dazu kommen noch die täglichen *behandlungsrelevanten Entscheidungen*, die insulinpflichtige Diabetiker ebenfalls in aller Regel selbst treffen: etwa, wie oft sie ihren Blutzuckerspiegel kontrollieren und wann, wie viel und wie oft sie sich das erforderliche Insulin verabreichen.

Nicht die Aussage als solche, dass Personen mit Diabetes eben die meisten gesundheitsrelevanten Entscheidungen selbst und ohne Kontakt zum Gesundheitswesen treffen, konnte ich im ersten Moment nicht glauben, sondern das Ausmaß dieses Verhältnisses: 1 zu 99%! Rein *quantitativ gesehen* fallen die medizinischen Interventionen also kaum ins Gewicht, während sie *qualitativ gesehen* für das weitere Gesundheitsverhalten natürlich hoch bedeutsam und unverzichtbar sind. Dies gab mir zu denken. Bedeutete dies nicht, dass quantitativ gesehen Ähnliches auch für viele andere chronisch Kranke gelten dürfte? Und treffen demnach gesunde Menschen so gut wie 100% ihrer gesundheitsrelevanten Entscheidungen tagtäglich selbst? Aber nicht nur diese! Es sind neben den großen Herausforderungen des Lebens auch tausend kleine Entscheidungen, die unseren Alltag bestimmen.

Wie aber kommen die vielen kleineren oder auch größeren und großen Entscheidungen letztlich zustande? Nehmen wir doch beispielhaft einmal einen dieser kleinen Entscheidungsprozesse, die tagtäglich, still und heimlich vor sich gehen, näher unter die Lupe!

Zu Fuß oder mit dem Lift?

Wer kennt das nicht! Sie sind bereits im Stiegenhaus und stehen einen Moment lang vor der Wahl, die Treppe zu nehmen oder doch lieber den Lift. Es wird kein langer Entscheidungsprozess sein und auch kein hoch bedeutsamer. Gerade deswegen, weil es sich um eine Entscheidung handelt, die aus der Routine des Alltags ganz nebenbei getroffen wird, möchte ich dieses Beispiel nützen, um zu veranschaulichen, wie Spüren und Denken auch unseren Alltag begleiten und psychosomatisch intelligent genützt werden können.

Dabei soll ein einzelner solcher Entscheidungsprozess näher beleuchtet werden, wobei ich von *zwei grundlegenden Annahmen* ausgehe (siehe auch Abb. 11, S. 187):

Erstens, im Alltag bewegen wir uns in einem Kreislauf von *Wahrnehmungen, Absichten und Handlungen.* Damit ist einfach gemeint, dass wir ständig unsere Umgebung und uns selbst wahrnehmen, zumeist bestimmte Absichten und Anliegen verfolgen und verschiedenste Aktivitäten und Handlungen durchführen.

Und *zweitens, Spüren und Denken sind währenddessen ständig „an Bord".* Sie liefern uns Bewertungen und Überlegungen zu dem, was wir gerade wahrnehmen, was wir gerade beabsichtigen, und auch zu dem, wie sich unsere Handlungen auf uns gerade auswirken.

Nehmen wir beispielsweise an, Sie kommen in ein Ihnen wenig vertrautes modernes Bürogebäude und Sie wollen zu einer wichtigen Besprechung, die Ihrer Information nach in einem Raum im zweiten Stock dieses Gebäudes stattfinden soll. Nehmen wir nun weiters an, Sie würden einen Moment lang zögern, und in Ihnen würde die Frage auftauchen: Zu Fuß oder mit dem Lift?

Ihre bisherigen *Wahrnehmungen* – etwa vom Gebäude, vom Eingangsbereich, von der Treppe, vielleicht auch von Personen, die Ihnen soeben begegnet sind oder bereits auf den Lift warten – sind bereits von Empfindungen und Gedanken begleitet.

Vielleicht lädt Sie das großzügige Stiegenhaus gleich dazu ein, entgegen Ihren Gewohnheiten die Treppe zu benützen. Vielleicht registrieren Sie aber auch, dass gerade niemand auf den Lift wartet, und denken sich, warum eigentlich nicht: Heute benütze ich einmal den Aufzug – auch wenn ich nur in den zweiten Stock muss.

Doch nicht nur unsere Wahrnehmungen, auch unsere *Absichten* sind von Gefühlen und Gedanken begleitet. Vielleicht haben Sie es ja schon eilig, und Sie wollen es lieber nicht riskieren, lange auf den Lift zu warten. Der Gedanke daran, zu spät zu kommen, ist Ihnen möglicherweise unangenehm. Andererseits könnte Ihnen die geplante Besprechung derart wichtig sein, dass Sie sich zwar dazu entschließen, die Treppe zu nehmen, sich aber gleichzeitig vornehmen, dies langsam zu tun, um nicht erhitzt und außer Atem oben anzukommen, noch dazu, wo Sie vielleicht ohnedies wegen der Besprechung schon eine gewisse innere Aufregung verspüren.

Wahrscheinlich hat Ihr Entscheidungsprozess schließlich nicht länger als ein paar Momente gedauert. Nun sind Sie bereits auf der Treppe unterwegs oder Sie warten gerade auf den Lift. Auch während dieser *Handlung* geht Ihr Spüren und Denken weiter: Vielleicht beschäftigen Sie sich dabei mit der Besprechung, die auf Sie zukommt. Vielleicht registrieren Sie aber auch eine gewisse Erleichterung, dass der Aufzug nicht lange auf sich hat warten lassen, oder umgekehrt, Sie ärgern sich ein wenig, sich nicht zu Fuß auf den Weg nach oben gemacht zu haben, während Sie noch ungeduldig darauf warten, dass dieser Lift endlich bei Ihnen ankommt.

Mittels Spüren und Denken, die Wahrnehmen, Beabsichtigen und Handeln begleiten, erhalten wir also Informationen darüber, wie sich unsere Wahrnehmungen, Absichten und Handlungen jeweils auf uns auswirken. Dabei beeinflusst das, was wir empfinden, auch unser Denken und unser Denken wiederum das, was wir empfinden.

Mögliche Handlungsvarianten können wir in unserer Vorstellung ebenfalls spürend und denkend durchspielen. So können wir also auch mögliche Konsequenzen unserer Handlungen in doppelter Weise antizipieren und dabei etwa erfassen, wie wir uns wahrscheinlich fühlen würden, wenn etwa der Lift länger auf sich warten ließe, und was wir in diesem Fall zu tun gedenken. Psychosomatische Intelligenz begünstigt es, auch solche zukunftsbezogene Informationen gezielt für sich zu nützen. Das muss kein langwieriger analytischer Prozess sein, wie das Beispiel *Zu Fuß oder mit dem Lift* verdeutlicht haben mag!

Das bewusste Beachten unseres doppelten Bewertungssystems von Spüren und Denken ist besonders auch dann von Interesse, wenn die Verhältnisse etwas komplizierter liegen. Spüren und Denken weisen ja auch bekanntlich nicht immer in die gleiche Richtung.

Denken Sie etwa an Gerhard, den schon mehrfach erwähnten Filialleiter einer Versicherungsanstalt, der beim Versuch, früher aufzustehen, um joggen zu gehen, bemerkte, dass er ernstlich unter seinen Absichten leidet. Er hatte sich zwar vorgenommen, regelmäßig in der Früh laufen zu gehen, und kognitiv hielt er das auch für eine gute Idee, allein sein Organismus ließ ihn spüren, das dies vielleicht doch nicht so ist. In einer solchen Situation ist die Versuchung groß, entweder das Denken oder das Spüren zu ignorieren. Doch dies ist nicht unbedingt empfehlenswert. Es kommt dem eigenen Handlungsspielraum und der eigenen Entscheidungsfindung wohl meist mehr zugute, wenn beide Fähigkeiten, Spüren und Denken, zumindest vorerst einmal Berücksichtigung finden. Denn jedes dieser beiden Informationsverarbeitungs- und Bewertungssysteme liefert eine Kernbotschaft, und deren Relevanz für die aktuelle Situation kann geprüft werden und in die Entscheidung einfließen. Dies muss zwar keineswegs lange dauern, ist allerdings auch keine ganz leichte Aufgabe! Sie erfordert jedenfalls eine spezifische Form von Intelligenz.

Oder denken Sie an Carla! Sie ist in einer besonders heiklen Situation. Wie ich eingangs beschrieben habe, ist ihre Selbstaufmerksamkeit aufgrund der Diagnose MS und ihrer zeitweiligen Krankheitssymptome manchmal so hoch, dass sie darunter leidet. Ihr Denken und ihr Spüren sind dann alarmiert. Daher fällt es ihr im Zusammenhang mit ihren krankheitsbezogenen Sorgen verständlicherweise besonders schwer, irritierende Körperempfindungen richtig zu interpretieren. Sie versucht allerdings, ihr Spüren und Denken bereits im Alltag intensiver und gezielter für sich zu nützen, um so etwa frühzeitig zu erkennen, wie weit sie sich für ihre Karrierepläne verausgaben kann und wann es wichtig ist, einen oder zwei Gänge zurückschalten. Sie möchte auf diese Weise dazu beitragen, kein allzu großes gesundheitliches Risiko einzugehen.

Sich dessen bewusst zu sein, was ich empfinde *und* was ich denke, erfordert einen gewissen *persönlichen Aufwand*. Doch dieser Aufwand erscheint in vielen Situationen gerechtfertigt. Er bringt unübersehbare Vorteile mit sich: Wir spüren eher, wenn uns im wahrsten Sinn des Wortes oder auch im übertragenen Sinn der Schuh drückt. Wir bemerken eher, welche Tätigkeit wir gerne und mühelos verrichten und was uns schwer fällt oder Überwindung kostet. Wir haben die Chance, die für unser Wohlbefinden beziehungsweise unsere Prioritäten relevanten Zusammenhänge besser zu verstehen und bewusster damit umzugehen. Wir spüren aber auch eher, wie wir uns selbst verändern, wenn wir mit anderen Menschen zusammen sind. Und wir können es genießen, wenn wir vielleicht bemerken, dass uns schon alleine der Gedanke an einen geliebten Menschen oder an ein bevorstehendes erfreuliches Ereignis in eine andere Stimmung versetzt.

Nicht zufällig verfügen wir über eine doppelte Bewertungsmöglichkeit unserer Wahrnehmungen, Absichten und Handlungen durch Spüren und Denken. Wir sind keine einfachen Wesen, die in automatisierter Weise nach einem Reiz-Reaktions-Schema in ihrer Umwelt bestehen oder auch nicht. Wir sind komplexe Wesen, die in einer hoch komplexen Umwelt einerseits mit vielen, automatisierten Verhaltensmustern leben, andererseits aber auch über einen bedeutsamen Verhaltensspielraum verfügen und diesen gestalten können. Wir können daraus wieder Erfahrungen über uns selbst und unsere Umwelt gewinnen, unsere jeweiligen Intentionen neu erfassen und uns auf diese Weise spürend und denkend weiterentwickeln – oder auch nicht.

PI kann wohl besonders dann zu einer Erweiterung des persönlichen Erlebens-, Entscheidungs- und Verhaltensspielraums beitragen, wenn Spüren und Denken in ihrer sich gegenseitig ergänzenden und prüfenden, in ihrer komplementären Funktion „trainiert" und so letztlich auch gemeinsam genützt werden. Spüren ermöglicht es, etwas zu erfassen. Denken ermöglicht es, etwas kritisch zu reflektieren und eventuell auch zu erklären. Beide Zugänge lenken unsere Aufmerksamkeit in eine bestimmte Richtung, begünstigen, ähnlich wie zwei unterschiedlich positionierte Peilsender, persönliche Orientierung und eröffnen Wahlmöglichkeiten. Manchmal helfen sie uns einfach nur, etwas bewusst nachzuvollziehen, das in uns aus heiterem Himmel oder sogar aus dem Schlaf heraus auftaucht. Und sei dies nur der plötzliche Appetit auf einen Apfel oder ein Stück Schokolade. Oder sei es nur eine gewisse Spannung im Nacken- und Schulterbereich, die uns dazu veranlasst, Kopf und Schultergürtel kurz durchzubewegen.

Spüren und Denken tragen aber auch dazu bei, ein besseres Verständnis für sich und für andere zu entwickeln. Der eigene Erlebens-, Entscheidungs- und Handlungsspielraum kann sich entsprechend erweitern, die individuellen Freiheitsgrade erhöhen sich. *Dies wird eben dadurch möglich, dass bei Bedarf alle relevanten Informationsquellen gezielt, das heißt auch effizient, genützt werden.*

Wie *Sie* dies persönlich umsetzen, ist sicherlich auch eine Frage *Ihrer* Persönlichkeit und *Ihrer* Prioritäten. Einige Anregungen dazu, wie Psychosomatische Intelligenz in Eigenregie *konkret* genützt werden kann, möchte ich dennoch unterbreiten:

- *Achten Sie auf die Macht des Moments und Ihre instinktiven Reaktionen!* Sie beinhalten wichtige Informationen. Nützen Sie Ihren Erfahrungsschatz, aber bleiben Sie nicht sein Gefangener!

- *Richten Sie Ihre Aufmerksamkeit gelegentlich auch nach Innen!* Fühlt sich etwas von dem, was Sie im Moment spüren, gut an? Dann genießen Sie es! Es ist Ihr leibliches Sein!
- *Achten Sie darauf, was Ihnen gut tut, und nützen Sie diese Informationen!* Bemerken Sie auch, was Ihnen leibliches Unbehagen bereitet! Ergründen Sie gegebenenfalls die Ursachen für negative Gefühle!
- *Nützen Sie Ihr Denkvermögen auch dafür, Ihre Bedürfnisse und Empfindungen zu verstehen und darauf zu reagieren!*
- *Nützen Sie Ihre geistigen Ressourcen, Ihre Erfahrungen wie Ihre Kreativität gegebenenfalls auch im Umgang mit körperlichen Beschwerden und Einschränkungen!*
- *Lassen Sie in unklaren Situationen die Dinge auch einmal bewusst auf sich wirken!* Registrieren Sie, wie Ihre Wahrnehmungen, Vorstellungen und Handlungen von körperlichen Reaktionen und Veränderungen Ihrer Empfindungen begleitet sind!
- *Wenn Ihre Empfindungen in die eine und Ihr Denken in eine andere Richtung weisen, erkunden Sie die jeweilige Kernbotschaft!* Ergeben sich daraus für *Sie* Prioritäten, oder geht es um eine kreative Lösung, die beides berücksichtigt?
- *Gönnen Sie sich Gelegenheiten, ganz abzuschalten!* Gelingt es Ihnen dabei, auch geistig zur Ruhe zu kommen?
- *Nützen Sie Ihre Psychosomatische Intelligenz auch bei den kleinen Entscheidungen des Alltags!*

Wohin des Weges?

„Der Nachteil der Intelligenz besteht darin,
dass man ständig gezwungen ist, dazuzulernen."

George Bernard Shaw

Erinnern Sie sich noch an Carlas Geschichte? Carla ist jene junge Frau, die an Multipler Sklerose leidet, einer chronischer Erkrankung des Gehirns, die bei ihr schubförmig verläuft. Derzeit hat sie keinerlei körperliche Symptome. Nach der Diagnosemitteilung war Carlas Wahrnehmung von Körpersignalen und ihr Umgang mit ihnen vom Wissen um die Erkrankung belastet. Vieles erlebte sie seit damals bewusster und intensiver, aber auch wesentlich ängstlicher als früher. An ihren Karriereplänen wollte sie damals aber unbedingt festhalten: „Um dieses Ziel (eine steile berufliche Karriere) zu erreichen, möchte ich gut mit mir umgehen lernen. Meine größte Sorge ist aber, dass mir mein Körper durch einen schweren Schub oder mehrere Schübe dazwischenpfuscht".

Auch fünf Jahre nach der Diagnosemitteilung hält sie an den ihr so wichtigen Karriereplänen prinzipiell fest. Doch findet sie heute dafür andere Worte: „Meine Karriere ist mir wichtig. Auch weil ich wirklich unabhängig sein will. Das mit der Unabhängigkeit funktioniert zurzeit auch ganz gut. Früher dachte ich, ich möchte eine zweite Chance haben und noch einmal das Leben führen können, das ich vor der Erkrankung hatte. Ein Leben ohne MS! Ich weiß, das geht nicht. Aber ich habe inzwischen auch gelernt, die Dinge zu tun, die mir wirklich wichtig sind. Und ich merke es ziemlich schnell, wenn mir etwas nicht gut tut. Manchmal braucht es immer noch sehr lange, bis ich endlich darauf reagiere. Aber das wird auch langsam besser. Schließlich geht es um mein Leben, oder?" Carla lächelte.

Für Carla ist die Diagnose MS weiterhin eine Belastung. Wie es für Carla gesundheitlich weitergehen wird, ist ungewiss. Es gelingt ihr inzwischen allerdings gut, Spüren und Denken zu verbinden und für sich zu nützen. Ihr Körper ist nicht mehr ein Etwas, das ihr das Leben schwer macht, sondern sie *ist* dieser Körper. Weder durch ihre Krankheit noch durch ihre Karrierepläne noch durch eine neue Partnerschaft will sie sich zukünftig völlig bestimmen lassen: „Ich habe lange genug Dinge gemacht, die mir nicht gut getan haben. Auf diesen Trip will ich nicht zurück! Einfach ist das aber nicht."

Auch ein bewusster Umgang mit dem Doppelleben von Spüren und Denken macht das Leben nicht unbedingt leichter. Aber immerhin, ein solcher Umgang erhöht die Wahrscheinlichkeit, ein Leben zu führen, das der eigenen Person und der aktuellen Situation möglichst entspricht. Denn dieses *Doppelleben* steht für konstant verfügbare und qualitativ einander ergänzende Informationsquellen und Bewertungssysteme. Erst die gemeinsame Beachtung der genannten Fähigkeiten führt dazu, dass wir deren jeweilige Aussagekraft für die eigene Person möglichst gezielt interpretieren und nützen können.

Lange Zeit wurden, in Analogie zur Körper-Geist-Spaltung, auch Körperempfindungen und Gefühle einerseits und Intelligenz, Vernunft und Verstand andererseits als Gegensatz aufgefasst. Leiblichkeit und Intelligenz erschienen so, als wären sie auch ohne einander sinnvoll denkbar, als hätten sie keinen unmittelbaren Zusammenhang. Dieser überholten Annahme habe ich im vorliegenden Buch das Konzept Psychosomatischer Intelligenz entgegengestellt. Es möge zu einem Impulsgeber für die weitere Erforschung der Zusammenhänge zwischen Intelligenz und Psychosomatik werden, zu der auch ich weiterhin beitragen möchte.

Psychosomatische Intelligenz zielt in Richtung eines bewussten, achtsamen, genussvollen und gegebenenfalls auch kritischen Umgangs mit sich und der eigenen Umgebung. Sie nützt eigene Ressourcen und kann zu Wohlbefinden, Gesundheit und persönlicher Entwicklung beitragen. PI lässt aber sicherlich auch Abweichungen von einem Gefühl von Stimmigkeit deutlicher und eventuell schmerzlicher bewusst werden. Psychosomatische Intelligenz macht es uns daher nicht unbedingt immer leichter. Ob und wie wir sie nützen, bleibt eine persönliche Entscheidung. Wir haben die Wahl! Tagtäglich. Jeden Augenblick. Jetzt.

Literaturverzeichnis

Antonovsky A (1987) Unraveling the mystery of health – how people manage stress and stay well. Jossey-Bass, San Francisco

Ashton-Jones G, et al. (1984) Anatomy and physiology of the locus coeruleus neurons: Functional implications. In: Ziegler MG, Lake CR (eds) Norepinephrine. Frontiers of Clinical Neuroscience, Vol 2. Williams and Wilkins, Baltimore, S. 92–116

Aymanns P (1992) Krebserkrankung und Familie: Zur Rolle familiärer Unterstützung im Prozess der Krankheitsbewältigung. Huber, Bern

Bähr M, Köllner V (1998) Salutogenetische Faktoren der Balint-Gruppenarbeit. In: Schüffel W, et al. (eds) Handbuch der Salutogenese. Konzept und Praxis. Ullstein Medical, Wiesbaden, S. 271–276

Balint M (1965) Der Arzt, sein Patient und die Krankheit. Klett-Cotta, Stuttgart

Baltes PB, Lindenberger U (1997) Emergence of a powerful connection between sensory and cognitive functions across the lifespan: A new window to the study of cognitive aging? Psychology and Aging 12: 12–21

Bamberger R, et al. (1952) Die Welt von A bis Z. Verlag für Jugend und Volk, Wien, S. 588

Bandura A (1986) Social foundations of thought and action: A social cognitive theory. Prentice-Hall, Englewood Cliffs/NJ

Bandura A (1997) Self-efficacy: The exercise of control. Freeman, New York

Bandura A (2004) Swimming against the mainstream: The early years from chilly tributary to transformative mainstream. Behaviour Research and Therapy 42: 613–630

Barnes ML, Sternberg RJ (1989) Social intelligence and decoding of nonverbal cues. Intelligence 13: 263–287

Bar-On R (2000) Emotional and social intelligence: Insights from the emotional quotient inventory. In: Bar-On R, Parker JDA (eds) The handbook of emotional intelligence. Jossey-Bass, San Francisco, S. 363–388

Bartholomew K, Horowitz LM (1991) Attachment styles among young adults: A test of a four-category model. J Pers Soc Psychol 61: 226–244

Bartrip J, et al. (2001) Responses to mother´s face in 3-week to 5-month old infants. British Journal of Developmental Psychology 19: 219–232

Bauer J, et al. (2003) Burn-out und Wiedergewinnung seelischer Gesundheit am Arbeitsplatz. Psychother Psych Med 53: 213–222

Bauer J (2005) Warum ich fühle, was du fühlst. Intuitive Kommunikation und das Geheimnis der Spiegelneurone. Hoffmann & Campe, Hamburg

Benninghoff A, Drenckhahn D (2004) Anatomie. Makroskopische Anatomie, Histologie, Embryologie, Zellbiologie, Band 2. Urban & Fischer, München

Bertoncini J (1998) Initial capacities for speech processing: Infants' attention to prosodic cues to segmentation. In: Simion F, Butterworth G (eds) The development of sensory, motor and cognitive capacities in early infancy: From perception to cognition. Psychology Press, Hove, S. 161–170

Bierhoff HW, Grau I (1999) Der Einfluss der frühen Kindheit: Bindungstheorie. In: Bierhoff HW, Grau I (eds) Romantische Beziehungen. Huber, Bern, S. 22–45

Bowlby J (1969, 1973, 1980) Attachment and loss. Vol. 1: Attachment. Vol. 2: Separation: Anxiety and anger. Vol. 3: Loss, sadness and depression. Basic Books, New York

Bremner JD, et al. (1996) Noradrenergic mechanisms in stress and anxiety. Synapse 23: 28–51

Brody N (1992) Intelligence. Academic Press, New York

Brody N (2000) History of theories and measurements of intelligence. In: Sternberg RJ (ed) Handbook of intelligence. Cambridge University Press, Cambridge, S. 16–33

Buytendijk FJJ (1991) Prolegomena einer anthropologischen Physiologie. Otto Müller Verlag, Salzburg

Carlson JG, Hatfield E (1991) Psychology of emotion. Harcourt Brace Jovanovich, Orlando

Carroll JB (1993) Human cognitive abilities: A survey of factor-analytic studies. Cambridge University Press, New York

Ciechanowski PS, et al. (2002) Attachment theory: A model for health care utilization and somatization. Psychosom Med 64: 660–667

Cloninger CR, et al. (1993) A psychobiological model of temperament and character. Arch Gen Psych 50: 975–990

Cohen S, et al. (1991) Psychological stress and susceptibility to the common cold. N Engl J Med 325: 606–612

Costa Jr PT, McCrae RR (1992) Four ways five factors are basic. Personality and Individual Differences 13: 653–665

Crossman AR, Neary D (2000) Neuroanatomy, 2nd Ed. Churchill Livingstone, Edinburgh

Damasio AR (2001) Descartes Irrtum, 6. Aufl. dtv, München

Deary IJ (2004) Simple information processing and intelligence. In: Sternberg RJ (ed) Handbook of intelligence. Cambridge University Press, Cambridge, S. 267–284

Devlin B, et al. (1997) The heritability of IQ. Nature 338: 468–471

Dienstbier RA (1992) Mutual impacts of toughening on crises and losses. In: Montada L et al. (eds) Life crises and experiences of loss in adulthood. Erlbaum, Hillsdale/NJ, S. 367–384

Dion DL, et al. (1972) What is beautiful is good. Journal of Personality and Social Psychology 24: 285–290

Dodge KA, et al. (1986) Social competence in children. Monographs of the Society for Research in Child Development 5: 1–85
Dornes M (1993) Der kompetente Säugling. Fischer, Frankfurt/Main
Egger J (1993) Gibt es „psychosomatische" Krankheiten? In: Egger J (ed) Psychologie in der Medizin. Medizinische Psychologie, Psychotherapie, Psychosomatik. WUV-Universitätsverlag, Wien, S. 106–123
Egger JW (2005) Das biopsychosoziale Krankheitsmodell. Grundzüge eines wissenschaftlich begründeten ganzheitlichen Verständnisses von Krankheit. Psychologische Medizin 2: 3–12
Ekman P (1999) Basic emotions. In: Dalgleish T, Power M (eds) Handbook of cognition and emotion. Wiley, Chicester, S. 45–60
Ekman P, Friesen WV (1986) A new pan-cultural facial expression of emotion. Motivation and Emotion 10: 159–168
Emnid-Befragung (1996) Gesundheitsschutz am Arbeitsplatz. Statusanalyse 94/95. Im Auftrag des Ministeriums für Arbeit, Gesundheit und Soziales, Düsseldorf/NRW
Engel GL (1976) Psychisches Verhalten in Gesundheit und Krankheit. Huber, Bern
Fazekas C, et al. (2004) Bindung und Entwicklung. Zum Verhältnis von Individuum und Kultur. In: List E, Fiala E (eds) Grundlagen der Kulturwissenschaften. Francke, Tübingen, S. 493–501
Filipp SH, et al. (1993) Self-focused attention in the face of adversity and threat. In: Krohne HW (ed) Attention and avoidance. Hogrefe & Huber, Seattle, S. 267–294
Filipp SH, Aymanns P (2003) Bewältigungsstrategien. In: Adler RH, et al. (eds) Uexküll. Psychosomatische Medizin. Modelle ärztlichen Denkens und Handelns, 6. Aufl. Urban & Fischer, München, S. 749–795
Foerster H v. (1995) Entdecken oder Erfinden. Wie lässt sich Verstehen verstehen? In: Einführung in den Konstruktivismus. Piper, München, S. 41–88
Frankenhaeuser M, Rissler A (1970) Effects of punishment of catecholamine release and efficiency of performance. Psychopharmacologia 17: 378
Freudenberger H (1974) Staff burn-out. Journal of Social Issues 30: 159–165
Funke J, Vaterrodt-Plünnecke B (1998) Was ist Intelligenz? Beck, München
Gardner H (1991) Abschied vom IQ. Die Rahmen-Theorie der vielfachen Intelligenzen. Klett-Cotta, Stuttgart
Gardner H (2002) Intelligenzen. Die Vielfalt des menschlichen Geistes. Klett-Cotta, Stuttgart
Gauci M, et al. (1994) Pavlovian conditioning of nasal tryptase release in human subjects with allergic rhinitis. Physiol Behav 55: 823–825
Gershon M (2001) Der kluge Bauch. Goldmann, München
Gladwell M (2005) Blink! Die Macht des Moments. Campus, Frankfurt/Main
Goddard AW, Charney DS (1997) Toward an integrated neurobiology of panic disorder. J Clin Psychiatry 58 (Suppl 2): 4–11
Goleman D (1998) Emotionale Intelligenz, 6. Aufl. dtv, München

Goodman A (1991) Organic unity theory: The mind-body problem revisited. Am J Psychiatry 148(5): 553–563
Gottfredson LS (1997) Why g matters: The complexity of everyday life. Intelligence 24 (1): 79–132
Gottfredson LS, Deary IJ (2004) Intelligence predicts health and longevity, but why? Current Directions in Psychological Science 13 (1): 1–4
Grawe K (2004) Neuropsychotherapie. Hogrefe, Göttingen
Grigorenko EL (2004) Heritability and intelligence. In: Sternberg RJ (ed) Handbook of intelligence. Cambridge University Press, Cambridge, S. 53–91
Grossman P (1983) Respiration, stress and cardiovascular function. Psychophysiology 20: 284
Grossmann K (1984) Zweijährige Kinder im Zusammenspiel mit ihren Müttern, Vätern, einer fremden Erwachsenen und in einer Überraschungssituation: Beobachtungen aus bindungs- und kompetenztheoretischer Sicht. Dissertation. Regensburg
Hanna T (1998) Was ist Somatics? Gewahrsein der subjektiven Wirklichkeit. In: Milz H (ed) Mit Kopf, Hand, Fuß, Bauch und Herz. Ganzheitliche Medizin und Gesundheit. Piper, München
Hasenbring M (2000) Attentional control of pain and the process of chronification. In: Sandkühler J, et al. (eds) Nervous system plasticity and chronic pain. Progress in Brain Research. Elsevier, Amsterdam, S. 525–534
Heim E (1986) Psychosoziale Medizin. Klinik und Praxis. In: Heim E, Willi J (eds) Psychosoziale Medizin, Band 2. Springer, Berlin, S. 278–340
Henningsen P, Spitzer M (2002) Psychoneuroimmunologie. In: Ahrens S, Schneider W (eds) Lehrbuch der Psychotherapie und Psychosomatischen Medizin. Schattauer, Stuttgart, S. 77–82
Herrmann JM, et al. (1996) Essentielle Hypertonie. In: Adler RH, et al. (eds) Uexküll. Psychosomatische Medizin. Modelle ärztlichen Denkens und Handelns, 5. Aufl. Urban & Schwarzenberg, München, S. 743–768
Hinterhuber H (2001) Die Seele. Springer, Wien-New York
Hoffmann SO, Hochapfel G (1999) Neurosenlehre, Psychotherapeutische und Psychosomatische Medizin. Schattauer, Stuttgart
Honkalampi K (2000) Depression is strongly associated with alexithymia in the general population. J Psychosom Res 48 (1): 99–104
Jaspers K (1973) Allgemeine Psychopathologie, 9. Aufl. Springer, Berlin
Jerison HJ (2004) The evolution of intelligence. In: Sternberg RJ (ed) Handbook of intelligence. Cambridge University Press, Cambridge, S. 216–244
Jerry M (1996) Psychoneuroimmunologie. In: Greger R, Windhorst U (eds) Comprehensive human physiology. From cellular mechanisms to integration, Vol. 2. Springer, Berlin, S. 1731–1745
Kagan J (1994) Galen's prophecy. Basic Books, New York
Kandel ER, et al. (2000) Principles of neural science, 4th Ed. McGraw-Hill, New York

Kandel ER (1991) Cellular mechanisms of learning and the biological basis of individuality. In: Kandel ER, et al. (eds) Principles of neural science. Elsevier, New York, S. 1009–1031
Keller H, Meyer HJ (1982) Psychologie der frühesten Kindheit. Kohlhammer, Stuttgart
Kernen H (1997) Burnout-Prophylaxe im Management. Erfolgreiches individuelles und institutionelles Ressourcenmanagement. Haupt, Bern
Klauer T (2002) Stress und Stressresistenz. In: Ahrens S, Schneider W (eds) Lehrbuch der Psychotherapie und Psychosomatischen Medizin. Schattauer, Stuttgart, S. 97–107
Kluckhohn C, Murray HA (1953) Personality formation: The determinants. In: Kluckhohn C, et al. (eds) Personality in nature, society, and culture. Knopf, New York, S. 53
Krainick U, Schmidt RF (1991) Nozizeption und Schmerz. In: Schmidt RF, Hierholzer K (eds) Pathophysiologie des Menschen. VCH-Verlag, Weinheim
Kroenke K, Mangelsdorff D (1989) Common symptoms in ambulatory care: Incidence, evaluation, therapy and outcome. Am J Med 86: 262–266
Kroenke K, Price RK (1993) Symptoms in the community. Arch Int Med 153: 2474–2480
Krohne HW (1993) Attention and avoidance. Two central stategies in coping with aversiveness. In: Krohne HW (ed) Attention and avoidance. Hogrefe & Huber, Seattle, S. 3–15
Küchenhoff J, Ahrens S (2002) Psychosomatische Störungen. In: Ahrens S, Schneider W (eds) Lehrbuch der Psychotherapie und Psychosomatischen Medizin. Schattauer, Stuttgart, S. 399–410
Labourie E (2001) Individuelle Körper. Zur Selbstwahrnehmung mit „Haut und Haar". In: Van Dülmen R (ed) Entdeckung des Ich. Die Geschichte der Individualisierung vom Mittelalter bis zur Gegenwart. Böhlau, Köln, S. 163–219
Lamparter U, Stuhr U (2002) Koronare Herzkrankheit: Angina pectoris, Myocardinfarkt, Bypass. In: Ahrens S, Schneider W (eds) Lehrbuch der Psychotherapie und Psychosomatischen Medizin. Schattauer, Stuttgart, S. 419–431
Lamprecht F (2002) Essentielle Hypertonie. In: Ahrens S, Schneider W (eds) Lehrbuch der Psychotherapie und Psychosomatischen Medizin. Schattauer, Stuttgart, S. 431–436
Lane RD, Taitano EK (2003) Alexithymie. In: Adler RH, et al. (eds) Uexküll. Psychosomatische Medizin. Modelle ärztlichen Denkens und Handelns, 6. Aufl. Urban & Fischer, München, S. 279–296
Langer SK (1967) MIND: An essay on human feeling, Vol. 1. Johns Hopkins Universities Press, Baltimore
Langewitz W (2003) Funktionelle Störungen – somatoforme Störungen. In: Adler RH, et al. (eds) Uexküll. Psychosomatische Medizin. Modelle

ärztlichen Denkens und Handelns, 6. Aufl. Urban & Fischer, München, S. 749–795
Lazarus RS, Folkman S (1984) Stress, appraisal and coping. Springer, New York
LeDoux J (2001) Das Netz der Gefühle. Wie Emotionen entstehen. dtv, München
Lefrancois GR (1994) Psychologie des Lernens. Springer, Heidelberg
Linden W, et al. (1996) Psychosocial interventions for patients with coronary heart disease. Arch Int Med 156: 745–752
List E (2004) Conditio humana – anthropologische Dimensionen des kulturwissenschaftlichen Diskurses. In: List E, Fiala E (eds) Grundlagen der Kulturwissenschaften. Francke, Tübingen, S. 443–456
MacLean PD (1970) The triune brain, emotion and scientific bias. In: Schmitt FO (ed) The neurosciences: Second study program. Rockefeller University Press, S. 336–349
Maier H, Okresek K (2004) Das Rennen meines Lebens. Autobiografie. Styria, Wien, S. 281
Maslach C, Leiter MP (2001) Die Wahrheit über Burnout. Stress am Arbeitsplatz und was Sie dagegen tun können. Springer, Wien-New York
Matthews G, Zeidner M, Roberts RD (2004) Emotional intelligence. Science and myth. MIT Press, Cambridge
Maturana HR, Varela F (1987) Der Baum der Erkenntnis. Die biologischen Wurzeln menschlichen Erkennens. Scherz, Bern
Mayer JD, Salovey P (1993) The intelligence of emotional intelligence. Intelligence 17: 433–442
Mayer JD, et al. (2000a) Emotional intelligence as Zeitgeist, as personality and as a mental ability. In: Bar-On R, Parker JDA (eds) The handbook of emotional intelligence. Jossey-Bass, San Francisco, S. 92–117
Mayer JD, et al. (2000b) Selecting a measure of emotional intelligence: The case for ability scales. In: Bar-On R, Parker JDA (eds) The handbook of emotional intelligence. Jossey-Bass, San Francisco, S. 320–342
Meltzoff AN, Borton W (1979) Intermodal matching by human neonates. Nature 282: 403–404
Merl H (1998) Gesundheit und Krankheit aus systemischer Sicht. In: Brandl-Nebehay A, et al. (eds) Systemische Familientherapie. Grundlagen, Methoden und aktuelle Trends. Facultas, Wien, S. 107–134
Merleau-Ponty M (1966) Phänomenologie der Wahrnehmung. De Gruyter, Berlin
Milz H, Varga v. Kibed M (1998) Körpererfahrungen. Anregungen zur Selbstheilung. Walter, Zürich
Mullen B, Suls J (1982) The effectiveness of attention and rejection as coping styles: A meta-analysis of temporal differences. J Psychosom Res 26: 43–49
Nemiah JC, et al. (1976) Alexithymia: A view of the psychosomatic process, Vol. 3. Butterworths, London

Neubauer AC (1997) The mental speed approach to the assessment of intelligence. In: Kingma J, Tomic W (eds) Advances in Cognition and Educational Practice. JAI Press, Greenwich/CT, S. 149–174
Neubauer AC (2002) Intelligenz. Die Kunst, das Unbekannte zu begreifen. Gehirn und Geist. Spektrum der Wissenschaften 2: 36–43
Nisenbaum LK, Abercrombie ED (1993) Presynaptic alterations associated with enhancement of evoked release and synthesis of norepinephrine in hippocampus of chronically cold-stressed rats. Brain Res 608: 280–287
Oatley K, Johnson-Laird P (1996) The communicative theory of emotions: Empirical tests, mental models, and implications for social interaction. In: Martin LL, Tesser A (eds) Striving and feeling: Interactions among goals, affect, and self-regulation. Lawrence Erlbaum Associates, Hillsdale NJ, S. 363–393
Oerter R, Montada L (2002) Entwicklungspsychologie. Beltz, Weinheim
Orr E, Westman M (1990) Does hardiness moderate stress, and how? In: Rosenbaum M (ed) Learned resourcefulness: On coping skills, self-control, and adaptive behavior. Springer, New York, S. 64–94
Parkes CM, et al. (1969) A broken heart. A statistical study of increased mortality among widowers. BMJ 1: 740–743
Perlitz V, et al. (2004) Synergetik der hypnoiden Relaxation. Psychother Psychosom Med Psychol 54: 243–249
Pervin LA (1993) Persönlichkeitstheorien. Reinhardt, München
Piaget J (1971) Die Entwicklung des Denkens. In: Psychologie der Intelligenz. Walter, Olten
Pieringer W (2000) Theorien und Methoden der Humanmedizin. In: Pieringer W, Ebner F (eds) Zur Philosophie der Medizin. Springer, Wien-New York, S. 55–88
Pieringer W, et al. (2002) Denkbilder des Körpers. Körpertheorien in der medizinischen Psychologie. In: Hannich HJ, et al. (eds) Inkorporation – Verkörperung – Leiblichkeit. Pabst, Lengerich, S. 17–29
Plessner H (1981) Die Stufen des Organischen und der Mensch. In: Dux G, et al. (eds) Plessner H. Gesammelte Schriften, Band 4. Frankfurt/Main
Plutchik R (1980) A general psychoevolutionary theory of emotion. In: Plutchik R, Kellerman H (eds) Emotion: Theory, research, and experience, Vol. 1: Theories of emotion. Academic Press, San Diego, S. 3–33
Popper KR, Eccles JC (1987) Das Ich und sein Gehirn, 6. Aufl. Piper, München
Posner MI, Raichle ME (1996) Bilder des Geistes: Hirnforscher auf den Spuren des Denkens. Spektrum, Heidelberg
Powers WT (1973) Behavior and the control of perception. Aldine, New York
Prochaska JO, et al. (1993) Standardized, individualized, interactive, and personalized self-help programs for smoking cessation. Health Psychology 12: 399–405
Ramirez AJ, et al. (1995) Burnout and psychiatric disorder among cancer clinicians. Br J Cancer 71: 1263–1269

Ratey JJ (2001) Das menschliche Gehirn. Eine Gebrauchsanweisung. Walter, Düsseldorf
Ringel E (1969) Selbstmordverhütung. Huber, Bern
Rief W, Birbaumer N (2000) Biofeedback-Therapie. Schattauer, Stuttgart
Rizzolatti G, et al. (1996) Premotor cortex and the recognition of motor actions. Cognitive Brain Research 3: 131–141
Rost W (2001) Emotionen. Elixiere des Lebens. Springer, Berlin
Roth G (2001) Fühlen, Denken, Handeln. Wie das Gehirn unser Verhalten steuert. Suhrkamp, Frankfurt/Main
Rüegg JC (2001) Psychosomatik, Psychotherapie und Gehirn. Neuronale Plastizität als Grundlage einer biopsychosozialen Medizin. Schattauer, Stuttgart
Saarni C (1999) The development of emotional competence. Guilford, New York
Salovey P, Mayer JD (1990) Emotional intelligence. Imagination, Cognition, and Personality 9: 185–211
Schäfer H (1997) Anforderungen an eine patientenorientierte klinisch-therapeutische Forschung. Dtsch Med Wschr 122: 1531–1536
Schank RC, Towle B (2004) Artificial intelligence. In: Sternberg RJ (ed) Handbook of intelligence. Cambridge University Press, Cambridge, S. 341–358
Schenda R (1998) Gut bei Leibe. Hundert wahre Geschichten vom menschlichen Körper. Beck, München
Schenk-Danzinger L (1988) Entwicklungspsychologie. Österreichischer Bundesverlag, Wien
Schenk-Danzinger L, Rieder K (2004) Entwicklungspsychologie. Österreichischer Bundesverlag, Wien
Schipperges H (2001) Leiblichkeit, Studien zur Geschichte des Leibes. Ariadne, Aachen
Schmidt RF, Unsicker K (2003) Lehrbuch Vorklinik. Integrierte Darstellung in vier Teilen. Deutscher Ärzte-Verlag, Köln
Schmitz H (1965) Der Leib. System der Philosophie, Band 2. Bouvier, Bonn
Schüffel W, et al. (1998) Handbuch der Salutogenese. Konzept und Praxis. Ullstein Medical, Wiesbaden
Schüßler G (2004) Neurobiologie und Psychotherapie. Z Psychosom Med Psychother 50: 406–429
Schüßler G (2005) Psychosomatik/Psychotherapie systematisch, 3. Aufl. UNI-MED, Bremen
Schwartz CE, Rogers M (1994) Designing a psychosocial intervention to teach coping flexibility. Rehabil Psychol 39: 57–72
Schwarzer R, Leppin A (1989) Sozialer Rückhalt und Gesundheit. Hogrefe, Göttingen
Schwemmer O (2004) Der Mensch zwischen Weltbezug und Selbstsein. In: List E, Fiala E (eds) Grundlagen der Kulturwissenschaften. Francke, Tübingen, S. 339–358

Selye H (1981) The stress concept today. In: Kutah IL, Schlesinger LB (eds) Handbook on stress and anxiety. Jossey Bass, San Francisco
Sifneos PE (1972) Short-term psychotherapy and emotional crisis. Harvard University Press, Cambridge
Skeels HN (1966) Adult status of children with contrasting early life experience: A follow-up study. Monographs of the Society for Research in Child Development 32: 2
Spangler G, Schieche M (1999) Psychobiologie der Bindung. In: Spangler G, Zimmermann P (eds) Die Bindungstheorie. Grundlagen, Forschung und Anwendung. Klett-Cotta, Stuttgart, S. 297–310
Spitz RA (1945) Hospitalism: An inquiry into the genesis of psychiatric conditions in early childhood. Psychoanalytic Study of the Child 1: 153–172
Stern DN (1992) Die Lebenserfahrung des Säuglings, 2. Aufl. Klett-Cotta, Stuttgart
Sternberg RJ, et al. (2000) Practical intelligence in everyday life. Cambridge University Press, New York
Sternberg RJ, Grigorenko EL (2000) Practical intelligence and its development. In: Bar-On R, Parker JDA (eds) The handbook of emotional intelligence. Jossey-Bass, San Francisco, S. 215–243
Stöcker K, et al. (2003) Bindung und Partnerschaftsrepräsentation. In: Grau I, Bierhoff HW (eds) Sozialpsychologie der Partnerschaft. Springer, Berlin, S. 137–163
Stone J, et al. (1973) The competent infant. Basic Books, New York
Suls J, Fletcher B (1985) Self-attention, life-stress and illness: A prospective study. Psychosom Med 47: 469–481
Taylor GJ, et al. (1997) Disorders of affect regulation: Alexithymia in medical and psychiatric illness. Cambridge University Press, Cambridge
Thomas A, Chess S (1977) Temperament and development. Bruner/Mazel, New York
Thorndike EL (1920) Intelligence and its uses. Harper's Magazine 140: 227–235
Tümpel S (2002) Exkursion Feldenkrais-Methode. In: Ahrens S, Schneider W (eds) Lehrbuch der Psychotherapie und Psychosomatischen Medizin. Schattauer, Stuttgart, S. 603–606
Uexküll T, Wesiak W (1991) Theorie der Humanmedizin. Grundlagen ärztlichen Denkens und Handelns, 2. Aufl. Urban & Schwarzenberg, München
Weidacher H (1972) Zum Problem des psychischen Hospitalismus im Kleinkindalter. Dissertation, Graz
Weiß W, Gognalons-Nicolet M (1999) Soziale Ungleichheit und Gesundheit. In: Gutwiller F, Jeanneret O (eds) Sozial- und Präventivmedizin. Public Health. Hans Huber, Berlin
Woolf AD, Pfleger B (2003) Burden of major musculoskeletal conditions. Bull World Health Organ 81 (9): 646–656
Wundt W (1896) Grundzüge der physiologischen Psychologie. Engelmann, Leipzig

Zimbardo PG, Gerrig RJ (1999) Psychologie, 7. Aufl. Springer, Berlin

Zimmermann M (1995) Neue Konzepte der Schmerzbehandlung. In: Bauer A (ed) Theorie der Medizin. Barth, Heidelberg, S. 46–59

SpringerMedizin

Manfred Schmidbauer

Der Nerventurm

Eine neurologische Zeitreise

2006. Etwa 250 Seiten.
Gebznden etwa **EUR 30,–**, sFr 51,–
ISBN 3-211-25288-6
Erscheint Dezember 2005

Der fiktive Erzähler vermittelt als neurologischer Patient und Arzt in einer Person zwischen Neurologie, Kulturgeschichte und praktischer Lebenserfahrung. Seine Mitpatienten sind die Basis für die vielen Fallbeschreibungen, die den Kranken ins Blickfeld rücken und zeigen, dass hinter jeder Erkrankung trotz aller Klassifikationen ein individuelles Leiden steht.

Dieses Buch zeigt die neurologischen Krankheiten der Gegenwart als das, was sie trotz aller Fortschritte geblieben sind: Eine leidvolle Auseinandersetzung zwischen einer Störung des Nervensystems und der geistigen, emotionalen und sozialen Kompetenz des Patienten und seines Umfeldes.

SpringerWienNewYork

P.O. Box 89, Sachsenplatz 4–6, 1201 Wien, Österreich, Fax +43.1.330 24 26, books@springer.at, **springer.at**
Haberstraße 7, 69126 Heidelberg, Deutschland, Fax +49.6221.345-4229, SDC-bookorder@springer-sbm.com, springeronline.com
P.O. Box 2485, Secaucus, NJ 07096-2485, USA, Fax +1.201.348-4505, orders@springer-ny.com, springeronline.com
Eastern Book Service, 3–13, Hongo 3-chome, Bunkyo-ku, Tokyo 113, Japan, Fax +81.3.38 18 08 64, orders@svt-ebs.co.jp
Preisänderungen und Irrtümer vorbehalten.

Springer und Umwelt

ALS INTERNATIONALER WISSENSCHAFTLICHER VERLAG sind wir uns unserer besonderen Verpflichtung der Umwelt gegenüber bewusst und beziehen umweltorientierte Grundsätze in Unternehmensentscheidungen mit ein.

VON UNSEREN GESCHÄFTSPARTNERN (DRUCKEREIEN, Papierfabriken, Verpackungsherstellern usw.) verlangen wir, dass sie sowohl beim Herstellungsprozess selbst als auch beim Einsatz der zur Verwendung kommenden Materialien ökologische Gesichtspunkte berücksichtigen.

DAS FÜR DIESES BUCH VERWENDETE PAPIER IST AUS chlorfrei hergestelltem Zellstoff gefertigt und im pH-Wert neutral.